申风河

奇效验方集

申风河　著

贾世攀　申园园　申贝　整理

学苑出版社

图书在版编目（CIP）数据

申风河奇效验方集/申风河著.—北京：学苑出版社，2021.9
ISBN 978 - 7 - 5077 - 6222 - 8

Ⅰ.①申…　Ⅱ.①申…　Ⅲ.①验方 - 汇编 - 中国 - 现代
Ⅳ.①R289.5
中国版本图书馆 CIP 数据核字（2021）第 149205 号

责任编辑：黄小龙
出版发行：学苑出版社
社　　址：北京市丰台区南方庄 2 号院 1 号楼
邮政编码：100079
网　　址：www.book001.com
电子邮箱：xueyuanpress@163.com
销售电话：010 - 67601101（销售部）、010 - 67603091（总编室）
印　刷　厂：北京兰星球彩色印刷有限公司
开本尺寸：880mm × 1230mm　1/32
印　　张：11
字　　数：241 千字
版　　次：2021 年 9 月第 1 版
印　　次：2021 年 9 月第 1 次印刷
定　　价：68.00 元

内容提要

　　本书介绍了 82 味常用中药的临床应用，常用验方 210 多个，主要是对中医内科、中医妇科、中医男科常见疾病的阐述，是作者 35 年来应用中药的经验和智慧，具有较高的实用价值。全书最为突出的特点是通俗易懂，是学中医最理想的入门书，也可供临床医务人员借鉴与参考。

赠申先生

神医郎中申风河，
望闻问切话华佗。
妙手回春百姓乐，
古城瓦里唱赞歌。

崔房老师题赠申风河

作者简介

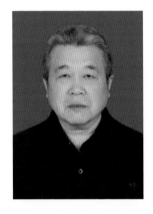

申凤河，男，汉族，1960 年生，河北省石家庄市正定县人，中医医师，出生于中医家庭。其父申现自幼学医，20 世纪 80 年代在当地就小有名气。申凤河 1979 年高中毕业后跟父亲学习中医。1983 年开始，在石家庄中华中医函授学校中医专业学习两年，1990 年随父在正定县城关镇卫生院中医门诊部工作，1992 年在正定县荣国府荣宁街开设申家草药铺，后改成申家中医诊所。他行医近 40 年，积累了丰富的临床经验。不论是外感、内伤杂症，还是妇科疾病的诊治，无不通晓。因其临床治病深思敏悟，医德医风又好，深得同行及患者的敬重与爱戴，早年即有"神医"之称。

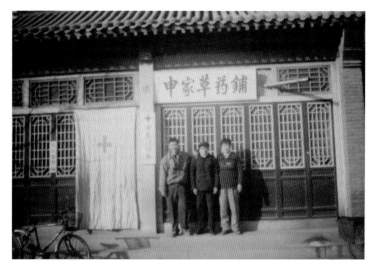

申氏父子在申家草药铺前留影（摄于 1993 年）

中间为申风河的父亲申现，右一为申风河。

自 序

作为一名有 35 年临床经验的老中医，从繁忙的诊疗工作中抽出一定的时间整理编写这本书有三个原因。

第一，国家非常重视中医药在医疗和中国文化中的价值，每一个中医人都应该行动起来。2016 年 2 月 3 日，习近平总书记在江西考察江中药谷制造基地时说："中医药是中华民族的瑰宝，一定要保护好、发掘好、发展好、传承好。"国务院原副总理吴仪曾在 2008 年全国中医药工作会议上说："中医药作为中华民族的伟大创造，是对人类健康和世界文明的伟大贡献。中医药是我国人民长期与疾病做斗争的实践经验总结，使世世代代的中国人民深受其益，为中华民族的繁荣昌盛做出了不可磨灭的贡献。同时，中医药也对世界文明产生了积极的影响，在世界传统医药领域独树一帜。这是祖先留给我们的一份宝贵财富，我们一定要倍加珍惜，并努力将其发扬光大。"国务院新闻办公室于 2016 年 12 月 6 日发表了《中国的中医药》白皮书，将中医药发展上升为国家战略，中医药事业进入新的历史发展时期。弘扬科学精神，普及科学知识，传播科学思想和科学方法是中医工作者义不容辞的责任。我有义务对本人一生挚爱的中医事业做出自己应有的贡献，写一本验方荟萃就这样有了初心。

第二，写作本书是为了向民众普及中医，和同行交流心得。每日在繁忙的诊务中，我已不能一对一地为每位寻医问药的患者诊治。面对日益增多的患者，难以落实为每一个人辨证论治，于是我就有了写一本验方荟萃的想法。一来通过书，教给民众一些基础的中医药知识，二来可以和其他中医师交流我的心得经验，或可使他们更好地掌握中医治病的理法方药。这样每一位患者才可能得到因人而异、因地而异、因时而异、安全有效的治疗。

第三，写作本书是为了纠正某些青年中医辨病套方的弊病。在国家鼓励中医药发展的大好时机下，各种各样的中医、中西医诊所如同雨后春笋般冒出来，越来越多的大夫坐于诊所，用一套偏方、流行方或某病1号、2号、3号方……硬搬死套地为患者看病。没有用中医辨证论治，而单纯套用西医的理论辨病。这样做的后果是，患者复诊率低，有些诊所因此关了门。这类青年中医不知道占多大比例。医生不同于其他职业，不能速成，经过学校学习之后，如果不积累临床经验，在医疗行业也是站不住脚的。所以我觉得有必要给青年中医写一本验方荟萃，让他们学会看病，并把中医好好传承下去。

初心所在，于是我精心筛选家传效方和临床验案等，认真编写两年有余，方成初稿，以期为传承中医、振兴中医、造福人类出自己一份微薄之力。

我的行医之路

我出生在医学世家，自小耳濡目染，自然而然地走上了中医这条路。1979年高中毕业后，我随父在家学中医，白天抓药，晚上抄方子，帮父亲整理医案。1983 年开始，在石家庄市中华中医函授学校中医专业学习两年，系统地学了中医基础理论、中医诊断学、中药学、方剂学、古典医著、中医内科学、中医外科学、中医妇科学、针灸学等十几门中医课程，初步掌握了中医理论，为以后临床实践打下了良好的基础。父亲说："中医药是我们祖宗传下的宝贝，学习中医药就得多学多用，积累经验，领悟其中的奥秘才能当好一个纯正中医。那些经方都是前圣古贤传下来的效验良方，在几百或几千年的传承过程中，不断得到验证。掌握住了这些经方，证简单者一方可以处理，证复杂者合方可以处理。同时，应当多参考借鉴当代明医的时方。"在之后的临床实践中，我也接受了辨证论治的思想，临床上大多用的是经典古方。行医至今，35 年了，我更能体会到经典古方在临床上的魅力所在。比如外感风寒，表虚自汗，桂枝汤主之；外感，寒热往来，小柴胡汤；外感，无汗，发烧用麻黄汤；寒积便秘用大黄附子汤；阳明腑实证用大承气汤；产后自汗易感风邪用玉屏风加桂枝汤；外感喘证用麻杏石甘汤；风湿痹痛桂枝芍药知母汤……又比如运用这些经典古方加减组合，治疗现代的呼吸、循环、消化、泌尿系统疾病，风湿性疾病，代谢疾病，营养疾病等，都取得了很好的临床疗效。

在多年的临床实践中，我也特别重视当代明医的医话医案，同道前辈的临床经验，因为良方绝招就在医案中。我们可以把间接的经验变为自己直接的经验，比如刘奉五的清热保胎方，臧堃堂的咳喘七子汤、抗敏汤，姜春华的利胆排石方，高辉远的变通理中汤，张子琳的平肝止晕汤等，都是非常好用的方子。

总的来说，临床治病就像修理汽车一样，车修得多了，车一发动，听听声音就知道啥毛病，也就是经验多了形成了自己独特的判断方法，诚如我们医家的一句话所说——"熟读王叔和，不如临床多"。

我因为有家传，比那些自学成才的中医少走了弯路。我也深深地体会到成为一个纯中医，是一件很不容易的事情。一个纯中医，即传统的、正宗的，未西化的中医，具备思维能力的中医，能够拥有极强的"天人合一"整体观的中医，能够不需任何仪器设备的帮助，用四诊来诊断疾病的中医，能够熟练运用理法方药的中医，能够辨证施治的中医，姓中的中医……为了做一个纯粹的中医，我愿意付出一生精力，博览群书，潜心学习领悟，吸取前圣古贤智慧，与自己的临床经验融为一体，在临床实践中，不断提升自己的水平。

我的中医之路就是这样走过来的，一个合格的中医就是这样炼成的。我为我的事业而骄傲。守着这个事业一辈子，不一定会轰轰烈烈，但三个指头，一根银针，凭自己的一技之长，可以过得很充实，很丰富，也很平静。能够与中医事业相伴始终，是人生的一种机遇，一种福气。

申风河

2018 年 8 月 1 日

目 录

第一章　几个中医常识问题

在世界医学史上，中医是唯一历经 2000 多年仍能焕发生命力的医学技术，中医学是中华民族医学的瑰宝，在临床上有独特功效，尤其是在一些疑难杂症方面，采用中医方法治疗大都可以化解，在临床上我们屡试不爽。中医要取得好的疗效，在基本功方面一定要下大功夫，一定要学深吃透，融会贯通，灵活掌握，结合临床实践，这样才会提高疗效，才能成为一个中医能手。

一、何谓辨证论治？辨证的方法有哪些？

"证"是由一系列疾病和体征所组成的症候，是对疾病各种表现的概括，辨证就是对四诊所得的资料运用中医理论进行分析，综合归纳以判断疾病的部位性质，从而做出诊断的过程。施治，就是根据辨识的证候选用适当的方药达到治愈病的目的，比如感冒后发烧，首先要运用望、闻、问、切四诊进行病性观察判断。是风热还是风寒所致？是否还夹有湿、燥、暑等其他的外邪，然后根据伴随的症状判断外邪，尚处于表卫阶段还是已经入里？在必要时还要考虑患者所处的环境，当时的季节和天气情况，最后才可以进行"证型"

的确定，也就是"辨证"，并据此开出方剂，是风寒，辛温解表，荆防败毒散？是风热，辛凉解表，银翘散？暑湿，清暑祛湿，新加香薷饮等等。

中医通过辨证论治往往能解决西医难以解决的问题，比如在治疗糖尿病方面。有的患者血糖控制已很好，尿糖阴性，但仍感到口干，不欲饮，疲乏无力，西医不好解释这种现象，也没有什么特殊治疗，而中医则认为降糖只是解决了"标"的问题，没有改变肾阴虚的"本"，主张用补肾养阴的方剂来治疗，如六味地黄丸类药物，能取得良好效果。

在辨证施治过程中，我们必须要了解"症"和"证"的不同概念。症是指症状和体征，如发热较重，恶风寒，鼻塞流黄涕，无汗，口渴咽痛，面红头痛，尿少而黄，舌红，苔薄，脉浮数等。这是一个个的症。"证"是指证候，是许多症状和体征的综合，它说明了引起这些症的原因。上述一个一个的症状和体征综合概括起来，就是"证候"。证候即疾病过程中一定阶段的病位、病因、病性、病势及机体抗病能力的强弱等有机联系的反应状态，表现为临床可被观察到的症状等。比如，上述证候说明引起这些症状的病因是风邪，其性质表现为热象，属于风热犯表证，选用银翘散，这也叫"对证选药"。"证"与"症"两者不能混为一谈。

再举个例子来说明，如头痛，可由外感、痰浊、瘀血、肝阳上亢、气血亏虚、肝肾阴虚等多种原因所致。必须通过"辨证"来确认头痛的原因和性质，如果诊断的是"肝阳上亢证"，那么肝阳就是头痛之本，治疗就要采用滋阴潜阳法，选用具有平肝潜阳的天麻钩藤饮。如果是痰浊，采用化痰降逆法，选用半夏白术天麻汤。这样才能去除病根，从根本上解决头痛的问题。

因此，辨证就是中医诊断的过程，是决定治疗的前提和依据。只有熟练地掌握这些辨证方法，才能做出正确的诊断，拟定正确的治疗方案，这是与西医辨病的不同之处。必须把中医"辨证"与西医的"辨病"区别开来。

祖国医学在长期的临床实践中形成了多种辨证的方法，如八纲辨证、病因辨证、气血津液辨证、脏腑辨证、六经辨证、卫气营血辨证和三焦辨证，这些辨证方法各有特点。对不同疾病的诊断也各有侧重，但又是相互补充、相互联系的。如八纲辨证是各种辨证的总纲，脏腑辨证主要应用于杂病，又是其他多种辨证的基础。六经、卫气营血和三焦辨证主要应用于外感热病。气血津液辨证是与脏腑辨证密切相关、互相补充的一种辨证方法。

综上所述，"辨证施治"是中医最具特色的诊断和治疗疾病的方法，是概括整个临床思维过程的方法论，充分体现了中医整体观的特点。

二、何谓同病异治，异病同治？

同病异治：指同一种疾病，由于病因病理的不同和病人体质的差异，所表现的症候及其属性也就不一样，故治疗方法各异。例如感冒，由于风热证、风寒证等不同病因和病理，治疗方法上就有辛凉解表和辛温解表等治则的差异。即便是同一风寒感冒，在初期和入里化热阶段的治疗也有解表和清里的不同，这就叫同病异治。

异病同治：指不同的疾病，若病机相同，就可以采用同一种方法治疗。不同的疾病发展过程中，出现了同一性质的证候，也可用相同的方法治疗。例如久痢，久泻，脱肛，胃下垂和子宫脱垂等，虽然是几种不同的疾病，但都是由于中气下陷所致，所以都可用补中益气汤之类，以升提中气，中气健运则诸症自消。这就叫作异病同治。

由此可见，中医治病主要不是着眼于病的异同，而是着眼于证的异同。辨证论治，就是根据不同的证用不同的治法，而相同的证可用相同的治法，即"证同治也同，证异治也异"。

三、治疗为什么还要因时因地因人制宜？

因时因地因人制宜是指治疗疾病要根据季节、地区以及人体的体质、性别、年龄等不同情况，做具体分析，区别对待，而制定适宜的治疗方法。

1. 因时制宜

人们生活在自然界中，气候的变化对人体的生理功能和病理变化有着直接的影响，一般说来，春夏季节气候温热，阳气生发，人体腠理疏松开泄，即使外感风寒也不宜过用辛温发散药物，以免开泄太过，耗伤气阴。而秋冬季节，气候寒凉，人体腠理致密，阳气内敛，此时若非大热之症，当慎用寒凉药物，以防伤阳。故有"冬不用石膏，夏不用麻黄"之说，这种说法虽不尽然，但足以说明因时制宜的重要性。

2. 因地制宜

不同地区，不同环境，不同的气候条件对人体同样有着一定的影响，因而在治疗疾病时，立法用药也因之而有差异。如我国西北地区，地势高，寒冷少雨，多见燥寒病症，寒凉之剂应慎用。东南地区，地势低，气温热而湿度大，病多湿热，用温热药物应需注意。由于地区的差别，同样的感冒，南方多风热，北方多风寒，在治疗上就有着辛凉解表和辛温解表的不同。因此在临床上要注意南北地区以及山区与平原，城市与农村的区别，施以轻重缓急等不同治疗方案，不能拘于一方一病，这就是"因地制宜"。

3. 因人制宜

根据病人的体质、性别、年龄、精神因素以及生活习惯等不同特点来考虑治疗用药的原则叫作因人制宜。

（1）体质方面：由于每个人的先天禀赋和后天调养不同，体质强弱不等，以及素体偏寒偏热，或素有某种慢性疾患等种种不同情况，同样的疾病用药当有区别。体弱者慎用攻法，阴寒之体慎用寒凉，阳热之体慎用温燥。

（2）性别方面：男女各有其生理特点，尤其是妇女患者有经、带、胎、产等情况，必须加以考虑，如在妊娠期，则峻下、破血、泻利、走窜伤胎或有毒类药物当禁用或慎用，产后则应考虑气血亏虚及恶露等情况。

（3）年龄方面：如老年人因生机减弱，患病多虚证，或虚实夹杂。治疗虚证宜补，但有实邪时攻邪要慎重。小儿生机旺盛，但气血未充，脏腑娇嫩，易寒易热，易虚易实，病情变化较快，故治小儿病忌投峻攻药，少用补益药，用药量宜轻。

（4）精神因素：病人的精神因素对病情变化也有很大影响。比如愤怒的患者易发生气机不畅，治疗时应兼用疏肝之品。患者的职业、工作条件、生活习惯等和某些疾病的发生也有关系，在治疗上也应注意，这就是因人制宜。

总之，因时、因地是说治病时要看到人与自然环境有不可分割的关系；因人制宜是说不能孤立地看病症，而要看病人的整体，并注意个体的差异。

四、中药的性能是什么？在药方中有何实际意义？

中药的性能就是指药物的性质和功能。一切疾病的发生发展都是人体邪正交争，阴阳偏盛偏衰和脏腑功能失常的病理状态，药物治疗疾病的基本作用就在于扶正祛邪，调整阴阳和恢复脏腑功能。药物的作用取决于它们的性能。因此中医治疗疾病，除了必须对病人的病情做出四诊（望、闻、问、切）的正确诊断以外，还必须熟练掌握中药的性能，包括四气、五味、升降、浮沉、归经、补泻、有毒无毒等内容。对中药这些性能的认知，是我国历代医学家在临床实践中反复观察体验，并根据药物作用于人体所出现不同的反应和治疗效果，运用祖国医学的阴阳脏腑、经络、病因病机、治则等学说归纳总结出来的。所以，药性是中医的药理基础，也是临床医师用药处方的依据。

祖国医学认为，药物的性能就是每一种药物具有一定特性，或偏于热，或偏于寒，或偏于温，或偏于凉；或甘，或酸，或苦，或咸；或升，或降；或补，或泻等。用药治疗正是利用这些药物偏盛的特性，调理机体内部的阴阳偏盛、偏衰或清除病邪或补虚扶弱以协调脏腑功能，调和阴阳，从而恢复人体正气。比如"疗寒以热药，疗热以寒药""辛能散能行，甘能补能和，苦能燥能泄，酸能收能坚，咸能软能下""病热逆上宜降，病热陷下宜升""病邪在上在表者，宜用升浮；在下在里者，宜用沉降""虚则补之，实则泄之"等。

药物的归经与脏腑经络之间有着密切联系，是对药物性能的进一步分析归纳，在临床上的现实意义显而易见。遇到肺病咳嗽便可根据病情的虚实，选用入肺经的药物治疗。若肺寒者，则用温肺止咳药，如麻黄、细辛、紫菀等。若热者，则用清肺热的药物，如石膏、穿心莲。属湿痰壅滞之咳喘，宜用葶苈子、桑白皮、半夏等。属肺气虚之咳喘，宜用黄芪、蛤蚧等。属肺阴不足之喘咳，宜用沙参、川贝母等。

从上可知，掌握药物的性能和归经的知识，不但能根据脏腑经络所表现的证候来选用适宜的药物，又能以简驭繁，有条不紊地处理复杂的病变。

总的来说，在运用药物的时候，不能只掌握药物的归经与脏腑之间的关系，必须把中药的多种性能结合起来，准确掌握，才能更好地指导临床用药。

五、中药的应用包括哪些内容？在方剂中如何运用？

中药的应用包括配伍、禁忌、用量、煎法、服法等几项内容，要掌握这些知识与方法，以便在临床治病时很好地运用，让中药充分发挥它们应有的功效，及时解决病人的疾苦，使病人早日恢复健康。

1. 药物配伍

（1）方剂组成

复方是中医用药的特点之一。按照一定的用药理论，选择药物加以组合，也就变成了复方。方剂不是药物的简单堆砌，而是根据病情需要，在辨证的基础上，按照君、臣、佐、使的组方原则，开出特定的方剂。

所谓"君"，即主药，是指处方中针对病因或疾病的主要症状起主要治疗作用的药物。"臣"即兼制药，是治疗兼证或协助主药治疗主症的药物。"佐"指配合君臣药治疗兼证，或抑制君臣药的毒性，或起反佐作用的药物。"使"即为使药，又称引经药或引药，在处方中起调和作用，引导其他药物直达病所。一个处方中不一定君、臣、佐、使四者皆全，如病情单纯者，可以仅用君药和臣药，或仅用君药和佐药。一般方剂中君药只用一味，较复杂的方剂中也可以有2～3味，视病情和治疗的需要而定。

（2）药性七情

前人对药物配伍作用的经验证明，某些药可以同用，某些药不能同用，根据这些情况将药物配伍关系总结归纳为七种情况，叫作药性"七情"。单行，单味药即能发挥预期治疗作用，不需其他药物辅助的。如独参汤（一味人参大补气血）、清金汤（独用黄连）和民间行之有效的单方等均属单行范围。相须，即性能功效相似的药配伍时，可以起协同作用增加疗效，如石膏配知母可增加清热泻火的效果。相使，即性能功效不同，或仅有某些共性的药物配伍，一种药物可提高另一种药物的疗效，如黄芪配茯苓能提高黄芪补气利水的作用。相畏，即两种药物合用时一种药物受到另一种药物的抑制，以减低或消除其劣性或毒性，如生姜能制半夏毒，所以半夏畏生姜。相杀，即一种药物能消除另一种药物的毒性或副作用，如生姜减轻或消除半夏和生南星的毒性或副作用。又如食盐杀乌头毒，防风杀砒霜毒等。由此可知，相畏和相杀是同一配伍中的两种提法。相恶，两种药物合用，一种药物能牵制另一种药物的疗效，使疗效降低甚至失去疗效。如生姜恶黄芩（黄芩能减低生姜的温性），人参恶莱菔子。相反，即两种药合用可发生剧烈的副作用或毒性，如"十八反"的药物。

2. 中药的禁忌

中药在临床使用中的禁忌，主要有证候禁忌、配伍禁忌、妊娠用药禁忌和服药禁忌。

（1）证候禁忌

药物治病随其药性的不同，其作用各有所长，并有一定的适应范围，因此临床要注意到药物宜忌。如表实证忌用收敛、攻下，而宜用发散，根据表寒，表热选用辛温或辛凉的发散药。表虚症禁用破气升发辛热，而宜用敛补益气甘酸等药物，所以"病在于阴，毋犯其阳，病在于阳，毋犯其阴"，说明了治病用药要切合病情，要注意辨证选药才能用之有效。

（2）配伍禁忌

是指某些药物配合应用时，对人体会产生毒性反应和副作用，有的彼此互相制约使疗效降低或者失去药效，这就是通常所说的配伍禁忌，故归纳"十八反及十九畏"，所谓"反"是指相反而言，所谓"畏"是指相恶而言。

（3）妊娠用药禁忌

是指不能或不适宜施用于妇女妊娠期内的一些药物。因为妊娠期间某些药物能损害胎儿，如应用不当，误服之后可引起流产早产等不良反应。所以前人很重视妊娠"禁忌"药。药物对孕妇胎儿损害程度的不同，一般分为禁用和慎用两种。一般说来不宜使用，因为这一部分药物大多是毒性较强，药性猛烈，如巴豆、水蛭、大戟、麝香、牵牛子、斑蝥、三棱、莪术等。慎用的包括通经祛瘀，行气破血以及辛热滑剂，沉降等作用的药物，如桃仁、红花、大黄、枳实、附子，干姜、肉桂、半夏、牛膝、代赭石、丹皮、白茅根、薏苡仁等。以上药物没有特殊必要时，孕妇应尽量避免应用，以防发生事故。

（4）服药禁忌

指服药期间忌食某些食物，即通常所说的忌口。古代本草文献里有甘草、黄连、桔梗、乌梅忌猪肉，薄荷忌鳖肉，地黄忌葱、蒜、萝卜，威灵仙忌茶，茯苓忌西瓜，人参不宜与茶同服等记载。这说明服用某些药物时不能同时服用某些食物。在服药期间不宜吃与药性相反或影响治疗疾病的食物，如下列：

①胃消化不良，胸腹胀闷等症不宜吃黏腻、油煎及肉类。

②感冒不宜吃辛辣、油腻、酒等助热食物。

③五官及咽喉疾病不宜吃辛辣油腻、酒等助热食物。

④风热性疾病不宜吃辛辣油腻、酒等助热食物。

⑤风寒性疾病不宜吃生冷助寒的食物。

⑥胃热病痛等症不宜吃辛辣、特殊刺激性的食物。

⑦咳嗽或哮喘等症不宜吃咸味、海产品的食物。

⑧神经衰弱、心悸失眠等症不宜吃辛辣、酒、浓茶、咖啡等有刺激中枢神经作用的食物。

⑨疖肿疮痛及某些皮肤病，不宜吃辛辣油腻、海鲜等食物。

⑩甲亢疾病不宜吃海带、海鲜等食品。

⑪水肿不宜多吃盐。

⑫经常头晕失眠、性情急躁者不宜食用辣椒，饮用酒、茶等。

总之，药物的禁忌是为了使药物更适合病情，充分发挥药用效果，避免毒副作用的发生，同时还能缩短病程，达到早日恢复健康的目的。

3. 药用剂量

药用剂量有一定的原则，用量的多少直接关系到药物治疗效果。因此在考虑用量时，必须根据药物的性质、不同的剂型、疾病的轻重、配伍的关系以及病人体质的强弱、年龄大小等情况，充分了解，全面考虑，才能选用适当的分量。如老年人气血渐衰，对药物的耐受力较弱，作用峻烈的药物易损正气，应适当低于成人用量。小孩 5 岁以下通常用成人量的四分之一，五六岁以上可按成人量减半用。对于剧毒药品，应严格控制用量。

现在的剂量普遍采用公制，千克（kg）、克（g）、毫克（mg），1 千克等于 1000 克，1 克等于 1000 毫克；数量有用个、支、片、滴、板等；容量单位用升（L）、毫升（mL）；长度单位用米（m）、厘米（cm）等。

4. 中药的煎法

首先关于用水的问题，以清净无杂质的自来水、河水为主。最好先用冷水将药物淹没，并略高一些，浸泡半小时后再煎。其次关于火候问题，需要根据药物性质而定，如气味芳香，容易挥发的花、叶类药物，一般需武火急煎，煮一二沸即可服用，否则煎煮过久可能丧失药效。如滋腻质重，不宜煎出汁液的根茎一类的药物，一般需文火久煎，否则煎煮不透，药煎不出来浪费药材。关于煎煮时间，一般药物煎煮，煮沸后 15 ~ 20 分钟左右，但对于一些矿石、贝壳类药物，如石膏、珍珠母、生牡蛎等不易出汁的就需要先用小火煎 15 ~ 20 分钟，然后再加入其他药同煎，处方上要注明"先煎"或"先入"。另外还有一些易挥发的芳香药物，如砂仁、豆蔻等，久煎容易丧失药效，应该在其他药物将要煎好时再放入煎一二沸，处方上要注明"后下"或"后入"。

其他方面如"包煎""冲服""另煎""烊化"等，也应在处方上注明。煎出的药液处理，一般每副药无论头煎、二煎、三煎，皆应趁热压榨过滤（用两层纱布过滤），将滤净的药液装入带有刻度的洁净玻璃瓶内加盖。置阴凉处妥善保管，以便服用。

5. 中药的服法

服药的方法因病情而异，主要可考虑以下几点。

（1）关于服用量的问题。一般每天一剂，服两次。每剂药物一般煎两次，有些补药也可煎三次。每次煎成药汁 250～300 毫升，可分头煎、二煎分服，也可将两次煎汁混合后分 2～3 次服用。

（2）关于服药的时间问题。有饭前、饭后和早晚的区别。通常每天服两次，早晚或上下午各一次。一般认为病在上焦的饭后服用，病在下焦的饭前服用。如补养药多在饭前服，使其在肠胃充分吸收。驱虫药和泻下药多在空腹时服。健胃药和对胃肠刺激性较大的药宜在饭后服。不要受时间的限制，其他如脾胃虚寒所致的五更泻，宜于临睡前或夜半时服用。

（3）关于服药的冷热问题。汤剂一般应采用温服，但对于寒性病症则需要热服，对于热性病则需要冷服，发散风寒药最好热服，治呕吐或药物中毒时易冷服。

此外，如服桂枝汤后，饮热稀粥以助药力，服发散药当用温服助汗。至于外用药，可按治疗所需而适当运用。

（4）关于呕吐频频的服药问题。呕吐病人服药最难。应采取少量频频饮服的方法，避免呕吐。如有呕吐，可先饮生姜汁少许再服药汁。或在药汁内加适量生姜汁。

（5）关于催吐药的服药问题。催吐药大多药性猛烈，一般用于误食毒物或实邪壅塞上脘的急性病症。服用催吐药应使药物在胃中迅速发挥作用，如服后不能及时呕吐者应以探吐方法助其呕吐。

（6）关于含咽药的服药问题。凡在咽喉口腔的部分疾病，要使药物暂留于上发挥作用可采用此法。如咽喉肿痛或扁桃体炎，在服用药丸时，可先含口内以发挥其作用，对咽喉肿痛有更快的疗效，咽喉肿痛糜烂可用锡类散吹入喉内，可直接达到解毒化腐的效果。

六、药方类型有几种？

在辨证审因决定治法之后，选择适宜的药物，按照组方原则酌定用量、数量等内容和配伍而成，可称为药方和处方，药方是中医理法方药的重要组成部分，是中药临床应用的基本形式。对病人直接发挥治疗作用。是中药临床治病的主要工具之一。

药方类型大体分：经方（是指《内经》《伤寒论》《金匮要略》等书记载的方剂，其中大多数方剂，组方严谨，疗效确实，经长期临床实践沿用至今）；时方（指"经方"以后医家所载的方剂）；秘方（是指私有观念支配下不轻易外传而具有一定疗效的成方）；单方（一般是比较简单而有效的药方，往往只有一两味药，力转效捷，服用方便）；验方（是民间积累的经验方，简单有效）。单方、验方在民间广为流传，也被称为民间验方。

七、如何看待"中药配方颗粒"？

中药配方颗粒也称为中药免煎颗粒，是以以往传统的中药饮片作为原料，经过现代加工和制药技术，对药材的全部成分进行提取、分离、浓液、干燥、制成和包装等工序连续生产出中药颗粒剂。无需煎煮，可供直接配方，直接冲服。中药配方颗粒，既保留了中药饮片的有效成分、主治和功效，又具有标准统一、疗效稳定、携带方便和易于调剂等饮片不具备的特点，克服了汤剂煎服不便、饮用不便等方面不足，安全有效，质量稳定，使用方便，价钱低于西药中成药，可减少开支，深受广大医务人员和患者的好评，真正实现了中药现代化。

注：本书应用单方、验方和验方中的用量均为成人剂量，使用时要根据患者本人的年龄、体质、性别等情况加减，一般儿童剂量为成人的 1/4 至 1/6，老人剂量为 1/2 左右，妇女在行经期或怀孕时应酌情减量，也可根据病情的需要从小剂量开始而逐渐加大剂量直至奏效。同时，注意本方使用方法及禁忌证，不要混淆内服、外敷、外洗的用法，不要任意增大本方剂量及使用次数。在使用中药配方颗粒时，按每袋相当于同品种的中药饮片量计算。

第二章　常用中药及验方的临床应用

（按音序排列）

一、艾叶

【名字来源】出自《名医别录》。

【性味归经】性温，味辛、苦，归肝、脾、肺、肾经。

【功能主治】温经止血，散寒止痛，调经安胎，健胃止血。用于崩漏下血、胎动胎漏，吐衄咯血，月经不调，脘腹冷痛，湿疹瘙痒，咳嗽哮喘等。

【适用禁忌】

1. 阴虚血热之出血症。

2. 艾叶中的挥发油有毒，对中枢神经系统有明显的抑制作用，昏迷者禁用，婴幼儿、老年人不宜长期服用。一般服用量 20 ~ 30 克。

3. 对子宫平滑肌有兴奋的作用，孕妇以及先兆流产患者慎用。

【用法用量】

本品内服日 4.5 ~ 12 克，最大量 30 克。外用适量，可灸治或熏洗用。

【效验时方】

1. 艾叶 10 克，当归 15 克，香附 10 克，水煎服。主治月经不调（虚寒腹痛）。

2. 艾叶 15 克，侧柏炭 10 克，水煎服。主治功能性子宫出血，腹痛。

3. 鲜艾叶 15 克（揉烂），鲜益母草 15 克，红糖 30 克，鸡蛋 3 只，同煮，服汤食蛋，于月经干净后 1 天服，每月服 1 次，共服 3 次。主治宫寒不孕。

4. 艾叶 30 克，地肤子 15 克，白鲜皮 15 克，花椒 10 克，水煎，熏洗患部。主治皮肤瘙痒。

5. 艾叶 10 克，生地黄 10 克，侧柏叶 10 克，荷叶 6 克，水煎服。主治吐血，衄血，便血，痔疮出血。

6. 艾叶适量，搓烂做成艾条，点燃熏痛处。主治风湿关节炎。

【临证运用】

1. 芥穗调经汤（秘方）加减治月经过多。

［病因病理］素体肾阳不足，或因早婚房劳，多产而伤肾阳，封藏不固，冲任失摄而致月经过多（脾肾阳虚、冲任不固型）。

［主要症状］阴道出血量多或淋漓不断，精神萎靡，头目眩晕，畏寒肢冷，面色晦暗，大便溏，舌淡，苔薄白，脉沉细。

［治疗原则］温经固冲，收敛止血。

［方药组成］煅龙骨 30 克，煅牡蛎 30 克，党参 20 克，黄芪 20 克，炒白术 15 克，升麻炭 10 克，炮姜 10 克，艾叶炭 10 克，茜草 15 克，海螵蛸 20 克，仙鹤草 30 克，棕榈炭 15 克。

［用法用量］中药饮片水煎服（中药配方颗粒溶化），每日一剂，一剂分早晚各一次。

2. 艾附暖宫丸（《沈氏尊生书》）加减治疗痛经。

［病因病理］体质素虚，阳气本虚，或久居湿阴之地，或行经期间涉水受寒，或过食生冷。寒湿客于胞宫，经血受损，血行不畅，而致痛经（寒湿凝滞型）。

［主要症状］经前及经期时，小腹冷痛，得热痛减，四肢不温，月经紫黯或有凝块，平时白带稀白而多。舌质紫黯，苔白腻，脉沉紧或沉迟。

［治疗原则］温经散寒，理气化瘀。

［方药组成］熟地黄 15 克，当归 10 克，川芎 10 克，白芍 10 克，艾叶 10 克，香附 15 克，吴茱萸 10 克，肉桂 10 克，元胡 10 克，小茴香 15 克，炮姜 15 克。

［用法用量］中药饮片水煎服（中药配方颗粒溶化），每日一剂，一剂分早晚各一次。经前、经期连用 7 剂，3 个月 1 疗程。

二、八角茴香

【名字来源】出自《新修本草》。

【性味归经】性温，味辛、甘，归心、肾、肝、脾、胃经。

【功能主治】散寒止痛，理气和胃，用于寒疝，腹痛，睾丸偏坠，痛经、少腹冷痛，脘腹胀痛，食少吐泻，睾丸鞘膜积液。（盐小茴香软骨散寒止痛）。

【适用禁忌】

1. 热症及阴虚火旺者慎用。

2. 肺、胃有热及热毒盛者禁用。

【用法用量】煎服 3~6 克。外用适量。

【效验时方】

1. 八角茴香 10 克，吴茱萸 6 克，荔枝核 30 克，水煎服。主治疝气（虚寒型）。

2. 八角茴香 6 克，木香 6 克，丁香 6 克，白豆蔻 10 克，水煎服。主治胃寒痛。

【临证运用】

1. 少腹逐瘀汤（《医林改错》）加减治疗痛经。

［病因病理］寒湿之邪侵袭胞宫，血为寒凝，瘀阻冲任，经行不通而致痛经（寒湿凝滞型）。

［主要症状］经前数日或经期小腹冷痛，得热痛减，按之痛甚，有黯血块，畏寒身痛，苔白腻，脉沉紧。

［治疗原则］温经散寒除湿，化瘀止痛。

［方药组成］茴香 10 克，干姜 10 克，元胡 10 克，当归 15 克，川芎 10 克，肉桂 10 克，乌药 15 克，香附 15 克，生蒲黄 15 克，五灵脂 15 克，鹿角霜 15 克。

［用法用量］中药饮片水煎服（中药配方颗粒溶化），每日一剂，一剂分早晚各一次。经前经期连用 7 剂，3 个月 1 疗程。

2. 茴香橘核丸（《北京市中药成方选集》）加减治疗睾丸肿痛。

［病因病理］久居阴湿之地，或涉水受寒，或过食生冷或风寒感冒，寒湿受阻肝经而致睾丸肿痛（寒侵肝经）。

［主要症状］睾丸肿痛，遇冷加剧。得热痛减，肢冷，少腹隐隐作痛，面青，小便清长，苔白，脉迟。

［治疗原则］温经散寒，消肿止痛。

［方药组成］橘核 15 克，荔枝核 15 克，小茴香 15 克，

胡巴子 15 克，乌药 15 克，香附 15 克，五灵脂 10 克，木香 10 克，川楝子 15 克，元胡 10 克，川椒 5 克，制附子 12 克（先煎），肉桂 10 克。

［用法用量］中药饮片水煎服（中药配方颗粒溶化），每日一剂，一剂分早晚各一次。

三、巴戟天

【名字来源】出自《本经》。

【性味归经】性微温，味辛甘，归肾经。

【功能主治】补肾助阳，祛风除湿，用于阳痿遗精，宫冷不孕。月经不调，少腹冷痛，风湿痹痛，筋骨痿软。

【适用禁忌】

1. 阴虚火旺者不宜单用。

2. 凡病热炽盛，便赤口苦目痛，烦躁口渴，大便燥秘及孕妇不宜大量长期服用。

【用法用量】一般用量 10～15 克。

【效验时方】

1. 巴戟天 10 克，熟地黄 15 克，金樱子 10 克，山茱萸 10 克，水煎服，主治肾虚阳痿，早泄遗精。

2. 巴戟天 10 克，桑蛸螵 10 克，菟丝子 10 克，山茱萸 10 克，水煎服或研细粉吞服，主治肾虚遗尿，或小便频数。

3. 巴戟天 15 克，补骨脂 10 克，续断 10 克，核桃仁 30 克，水煎服或研细粉用淡盐水送服。主治腰酸背痛，肢冷，腿膝无力。

4. 淫羊藿 15 克，巴戟天 12 克，肉苁蓉 10 克，紫石英 15 克，仙茅 10 克，肉桂 2 克，水煎服，主治不孕症（肾阳虚）。

【临证运用】

1. 巴戟补肾汤（秘方）加减治疗男子阳痿。

［病因病理］多因恣情纵欲，房事过度，或经常手淫，亏损肾精，而阴损及阳，或惊恐伤肾，或寒冷损阳，致男子阳痿（命门火衰）。

［主要症状］形寒肢冷，腰膝酸软，头晕耳鸣，气短声低，阳痿势重而不举，阴茎萎缩，潮湿发凉，小便清长，夜尿频多。舌质淡红，脉沉细或沉迟。

［治疗原则］温补命门。

［方药组成］制附子 10 克，巴戟天 15 克，肉苁蓉 20克，菟丝子 15 克，枸杞子 15 克，蛇床子 15 克，杜仲 15 克，熟地 25 克，当归 20 克，丹参 15 克，党参 15 克，淫羊藿 20克，仙茅 10 克，韭菜籽 15 克，牛膝 15 克。

［用法用量］中药饮片水煎服（中药配方颗粒溶化），每日一剂，一剂分早晚各一次。

2. 六味地黄丸（《小儿药证直诀》）加味治疗男子早泄。

［病因病理］常因禀赋素阴，肾气不足，或恐惧伤肾，或手淫成性，伤及肾气，肾气不足，封藏失职而致男子早泄（肾气不固型）。

［主要症状］早泄性欲减退，腰膝酸软，头晕目眩，气短乏力，失眠健忘，小便频数，甚至尿不尽，睾丸潮汗。舌质淡红，苔白，脉细弱。

［治疗原则］滋阴补肾，益肾固精。

［方药组成］熟地 25 克，山药 10 克，山茱萸 10 克，泽泻 10 克，丹皮 10 克，茯苓 10 克，巴戟天 15 克，补骨脂 10克，沙苑子 15 克。龟龄集 2 丸。

［用法用量］中药饮片水煎服（中药配方颗粒溶化），

每日一剂，一剂分早晚各一次。药液送服龟龄集2粒。

四、白茅根

【名字来源】出自《神农本草经》。

【性味归经】性寒，味甘，归肺、胃、心、脾、膀胱经。

【功能主治】凉血止血，清肝火，利尿解毒。用于血热妄行，咳血吐衄，热淋血清，小便不利，胃热呕吐，肺热咳喘，妊娠浮肿，湿热黄疸。

【适用禁忌】

1. 虚寒无实热者，小便多而不渴者及孕妇忌用。

【用法用量】水煎，鲜品为佳，15～30克。

【效验时方】

1. 白茅根15克，百合10克，山芝麻10克，水煎，冲白糖服，主治发热，咳嗽。

2. 白茅根60克，桔梗10克，水煎服，主治肺热咳喘。

3. 白茅根120克，鲜墨旱莲30克，大蓟10克，小蓟10克，红枣10枚，水煎服，主治血小板减少性紫癜。

4. 白茅根30克，枇杷叶15克，竹茹15克，水煎服，主治胃热，呕吐，呃逆。

5. 鲜白茅根60克，芦根60克，水煎服，主治胃热呕吐，酒醉呕吐，暑日口渴少津。

6. 白茅根30克，野菊花30克，水煎服，主治急性扁桃体炎。

7. 冬瓜仁30克，蛤壳15克，白前15克，天门冬10克，栀子10克，黄芩10克，川贝母10克，橘红15克，白茅根30克，水煎服，主治咳嗽（肝火犯肺）。

【临证运用】

1. 玉白美容汤（秘方）加减治疗面部黄褐斑。

［病因病理］素体阳盛或素食辛辣食物，或过服温燥之药，或肝郁化火，或血热阻络，阴虚内热均能导致经络有热，热血受阻而致面部黄褐斑（血热阻络）。

［主要症状］面部两颧出现显著的如蝴蝶斑状色素斑块，色褐黄或灰黑成片状，不痛不痒，晒太阳或紫外线照射后更加明显，大便不爽，小便晨尿微黄，舌质红，苔薄黄而干，脉弦数有力。

［治疗原则］清热凉血，祛斑增白。

［方药组成］白茅根 30 克，白鲜皮 10 克，白芷 10 克，白茯苓 10 克，白菊花 15 克，玫瑰花 15 克，枇杷叶 15 克，桑叶 15 克，荷叶 15 克，生地 15 克，麦冬 10 克，黄芩 15 克，茵陈 20 克，牛蒡子 15 克，桔梗 10 克。

［用法用量］中药饮片水煎服（中药配方颗粒溶化），每日一剂，一剂分早晚各一次。

五、白及

【名字来源】出自《神农本草经》。

【性味归经】味苦、辛，性微寒，归心、胃、肺经。

【功能主治】清热解毒，消肿生肌。抗结核，用于痈肿溃疡，水火烫伤。

【适用禁忌】

1. 脾胃虚寒者不宜服。外感咳嗽带血，肺痈初起，肺胃有实热者均忌用。

2. 对于由瘀血等病理产物引起的出血症不宜应用。

3. 川乌、草乌与白及一般不宜配伍，并反附子。

【用法用量】煎服 3 – 10 克，外用适量。

【效验时方】

1. 白及 4 份，牡蛎 5 份，共研细粉，每次服 3 ~ 6 克，饭后温开水吞服，服药期间禁食酸辣，不要吸烟饮酒，以免对胃产生刺激，影响疗效，主治胃及十二指肠球部溃疡。

2. 白及 30 克，肉桂 6 克，干姜 6 克，木香 6 克，佛手 10 克，乌药 6 克，甘草 6 克，瓦楞子 15 克，水煎服，主治胃脘痛（脾胃虚寒）。

【临证运用】

1. 四物汤（《仙授理伤续断秘方》）加味治疗产后肛裂。

[病因病理] 由于分娩失血，阴骤虚，津液亏耗或因阴虚火旺，内灼津液，肠道失于滋润，传导不利，大便燥结而致肛裂。

[主要症状] 大便时肛门剧烈疼痛，尤其在粪便干燥时，痛如刀割，大便后疼痛可暂时缓解，大便时有滴血，血色鲜红，量不多，或附于粪便表层，常伴面赤汗出，头晕目眩，手足心热，腹满胀痛，口干便秘，舌红苔黄，脉洪数。

[治疗原则] 养血润燥，凉血生肌。

[方药组成] 当归 15 克，川芎 10 克，白芍 15 克，生地黄 20 克，元参 15 克，麦冬 15 克，桃仁 10 克，槐米 20 克，炒枳壳 15 克，白及 15 克。

[用法用量] 中药饮片水煎服（中药配方颗粒溶化），每日一剂，一剂分早晚各一次。

[外治方法] 肛裂可用生肌玉红膏或白及与猪油 1：5 混合外敷，一日三次。

六、白芍

【名字来源】出自《本经》。

【性味归经】性微寒，味苦、酸，归肝、脾经。

【功能主治】养血敛阴，平抑肝阳，柔肝止痛，用于肝血亏虚，月经不调，胎产诸证及体虚多汗，阴虚动风，肝阳上亢，肝急和诸痛症。

【适用禁忌】

1. 白芍性微寒，外感风寒，脾胃虚寒，肾阳虚衰及虚寒性腹痛，泄泻者忌用。

2. 小儿出麻疹期间忌用。

【用法用量】一般用量 10 – 15 克。

【效验时方】

1. 白芍 30 克，甘草 5 克，水煎服，主治腓肠肌痉挛疼痛（小腿筋）。

2. 白芍 15 克，桑叶 10 克，生地黄 10 克，菊花 10 克，钩藤 10 克，水煎服，主治头痛（肝阳上亢）。

3. 白芍 10 克，黄芩 10 克，甘草 5 克，水煎服，主治痢疾腹痛。

4. 白芍 10 克，防风 10 克，白术 10 克，陈皮 6 克，水煎服，主治慢性肠炎（肝郁型）。

5. 白芍 10 克，桂枝 6 克，甘草 10 克，生姜 6 克，大枣 5 个，水煎服，饴糖 30 克冲服，主治胃痉挛疼痛。

6. 麻黄 9 克，桂枝 10 克，白芍 12 克，甘草 9 克，葛根 18 克，生姜 3 克，大枣 5 个，主治落枕。

7. 白芍 30 ~ 60 克，甘草 15 克，桂枝 15 克，木瓜 10 克，水煎服。主治腓肠肌痉挛。

8. 桂枝 10 克，白芍 15 克，甘草 10 克，生姜 3 个，红枣 3 个。兼腹满实而痛者加大黄 10 克。水煎服，主治感冒（风寒表虚型）。

9. 白术 10 克, 白芍 10 克, 陈皮 10 克, 防风 10 克, 山药 10 克, 白扁豆 15 克, 茯苓 10 克, 莲子肉 10 克, 甘草 10 克, 木香 10 克, 枳壳 10 克, 黄芩 10 克, 水煎服, 主治泄泻 (肝脾不调型)。

10. 白芍 30 克, 生甘草 10 克, 薏苡仁 30 克, 威灵仙 15 克, 羌活 10 克, 双钩 12 克, 葛根 15 克, 牛膝 15 克, 红花 10 克, 水煎服, 主治颈椎痛 (气血凝滞型)。

11. 黑芝麻 30 克, 红花 10 克, 白芍 10 克, 当归 10 克, 党参 15 克, 黄芪 15 克, 枣仁 20 克, 柏子仁 15 克, 甘草 10 克, 水煎服, 主治脱发斑秃 (气阴两虚型)。

12. 沙参 9 克, 当归 9 克, 石斛 9 克, 白术 6 克, 鸡内金 6 克, 黄连 6 克, 陈皮 6 克, 枳壳 6 克, 麦冬 6 克, 山药 12 克, 焦三仙、川牛膝各 10 克, 白豆蔻 5 克, 半夏 5 克, 白芍 15 克, 甘草 3 克, 水煎服, 主治胃脘痛 (胃阴亏虚)。

13. 熟地黄 30 克, 白鲜皮 30 克, 龙骨 30 克, 牡蛎 30 克, 珍珠母 30 克, 磁石 30 克, 何首乌 15 克, 白芍 15 克, 玄参 15 克, 鸡血藤 15 克, 白蒺藜 15 克, 当归 10 克, 黄精 10 克, 僵蚕 10 克, 甘草 6 克, 水煎服, 主治老年性皮肤瘙痒症 (血虚风燥)。

【临证运用】

1. 滋阴止晕汤 (秘方) 加味治疗耳鸣耳聋。

[病因病理] 多因阴血亏虚, 肝木失其润养或肝气郁久化火, 内扰阴血, 阴不制阳, 肝阳上亢, 循经上耳而致耳鸣耳聋 (肝阳上亢)。

[主要症状] 头晕头痛, 目眩畏光, 恶烦喜静, 少寐多梦, 口苦咽干, 肢体麻木, 耳鸣耳聋, 大便秘结, 小便尿黄, 舌苔微黄或无苔, 舌质红少津, 脉弦数。

［治疗原则］滋阴潜阳，通经开窍。

［方药组成］生白芍20克，生龙骨30克，牡蛎30克，白蒺藜15克，天麻10克，生地黄20克，菊花15克，石决明30克，草决明30克，大黄10克，路路通30克，磁石30克，炒酸枣仁30克，远志10克，栀子10克，何首乌20克。

［用法用量］中药饮片水煎服（中药配方颗粒溶化），每日一剂，一剂分早晚各一次。

2. 一贯煎（《柳州医话》）加味治疗胃脘痛。

［病因病理］由情志不遂，肝郁化火进一步发展，或素体阴虚，或长期服辛温燥药物，耗损肝肾阴液。或饮食偏嗜香燥，损及胃阴而致胃脘痛（肝肾阴虚型）。

［主要症状］胃脘隐隐灼痛，口燥咽干，大便干结，入夜即作，劳累或情绪波动后加重，胃嘈杂似饥，嗳气，纳差。舌质红，苔少或无，脉细数。

［治疗原则］滋养肝胃，和胃止痛。

［方药组成］沙参15克，枸杞子10克，白芍15克，当归10克，生地15克，郁金15克，佛手15克，元胡10克，川楝子10克，甘草9克，石斛10克。

［用法用量］中药饮片水煎服（中药配方颗粒溶化），每日一剂，一剂分早晚各一次。

3. 小续命汤（《普济方》）加味治疗面瘫。

［病因病理］风寒外袭，上扰清窍，寒凝络阻，营卫气伤而致面瘫。

［主要症状］发病突然，开始耳后部疼痛，继而面部表情肌肉瘫痪，出现额纹消失，眼不能闭合，鼻唇沟平坦，嘴巴歪向对侧，进食时食物常嵌在齿颊间。初期常伴有恶寒，发热，患侧半身出汗，肢节酸痛，鼻塞流清涕，头痛喉痒。

舌苔薄白而润，脉浮或浮紧。

[治疗原则] 祛风通络散寒。

[方药组成] 桂枝 10 克，麻黄 10 克，杏仁 10 克，甘草 10 克，白芍 15 克，川芎 10 克，荆芥 15 克，羌活 10 克，全虫 5 克，生姜 3 片，红枣 3 个。

[用法用量] 中药饮片水煎服（中药配方颗粒溶化），每日一剂，一剂分早晚各一次。

4. 皂刺消乳汤（秘方）治疗乳癖。

[病因病理] 多因郁怒伤肝，肝气滞凝而致乳癖（肝气郁结）。

[主要症状] 乳房可触及肿块，形状不一，大小不等的无痛结节物。推之可移，不发热，皮色不变，与月经无关，可随喜怒消长，一般无明显症状，常伴有胸腹胀满，口苦咽干，舌淡红，苔薄白，脉弦滑。

[治疗原则] 疏肝解郁，通络消结。

[方药组成] 柴胡 10 克，白芍 15 克，赤芍 15 克，皂角刺 60 克，路路通 15 克，甘草 10 克，丝瓜络 30 克。

[用法用量] 中药饮片水煎服（中药配方颗粒溶化），每日一剂，一剂分早晚各一次。

七、白术

【名字来源】出自《本经》。

【性味归经】性温，味甘、微苦，归脾、胃经。

【功能主治】健脾益气，燥湿利水，止汗安胎。用于脾胃气虚，水肿痰饮，气虚自汗及胎动不安等

【适用禁忌】

1. 阴虚内热，津液亏耗，燥咳者不宜服用，气滞胀闷者

忌用。

2. 痢疾者慎用。

3. 妊娠胎动不安属热症者不宜单味药大量服用。

【用法用量】一般用量 6 ~ 15 克。

【效验时方】

1. 黄芪 20 ~ 100 克，生白术 15 克，枳壳 15 克，防风 10 克，木香 10 克，砂仁 10 克，水煎服。主治胃下垂（中气下陷型）。

2. 半夏 15 克，茯苓 10 克，桂枝 10 克，白术 10 克，甘草 10 克，生姜三片，水煎服，主治心悸（痰饮内阻型）。

3.（1）炮姜 10 克，肉桂 5 克，木香 10 克，山药 10 克，扁豆 15 克，黄连 5 克，陈皮 10 克，白术 10 克，茯苓 10 克，白头翁 10 克，槟榔 10 克，水煎服，主治泄泻（寒热错杂）。

（2）党参 15 克，白术 15 克，茯苓 10 克，甘草 10 克，砂仁 10 克，薏苡仁 20 克，陈皮 10 克，黄芪 30 克，吴茱萸 10 克，肉桂 10 克，生姜 3 片，大枣 3 枚，水煎服，主治泄泻（脾胃虚弱）。

（3）藿香 10 克，白术 10 克，茯苓 10 克，陈皮 10 克，厚朴 10 克，大腹皮 15 克，紫苏 10 克，白芷 10 克，半夏 15 克，水煎服，主治泄泻（外感寒湿型）。

4. 白术 15 克，钩藤 30 克，黄芩 10 克，珍珠母 30 克（先煎），半夏 10 克，陈皮 9 克，泽泻 10 克，猪苓 10 克，竹茹 6 克，天麻 15 克，云苓 20 克，炙甘草 6 克，水煎服，主治眩晕（湿浊上扰）。

5. 白术 12 克，山药 12 克，茯苓 10 克，大腹皮 10 克，天麻 10 克，钩藤 10 克，陈皮 5 克，石决明 30 克（先煎），水煎服，主治妊娠眩晕（脾虚肝旺）。

6. 淫羊藿 30 克，黄芪 30 克，附子 10 克，菟丝了 10 克，蛇床子 10 克，白术 15 克，熟地 15 克，枸杞子 15 克，龙骨 15 克，桂枝 6 克，水煎服，主治男子不育（肾阳不足）。

7. 黄芪 20 克，白术 10 克，淫羊藿 10 克，五味子 5 克，甘草 5 克，防风 5 克，水煎服，主治鼻衄（表虚不固）。

【临证运用】

1. 完带汤（《傅青主女科》）加味治疗水样带下。

[病因病理]素禀体弱，脾肾阳气不足，或劳倦过度，或久病，早婚多产，肾气亏耗。肾失闭藏，脾失健运，脾肾注于下焦，损伤任带而致水样带下（脾肾阳虚型）。

[主要症状]带下清稀如水，量多色白，淋漓不断，面色㿠白或淡黄，四肢不温，神疲乏力，腰膝酸软，大便溏薄，小便频数。舌淡苔薄白，脉沉细而迟。

[治疗原则]健脾益气，温肾止带。

[方药组成]党参 10 克，白术 30 克，山药 30 克，苍术 10 克，陈皮 10 克，白芍 15 克，柴胡 5 克，鹿角霜 15 克，炒荆芥穗 10 克，甘草 9 克，金樱子 15 克，芡实 20 克，海螵蛸 15 克，益智仁 15 克，巴戟天 10 克。

[用法用量]中药饮片水煎服（中药配方颗粒溶化），每日一剂，一剂分早晚各一次。

2. 益脾湿汤（秘方）加减治疗痢疾。

[病因病理]素禀脾胃阳亏，湿从寒化，寒湿进一步损伤脾阳，或反进寒凉，加之饮食不洁伤胃，寒湿滞留肠府而致痢疾（脾胃虚寒）。

[主要症状]下痢溏白冻，腹部有冷感或隐痛，每因受

凉或进食不慎而诱发肛门坠胀，便下不爽，少腹胀满，头晕乏力，食少神痿，舌淡苔白，脉沉迟。

［治疗原则］温中健脾，升阳止泻。

［方药组成］党参30克，黄芪30克，白术30克，山药30克，莲子肉30克，制附子10克，干姜10克，肉蔻8克，补骨脂15克，诃子肉15克，荜茇10克。

［用法用量］中药饮片水煎服（中药配方颗粒溶化），每日一剂，一剂分早晚各一次。

3. 温脾化湿汤（秘方）加减治疗泄泻。

［病因病理］素体脾阳不足或受凉，寒湿之邪侵犯肠胃，脾湿运化失常，升降失常，水湿并走大肠而致泄泻。

［主要症状］腹痛泄泻，大便时溏时泻，胃脘隐痛，稍进油腻便次即多，腹喜按，肠鸣，倦怠乏力，舌淡，苔白腻，脉濡。

［治疗原则］温中健脾，以散寒湿。

［方药组成］木香10克，公丁香10克，麦芽20克，炮姜10克，神曲10克，白术15克，甘草10克，肉桂9克，肉蔻10克，槟榔片10克，补骨脂15克。

［用法用量］中药饮片水煎服（中药配方颗粒溶化），每日一剂，一剂分早晚各一次。

八、白头翁

【名字来源】出自《神农本草经》。

【性味归经】性温。味苦、寒，归胃、大肠经。

【功能主治】清热解毒，凉血止痢，镇静抗痉，用于热毒血痢，阴痒带下，阿米巴痢疾，痔疮出血。月经闭止、子宫炎、支气管炎、喘息、心脏病、浮肿、睾丸炎、颈淋巴结结核。

【适用禁忌】

1. 虚寒泻痢忌服。

2. 久痢气虚，无里急后重者忌服。

【用法用量】煎服 9～15 克，外用适量。

【效验时方】

1. 马齿苋 15 克，白头翁 15 克，焦山楂 10 克，苦参 15 克，陈皮 15 克，肉桂 10 克，木香 10 克，甘草 10 克，黄连 8 克，黄芩 10 克，水煎服，主治痢疾（湿热壅滞型）。

2. 马齿苋 30 克，白头翁 20 克，地榆 15 克，槐米 10 克，水煎服，主治脓血便（湿热痢）。

3.（1）苦参 15 克，白头翁 15 克，秦皮 10 克，广木香 10 克，生地榆 15 克，赤石脂 12 克，赤芍 10 克，水煎服。

（2）白头翁 10 克，黄柏 10 克，黄连 10 克，秦皮 10 克，苦参 15 克，地榆 15 克，水煎服，主治急性菌痢（疫毒痢）。

4. 苦参 30 克，蛇床子 15 克，白头翁 15 克，苍术 10 克，木香 10 克，外用灌肠，上药水煎两次，药液约 200 毫升。每日 1 次，5 天为 1 疗程，主治肠炎（滴虫性）。

5. 苦参 30 克，红藤 30 克，土茯苓 30 克，败酱草 30 克，黄柏 15 克，石菖蒲 15 克，白头翁 15 克，赤芍 10 克，丹皮 10 克，木通 10 克，甘草 5 克，水煎服，主治热淋症（热毒壅阻）。

【临证运用】

1. 白头翁（《伤寒论》）加减治疗痢疾。

[病因病理] 多由夏秋季节外感湿邪，加之嗜生冷、辛辣、肉酒，损伤胃肠，逆乱气机，气血凝滞胃肠而致痢疾

（寒热错杂）。

[主要症状] 便血时发时止，夹有黏液或脓血，里急后重，腹痛，饮食减少，倦怠怯冷，腹喜按。遇寒下痢稀薄，带有白冻。舌淡，苔白，脉濡软。

[治疗原则] 温中清肠，佐以调气导滞。

[方药组成] 党参15克，白头翁15克，黄柏10克，黄连8克，青皮10克，茜草15克，白芍10克，生地榆10克，炮姜10克，白术10克，陈皮10克，白芍15克，槟榔片10克，木香10克，赤石脂30克。

[用法用量] 中药饮片水煎服（中药配方颗粒溶化），每日一剂，一剂分早晚各一次。

九、白鲜皮

【名字来源】出自《神农本草经》。

【性味归经】性寒，味苦，归脾、胃、小肠、膀胱经。

【功能主治】清热燥湿，祛风解毒。用于湿热疮毒，湿疹疥癣，黄疸尿赤，湿热痹痛等。

【适用禁忌】

1. 性味苦寒，脾肾虚弱的消化不良，食少便溏者禁服。

2. 久痢气虚，无里急后重者忌服。

【用法用量】煎服5~10克，外用适量。

【临证运用】

1. 利湿止痒汤（秘方）加减治疗外阴瘙痒。

[病因病理] 经期产后或流产剖宫，胞脉空虚。若洗浴用具不洁或房事感染，使湿毒积浊之气乘虚内侵胞脉而致外阴瘙痒（热毒内蕴型）。

[主要症状] 带下量多，或赤白相间，或白脓样，有臭

气，或如豆渣样，小腹作痛，阴部痒，烦热口干，头昏，大便干结，小便尿热，古红苔薄，脉弦数。

[治疗原则] 清热解毒，除湿止痒。

[方药组成] 瞿麦 15 克，萹蓄 15 克，木通 10 克，黄柏 10 克，川楝子 15 克，龙胆草 10 克，白鲜皮 15 克，地肤子 15 克，萆薢 15 克，苦参 10 克，土茯苓 30 克，鱼腥草 30 克。

[用法用量] 中药饮片水煎服（中药配方颗粒溶化），每日一剂，一剂分早晚各一次。

[外用方法] 取上药药渣，再加百部 15 克，蛇床子 15 克，川椒 15 克，明矾 15 克，煎 20 分钟，去渣取药汁，再加食醋 100 毫升，冲洗外阴，每天晚上一次。

2. 龙胆泻肝汤《医方集解》加减治疗带下症。

[病因病理] 多由于肝火亢盛，脾虚则湿，则湿停热化，湿与热合并下注带脉而致带下症（湿热下注型）。

[主要症状] 带下量多黏稠，色黄，有臭味，外阴瘙痒，面红气粗，心烦易怒，口干微苦，胸胁不适，乳房跳痛，头晕目眩，大便干结，苔黄腻，脉弦数。

[治疗原则] 清肝利湿，解毒杀虫。

[方药组成] 龙胆草 10 克，栀子 10 克，黄柏 10 克，车前子 10 克，苦参 15 克，蒲公英 15 克，柴胡 10 克，白鲜皮 15 克，土茯苓 30 克，车前子 15 克，蛇床子 15 克，萆薢 15 克，虎杖 15 克。

[用法用量] 中药饮片水煎服（中药配方颗粒溶化），每日一剂，一剂分早晚各一次。

3. 防风通圣丸（《宣明论方》）加减治疗皮肤瘙痒。

[病因病理] 湿热内郁肠胃，风邪复袭肌表，而致皮肤

瘙痒。(肠胃湿热型)。

[主要症状] 经常头痛头晕，大便干结，口干不多饮，颈后部皮痒，及腋窝皮肤痒甚。搔至流血亦不止痒，抓时总有热感，舌红苔微黄，脉弦滑。

[治疗原则] 疏风解表，通腑泄热。

[方药组成] 防风 10 克，荆芥 15 克，黄芩 10 克，栀子 10 克，连翘 10 克，薄荷 10 克，地肤子 15 克，白鲜皮 15 克，赤芍 10 克，丹皮 10 克，石决明 10 克，菊花 15 克，徐长卿 10 克，甘草 10 克。

[用法用量] 中药饮片水煎服 (中药配方颗粒溶化)，每日一剂，一剂分早晚各一次。

十、白芷

【名字来源】出自《神农本草经》。

【性味归经】性温，味辛，归肺、胃、大肠经。

【功能主治】散风除湿，通窍止痛，消肿排脓。用于外感风寒，头痛鼻塞，阳明经头痛，眉棱骨痛，头风痛，齿痛。疮疡肿痛，寒湿带下，蛇咬伤，蜈蚣咬伤，神经衰弱属虚者。

【适用禁忌】

1. 阴虚血热者忌服，虚火者忌服。

2. 凡呕吐因于火者禁用。

3. 漏下赤白，由阴虚血热所致的误用。

4. 痈疽已溃宜渐减不宜过量使用。

5. 孕妇有妊娠反应者忌用，血虚头痛，气虚自汗，阴虚盗汗者不宜单味药大量长期久服。有升高血压的作用，高血压患者不宜大量长期服用。

6. 新鲜汁液可引起皮炎，避免接触。

【用法用量】正常用量3～9克，单用内服常规用量，勿超过30克。

【效验时方】

1. 白芷10克，防风3克，川芎9克，羌活6克，水煎服，主治感冒风寒，前额部头痛。

2. 白芷6克，荆芥6克，紫苏叶6克，川芎10克，水煎服，主治眉棱骨痛（风寒性）。

3. 白芷10克，罗布麻10克，水煎服，主治风火牙痛，头风牙痛。

4. 石决明30克，川芎15克，白芷15克，钩藤15克，水煎服，主治血管性头痛。

5.（1）菊花15克，石膏30克，白芷10克，川芎10克，羌活10克，藁本6克，水煎服，主治风热头痛。

（2）天麻10克，钩藤15克，石决明30克，川芎10克，白芷10克，水煎服，主治肝阳头痛。

（3）桃仁10克，红花10克，川芎10克，赤芍10克，郁金15克，白芷10克，石菖蒲10克，全虫5克，生姜3片，水煎服，主治瘀血头痛，

6.（1）苍耳子10克，白芷10克，菊花10克，黄芩10克，鱼腥草30克，葛根15克，连翘10克，辛夷花10克，薄荷10克，桔梗10克，甘草10克，水煎服，主治鼻渊（肝经风热）。

（2）荆芥10克，苍耳子10克，辛夷花10克，白芷10克，党参30克，诃子肉10克，桔梗10克，川芎10克，藁本10克，甘草10克。水煎服，主治鼻渊（肺气虚寒）。

（3）龙胆草10克，白芷10克，柴胡10克，黄芩10

克，栀子10克，泽泻15克，车前子10克，木通10克，生地10克，水煎服，主治鼻渊（胆腑郁热）。

（4）党参20克，黄芪25克，茯苓18克，白术10克，山药10克，薏苡仁10克，泽泻10克，砂仁10克，桔梗10克，白芷12克，辛夷花10克，甘草10克，水煎服，主治鼻渊（脾气虚弱）。

7. 蒲公英30克，菟丝子15克，玉竹6克，黄芩10克，柴胡12克，鱼腥草15克，浮萍15克，木通6克，白芷6克，皂角刺6克，侧柏叶15克，鸡血藤30克，山楂15克，水煎服，主治粉刺。

8. 蔓荆子8克，磁石30克，赤芍10克，地龙15克，僵蚕10克，全蝎6克，天麻10克，菊花15克，川芎15克，白芷10克，泽泻6克，三七粉3克（冲服），水煎服，主治偏头痛（瘀血型）。

【临证运用】

仙方活命饮（《医宗金鉴》）加减治疗粉刺。

［病因病理］素为湿热之体，喜甜食辛辣，滋腻之品，或情志所伤，郁而化火，肝热脾湿，上行肌肤而致粉刺（肠胃湿热）。

［主要症状］多面部或胸、背、肩稀疏，或较多而密集，呈现丘疹，脓包，结节，囊肿及斑痕。兼伴有大便秘结，小便黄赤，舌质偏红，苔黄腻，脉濡数或滑数。

［治疗原则］疏风清热，解毒消肿。

［方药组成］金银花15克，连翘15克，防风10克，天花粉15克，当归10克，贝母10克，甘草10克，赤芍10克，公英15克，白芷12克，牛蒡子15克，丹皮10克，皂角刺15克。

［用法用量］中药饮片水煎服（中药配方颗粒溶化），每日一剂，一剂分早晚各一次。

十一、白蒺藜

【名字来源】出自《神农本草经》。

【性味归经】味辛，苦，性温，归肝、肺经。

【功能主治】平肝，疏肝，祛风明目，用于肝阳上亢之头晕目眩，肝郁气滞之胸胁胀痛及乳闭胀痛，风热上攻之目赤翳障及风疹瘙痒，白癜风。

【适用禁忌】

1. 血虚气弱者忌用。

2. 孕妇慎用。

【用法用量】水煎服6~15克，外用适量。

【效验时方】

1. 蒺藜15克，地肤子15克，防风10克，百部6克，蝉蜕6克，水煎服，主治皮肤风疹，荨麻疹，皮肤瘙痒症。

2. 菊花15克，白蒺藜15克，木贼草6克，蝉蜕10克，水煎服，主治目赤肿痛。

3. 蒺藜15克，香附10克，青皮10克，白芍10克，甘草6克，水煎服，主治胁痛（肝气郁结）。

4. 蒺藜15克，菊花10克，决明子10克，连翘10克，蔓荆子10克，甘草6克，水煎服，主治风邪夹热，目赤多泪，头晕目眩。

5. 地肤子15克，苦参15克，白蒺藜15克，白鲜皮5克，马齿苋60克，外涂，主治白癜风（脾胃湿热）。

6. 柴胡10克，白芍10克，白蒺藜15克，川芎10克，枳壳15克，香附15克，郁金15克，川楝子10克，钩藤15

克，石菖蒲 15 克，菊花 15 克，水煎服，主治男性更年期
（肝气郁结）。

【临证运用】

1. 蒺藜疏肝汤（先父验方）加减治疗阳痿（肝气郁
结）。

［病因病理］多有郁郁不乐，因事未遂，抑郁忧怒则肝
郁气滞，血行不畅，络脉不通，宗筋失养而致阳痿。

［主要症状］阳痿不起，情志抑郁，易怒或悲叹，头晕
目眩，失眠，眼周有褐色，肢体倦怠。舌两旁有条状黄苔或
白苔，脉弦细。

［治疗原则］疏肝解郁，活络益阳。

［方药组成］柴胡 10 克，白芍 20 克，当归 20 克，白术
12 克，郁金 15 克，香附 15 克，远志 10 克，石菖蒲 10 克，
白蒺藜 20 克，川芎 15 克，蜈蚣 2 条，甘草 10 克，合欢皮
15 克。

［用法用量］中药饮片水煎服（中药配方颗粒溶化），
每日一剂，一剂分早晚各一次。

2. 滋肝止晕汤（秘方）加减治疗眩晕。

［病因病理］多因长期忧郁恼怒，肝失条达，肝郁气滞，
气郁化火，使肝阴暗耗，肝火偏亢，风阳升动，上扰清窍或
因肾阴素亏不能养肝，肝失滋养，肝阴不足，阴虚阳亢，风
阳上扰而发生眩晕（肝阳上亢型）。

［主要症状］眩晕耳鸣，头痛，腹胀，每因烦劳或恼怒
而头晕，头痛增剧，面色潮红，急躁易怒，少寐多梦，口
苦，腰酸膝软，舌质红，苔黄，脉弦数。

［治疗原则］滋肝止晕，清火熄风。

［方药组成］龙骨 30 克，牡蛎 30 克，双钩 15 克，天麻

10 克，玉竹 10 克，菊花 10 克，白芍 15 克，白蒺藜 15 克，石决明 30 克，草决明 30 克，生地 15 克，夜交藤 30 克，夏枯草 10 克。

［用法用量］中药饮片水煎服（中药配方颗粒溶化），每日一剂，一剂分早晚各一次。

3. 清热祛风汤（民间验方）加减治疗烂眼边。

［病因病理］多因脾胃湿热蕴之，外受风邪，风热之邪攻于睑弦而致烂眼边（风热型）。

［主要症状］自觉眼灼热刺痒，干涩不适，睑弦红赤，睫毛根部有糠皮样白屑附着，兼见口苦，胃脘疼痛，耳聋，舌淡，苔白，脉数。

［治疗原则］祛风止痒，凉血清热。

［方药组成］银柴胡 10 克，白蒺藜 15 克，菊花 15 克，木贼草 15 克，羌活 8 克，防风 10 克，苍术 10 克，炒白术 10 克，生地 15 克，赤芍 15 克，薏苡仁 30 克，龙胆草 10 克，甘草 10 克。

［用法用量］中药饮片水煎服（中药配方颗粒溶化），每日一剂，一剂分早晚各一次。

十二、百合

【名字来源】出自《本经》。

【性味归经】性微寒，味甘、苦，归肺、心、胃经。

【功能主治】养阴润肺，清心安神。养胃阴，清胃热，用于肺虚咳嗽，劳嗽痰血，可用于心神不安，消化不良，神经衰弱，夜寐不宁。还用于胃阴虚有热之胃脘疼痛。

【适用禁忌】

1. 风寒咳嗽，虚寒便溏者忌服。

2. 骨髓抑制者慎用。

【用法用量】煎服一般用量 10~30 克。

【效验时方】

1. 百合 15 克，酸枣仁 15 克，远志 9 克，水煎，主治神经衰弱，心烦失眠。

2. 百合 15 克，生地黄 15 克，生白芍 10 克，麦冬 10 克，玄参 10 克，水煎服，主治咳血（肺阴虚）。

【临证运用】

1. 百合固金汤（《医方集解》）加减治疗妊娠咳嗽。

［病因病理］多由素体阴虚，孕后阴血养胎，阴血不能上承，虚火上炎，伤津灼肺，肺失濡润，故而致妊娠咳嗽（肺阴虚火旺型）。

［主要症状］孕妇咳嗽，干咳无痰，夜间不止，咳声嘶哑，口燥咽干，头晕目眩，潮热颧红，气短乏力，舌红，苔微黄而干，脉细滑。

［治疗原则］养阴润肺，止嗽安胎。

［方药组成］生地黄 20 克，元参 10 克，麦冬 10 克，炙百合 30 克，白芍 10 克，贝母 10 克，桔梗 5 克，甘草 5 克，桑叶 10 克，黄芩 10 克，阿胶 10 克，芦根 20 克。

［用法用量］中药饮片水煎服（中药配方颗粒溶化），每日一剂，一剂分早晚各一次。

2. 清胃散（《兰世秋藏》）加减治疗牙龈肿痛。

［病因病理］由于嗜食膏粱厚味或辛辣食物，辛热伤胃，脾胃积热生火，火热循经而致牙龈肿痛（脾胃热炽）。

［主要症状］牙龈红肿，疼痛，出血易脓，烦渴喜冷饮，多食易饥，胃脘嘈杂，口干舌燥，口臭，大便秘结，舌质红，苔黄腻，脉滑数。

［治疗原则］清胃泻火，凉血止痛。

［方药组成］石膏 30 克（先煎），生地黄 15 克，当归 10 克，丹皮 10 克，黄连 8 克，升麻 9 克，百合 15 克，公英 15 克，牛蒡子 15 克，大黄 10 克，天花粉 15 克。

［用法用量］中药饮片水煎服（中药配方颗粒溶化），每日一剂，一剂分早晚各一次。

十三、柏子仁

【名字来源】出自《神农本草经》。

【性味归经】味甘苦涩，性平，归心、肝、肾、脾、大肠经。

【功能主治】养血安神，润肠通便，滋养，缓下止汗，用于惊悸、失眠、遗精、盗汗、便秘，还可用于小儿夜眠不安，风湿痹痛。

【适用禁忌】

1. 体虚火盛及痰多者忌用。

2. 大便滑泻，胃虚欲吐者禁用。

3. 治便秘不宜久用本品。

4. 心率过缓者应慎用本品。

【用法用量】煎服一般用量 10~20 克。

【效验时方】

苦参 30 克，酸枣仁 30 克，柏子仁 15 克，水煎服，主治失眠（顽固性）。

【临证运用】

天王补心丸《摄生秘制》加减治疗心悸。

［病因病理］由于肾阴不足，不能上济于心，心火扰动，水火不济而致心悸（心肾不交型）。

[主要症状] 自觉心中跳动，心慌不安，情绪波动或劳累过度而致睡眠不安，梦遗健忘，不耐思虑，心烦易惊，手足心热，头晕耳鸣，大便干燥，口舌生疮，脱发，舌红少苔，脉细数。

[治疗原则] 滋阴降火，养心安神。

[方药组成] 桔梗15克，柏子仁15克，元参15克，生地20克，麦门冬10克，当归10克，天门冬20克，茯苓15克，人参10克，五味子10克，丹皮10克，远志10克，枣仁20克，何首乌20克，龙骨30克，牡蛎30克。

[用法用量] 中药饮片水煎服（中药配方颗粒溶化），每日一剂，一剂分早晚各一次。

十四、败酱草

【名字来源】出自《神农本草经》。

【性味归经】性微寒，味辛、苦，归胃、大肠、肝经。

【功能主治】清热解毒，消痈排脓，祛瘀止痛。利尿，用于肠痈，肺痈，痈肿疮毒，产后瘀阻，腹痛，还可用于肝热，目赤肿痛及赤白痢疾。

【适用禁忌】

1. 脾胃虚弱，食少泄泻者忌服。

2. 一切虚寒下脱之疾忌单味药久服。

【用法用量】一般用量6~15克，外用适量。

【效验时方】

1. 败酱草30克，丹皮10克，黄连10克，生地15克，当归10克，白芍10克，川芎10克，桃仁10克，红花10克，阿胶10克，香附15克，元胡10克，薏苡仁10克，水煎服，主治痛经（湿热下注）。

2.（1）茯苓 15 克，车前子 15 克，泽泻 10 克，茵陈 15 克，赤芍 10 克，丹皮 10 克，黄柏 15 克，栀子 10 克，牛膝 15 克，败酱草 30 克，银花藤 30 克，水煎服，主治带下（湿热型）。

（2）公英 30 克，银花藤 30 克，败酱草 30 克，鱼腥草 30 克，椿根白皮 15 克，白术 15 克，苍术 10 克，水煎服，主治带下（热毒型）。

3. 香薷 10 克，金银花 10 克，连翘 10 克，青蒿 10 克，板蓝根 30 克，竹茹 15 克。水煎服，主治暑湿感冒。

4. 柴胡 10 克，葛根 15 克，天花粉 15 克，石膏 25 克，黄芩 10 克，牛蒡子 10 克，连翘 15 克，桔梗 10 克，升麻 10 克，甘草 10 克，板蓝根 15 克，水煎服，主治痄腮（疫毒）。

5. 生地 20 克，丹皮 10 克，白鲜皮 15 克，板蓝根 15 克，黄芩 15 克，忍冬藤 30 克，土茯苓 30 克，马齿苋 60 克，白茅根 30 克，地肤子 10 克，柴胡 10 克，白蒺藜 15 克，苦参 15 克，大黄 10 克，水煎服，主治银屑病（血热型）。

【临证运用】

1. 败酱排脓汤（秘方）加减治疗盆腔脓肿。

[病因病理] 多因经期或产后血室正开，胞脉空虚，外邪乘虚袭入胞宫，或怒气伤肝，气机不畅，血运受阻，或经期新产，房事所伤，精血阻滞不散，血肉腐败而致盆腔脓肿。

[主要症状] 盆腔内有包块，积块不坚，推之可动或积块坚硬，固定不移，下腹胀痛或胀满，月经不调，带下浓黄带血或白黄相兼，量多，口干不欲饮，低热，舌边瘀点，苔黄而腻，脉弦数。

[治疗原则] 行气活血，解毒消脓。

[方药组成] 银花 20 克，连翘 20 克，公英 20 克，败酱草 30 克，赤芍 10 克，丹皮 10 克，土贝母 10 克，甘草 10 克，川莲子 10 克，元胡 10 克，虎杖 15 克，皂角刺 15 克。

[用法用量] 中药饮片水煎服（中药配方颗粒溶化），每日一剂，一剂分早晚各一次。

2. 败酱化瘀汤（秘方）加减治疗慢性肠痈。

[病因病理] 多由于寒温不适，或饮食不节，或劳累过度，或暴急奔走，跌打损伤，或情志不畅，暴怒忧思等因素使肠胃受损，气血凝滞，瘀久化热，热蕴肠道，热久腐肉成脓，而致肠痈。

[主要症状] 腹痛较剧，右下腹硬满，按之内痛或可扪及有压痛之肿块，伴有发热，口干，汗出，便秘，尿赤，或伴恶心呕吐，胸闷，溏便不爽，尿黄浊，舌红，苔黄干，脉弦数。

[治疗原则] 清热解毒，通里攻下。

[方药组成] 大黄 10 克，丹皮 10 克，连翘 10 克，败酱草 20 克，赤芍 10 克，丹皮 10 克，桃仁 10 克，枳壳 15 克，公英 30 克，鱼腥草 24 克，当归 15 克，甘草 10 克，黄柏 10 克，红藤 30 克。

[用法用量] 中药饮片水煎服（中药配方颗粒溶化），每日一剂，一剂分早晚各一次。

十五、板蓝根

【名字来源】出自《本草纲目》。

【性味归经】性寒，味苦、归心、肝、胃经。

【功能主治】清热解毒，凉血利咽，用于外感发热，温病初起，咽喉肿痛，湿毒发斑，疟腮，丹毒，痈肿疮毒。

【适用禁忌】

1. 体虚而无实火热毒者忌服。

2. 脾胃虚寒者慎用。

【用法用量】煎服 3～15 克。

【效验时方】

1. 板蓝根 10 克，茵陈 15 克，连钱草 15 克，水煎服，主治急性黄疸型肝炎。

2. ①板蓝根 15 克，金银花 10 克，柴胡 10 克。②板蓝根 15 克，连翘 10 克，牛蒡子 10 克，黄芩 6 克。水煎服，主治腮腺炎。

3. 板蓝根 10 克，水煎服，连服 5 天，可预防流行性乙型脑炎。

【临证运用】

1. 龙胆泻肝汤（《医方集解》）加减治疗红眼病。

[病因病理] 多由肺胃积热，肺火亢盛，肝郁不舒而蕴热，再兼外受疫邪而致角膜红肿。

[主要症状] 白睛忽然红赤，疼痛，流泪，为黏液性，胞睑红肿，赤红满布，甚则白睛有点状或片状溢血，兼头痛烦躁，便秘，尿赤，苔黄，脉滑数。

[治疗原则] 泻火解毒兼祛风清热。

[方药组成] 龙胆草 15 克，野菊花 15 克，板蓝根 15 克，贯众 15 克，大青叶 15 克，公英 30 克，栀子 10 克，黄芩 10 克，柴胡 10 克，泽泻 10 克，木贼草 5 克，蝉蜕 10 克，甘草 10 克。

[用法用量] 中药饮片水煎服（中药配方颗粒溶化），每日一剂，一剂分早晚各一次。

2. 板蓝利咽汤（秘方）加味治疗咽喉痛。

［病因病理］风热邪毒，侵犯咽喉，使肺气不宣，肺经郁热，结于咽喉，所致咽喉痛（风热喉痹）。

［主要症状］咽喉红肿微痛，咽干似有异物感，灼热感。夜间尤甚，手足心热，口燥咽干，舌淡，脉细数。

［治疗原则］疏风清热，消肿解毒。

［方药组成］银花15克，连翘15克，板蓝根15克，地丁15克，赤小豆30克，黄柏10克，贯众15克，生地20克，丹皮15克。

［用法用量］中药饮片水煎服（中药配方颗粒溶化），每日一剂，一剂分早晚各一次。

3. 普济消毒饮（《东垣试效方》）加味治疗青年粉刺。

［病因病理］多由于肝郁化火上逆犯肺，或肺经风热熏蒸于肌肤，搏结不散而致青年痤疮（肺经风热）。

［主要症状］颜面潮红，多油脂，以散在的红色丘疹黑头粉刺为主，可有脓疱，大便干结，口干咽痛，舌红，苔薄黄，少津，脉细数。

［治疗原则］疏风宣肺清热

［方药组成］金银花10克，野菊花15克，板蓝根15克，连翘10克，牛蒡子10克，赤芍10克，桑叶15克，桑白皮15克，地骨皮15克，黄芩10克，黄连8克，栀子10克，公英15克，大黄10克。

［用法用量］中药饮片水煎服（中药配方颗粒溶化），每日一剂，一剂分早晚各一次。

十六、半夏

【名字来源】出自《神农本草经》。

【性味归经】性温，味辛，有毒，归脾、胃、肺经。

【功能主治】燥湿化痰，降逆止呕，消痞散结，外用消肿止痛，用于湿痰，寒痰症，各种呕吐，消痞散结，心下痞满，结胸，梅核气，瘿瘤，痰核，痈疽肿毒。毒蛇咬伤，头痛，头晕不眠。

【适用禁忌】

1. 半夏性温燥，阴虚燥咳，津伤口渴，血症，热痰少痰应慎用，但经过配伍，热痰症亦可用之。

2. 半夏反乌头。

3. 孕妇应慎用，且使用时宜配生姜。

4. 半夏有毒，肝肾功能不全者忌用。

【用法用量】煎服 3 ~ 12 克。

【效验时方】

1. 炙半夏 10 克，麦冬 12 克，全蝎 3 克，水煎服，主治神经性呕吐。

2. 炙半夏 10 克，白芍 10 克，黄芩 10 克，黄连 6 克，甘草 6 克，干姜 3 克，水煎服，主治急性肠炎，腹痛，泄泻。

3. 竹叶 10 克，石膏 30 克，麦冬 15 克，党参 15 克，姜半夏 15 克，甘草 9 克，水煎服，主治呕吐（胃火上逆）。

4. 旋复花 10 克，代赭石 10 克，党参 15 克，半夏 15 克，姜枣为引，水煎服，主治嗳气（肝肾阳虚）。

5. 茯苓 30 克，半夏 15 克，陈皮 10 克，甘草 10 克，白术 15 克，薏苡仁 30 克，石菖蒲 10 克，天麻 10 克，全虫 5 克，生姜 3 片，水煎服，主治外伤，头痛（痰湿内阻）。

6. 陈皮 15 克，半夏 10 克，茯苓 10 克，胆南星 10 克，枳实 15 克，乌药 10 克，香附 15 克，杜仲 15 克，甘草 10 克，桂枝 15 克，赤芍 15 克，皂角刺 15 克，水煎服，主治腰痛（痰饮流注）。

7. 半夏 15 克，胆南星 10 克，天竺黄 10 克，陈皮 10 克，郁金 10 克，石菖蒲 10 克，茯苓 10 克，远志 10 克，石决明 30 克，珍珠母 30 克，地龙 10 克，丹参 15 克，天麻 10 克，赤芍 10 克，川芎 10 克，水煎服，主治中风偏瘫（痰热互结）。

8. 桂枝 10 克，瓜蒌 15 克，薤白 10 克，枳壳 15 克，半夏 15 克，厚朴 10 克，陈皮 10 克，生姜 3 片，水煎服，主治胸痹（痰浊壅塞）。

9. 竹叶 10 克，石膏 20 克，半夏 10 克，麦冬 10 克，人参 10 克，太子参 20 克，甘草 10 克，糯米 15 克。水煎服，主治暑湿（气津两伤）。

10. 半夏 10 克，陈皮 10 克，茯苓 10 克，甘草 10 克，胆南星 15 克，钩藤 30 克，石菖蒲 10 克，水煎服，主治产后不语（痰热蒙心）。

11. 半夏、黄芩、党参、藿香、川朴、炙甘草各 10 克，干姜 6 克，吴茱萸 10 克，茯苓 10 克，生姜 3 片，水煎服，主治呕吐（肝气犯胃）。

【临证运用】

1. 半夏厚朴汤（《金匮要略》）加味治疗梅核气。

［病因病理］多由七情郁结，肺胃宣降失常，痰涎凝聚与气相搏，逆于咽喉而致梅核气（肝郁气结）。

［病候表现］咽中如有物阻，吐之不出，咽之不下，胸满不舒，舌淡苔白，脉弦数。

［治疗原则］行气开郁，降逆化痰。

［方药组成］半夏 15 克，厚朴 10 克，茯苓 10 克，紫苏 10 克，甘草 10 克，瓜蒌 20 克，郁金 15 克，香附 15 克，枳

壳 15 克，旋复花 10 克，代赭石 10 克。

[用决用量] 中药饮片水煎服（中药配方颗粒溶化），每日一剂，一剂分早晚各一次。

2. 黄连温胆汤（《千金方》）加减治疗百合病（癔症、神经官能症）。

[病因病理] 思虑太过，所求不得则肝气不舒，脾失健运，气郁生痰，痰气郁久化热，痰热交蒸，上扰心神，神志不宁所致百合病（痰热内扰）。

[病候表现] 精神恍惚，欲卧不能卧，欲行不能行，精神、行动、饮食皆失常态，头痛而胀，心烦不安，面红，舌尖红，苔黄微腻，脉滑数。

[治疗原则] 清热化痰，定神镇心。

[方药组成] 黄连 10 克，半夏 15 克，陈皮 10 克，竹茹 18 克，枳实 15 克，茯苓 10 克，知母 15 克，全瓜蒌 15 克，甘草 10 克，菊花 15 克，天珠黄 10 克，远志 10 克，朱砂 1.5 克（冲服）。

[用法用量] 中药饮片水煎服（中药配方颗粒溶化），每日一剂，一剂分早晚各一次。

十七、槟榔

【名字来源】出自《名医别录》。

【性味归经】性温，味苦、辛，带涩，归胃、大肠经。

【功能主治】杀虫消积，行气，利水，截疟。用于小儿疳积，疗疮，痈肿，蛇虫咬伤。

【适用禁忌】

1. 脾虚便溏者，气虚下陷者忌用。

2. 孕妇慎用。

【用法用量】煎服 6 ~ 15 克。

【效验时方】

陈皮 10 克，半夏 15 克，神曲 10 克，槟榔片 10 克，枳壳 15 克，茯苓 10 克，胡黄连 10 克，黄柏 10 克，甘草 9 克，生姜 3 片，主治胃痛（食滞化热）。

【临证运用】

1. 柴平疏肝汤（秘方）加味治疗胃脘痛（肝气犯胃型）。

［病因病理］平素性燥多怒，郁怒伤肝，肝气郁结，气滞不畅，气机升降失常而致胃脘痛（肝气犯胃）。

［主要症状］胃脘痛甚，吞酸嘈杂，情志抑郁时加重，舒畅时减轻，眼周有褐色，嗳气，易叹息，食少，大便不调，纳差，脉弦，舌两旁有条状黄苔，脉弦。

［治疗原则］疏肝理气，和胃止痛。

［方药组成］柴胡 10 克，黄芩 10 克，陈皮 10 克，半夏 15 克，神曲 10 克，槟榔片 10 克，枳壳 15 克，茯苓 10 克，天花粉 10 克，甘草 10 克，砂仁 10 克。

［用法用量］中药饮片水煎服（中药配方颗粒溶化），每日一剂，一剂分早晚各一次。

2. 温脾化湿汤加减治疗腹痛（肚子痛）。

［病因病理］感受寒湿或过食生冷，脾虚湿盛，寒湿之邪，伤脾助湿，壅滞肠道，气滞不通而致肚子痛。

［主要症状］脐周疼痛，得温痛减，遇冷痛甚，大便不爽，小便清利，不思饮食，舌淡有水，苔白，脉紧。

［治疗原则］温中除湿，理气止痛。

［方药组成］木香 10 克，公丁香 10 克，麦芽 20 克，炮姜 10 克，神曲 10 克，槟榔片 10 克，肉桂 10 克，肉蔻 10

克，甘草 10 克，制附子 10 克（先煎半小时），陈皮 10 克。

［用法用量］中药饮片水煎服（中药配方颗粒溶化），每日一剂，一剂分早晚各一次。

3. 实脾饮（《济生方》）加减治疗浮肿。

［病因病理］如居处潮湿，或冒雨涉水，水湿之邪内侵，或酒食不节，过食生冷，湿蕴于中，脾为湿固，运化失常，水湿下行，泛于肌肤，而致水肿（脾肾阳虚型）。

［主要症状］身肿腰以下为甚，按之凹陷，不易恢复，胸腹胀满，身重食少，手足不温，纳差，便溏，面色萎黄，身倦肢冷，小便短少，舌质淡，苔白，脉迟缓。

［治疗原则］温运脾阳，以利水湿。

［方药组成］制附子 10 克（先煎半小时），干姜 10 克，白术 10 克，槟榔片 10 克，大腹皮 5 克，木瓜 10 克，川厚朴 10 克，肉豆蔻 15 克，茯苓皮 15 克，泽泻 15 克，沉香 10 克，桂枝 15 克，益母草 30 克。

［用法用量］中药饮片水煎服（中药配方颗粒溶化），每日一剂，一剂分早晚各一次。

十八、薄荷

【名字来源】出自《新修本草》。

【性味归经】性凉，味辛，归肝、肺经。

【功能主治】疏风散热，清利头目，利咽透疹，疏肝行气，化湿和中，用于风热感冒，温病初起，风热上攻，头痛眩晕，目赤，风热壅盛，咽喉肿痛，麻疹不透。风疹瘙痒，肝郁气滞，脘腹胀痛，呕吐泄泻。

【适用禁忌】

1. 阴虚血燥，肝阳偏亢，表虚汗多者忌服。

2. 孕妇、产后、哺乳期妇女慎用。

3. 凡外感风寒、内伤生冷、脾胃虚寒、肾阳虚衰等证不宜长期服用。体虚久咳、低热、年迈、便秘者忌长期服用。

【用法用量】煎服 3~6 克，宜后下。

【效验时方】

1. 薄荷 6 克，金银花 10 克，连翘 10 克，荆芥 5 克，水煎服，主治感冒风热。

2. 薄荷 5 克，黄芩 10 克，金银花 15 克，水煎服，主治急性结膜炎。

3. 薄荷 5 克，连翘 10 克，竹茹 10 克，水煎服，主治热呕。

4. 薄荷 10 克，连翘 12 克，牛蒡子 10 克，桔梗 6 克，防风 5 克，荆芥 6 克，水煎服，主治感冒，头痛，鼻塞。

【临证运用】

1. 复荆祛风汤（秘方）治疗头痛（外感风热）。

［病因病理］外感风热之邪，上扰清窍，阻滞脉络不通而致头痛（外感风热）。

［主要症状］头痛头晕，甚则头痛如裂，鼻塞流涕，发病急骤，恶风发热，面目红赤，咽干口渴，便秘溲赤，苔黄，脉浮数。

［治疗原则］疏风清热，宣散止痛。

［方药组成］菊花 15 克，连翘 10 克，竹叶 10 克，薄荷 10 克，羌活 5 克，防风 5 克，蔓荆子 10 克，旋复花 5 克，桑叶 15 克，石膏 20 克，栀子 10 克，甘草 10 克。

［用法用量］中药饮片水煎服（中药配方颗粒溶化），每日一剂，一剂分早晚各一次。

十九、苍耳子

【名字来源】出自《神农本草经》。

【性味归经】性温，味苦、辛，归肺经。

【功能主治】发散风寒，通鼻窍，祛风湿止痛，用于鼻渊头痛，不闻香臭，时流浊涕，外感风寒所致的头痛，神经麻痹，白癜风。

【适用禁忌】

1. 血虚者忌用。

2. 忌生吃苍耳子或苍耳子芽。

【用法用量】煎服 3~9 克。

【效验时方】

1. 苍耳子 10 克，川芎 10 克，白芷 8 克，薄荷 8 克，水煎服，主治鼻炎。

2. 苍耳子 42 克，辛夷花 10 克，白芷 10 克，薄荷 8 克，葱白 3 根，水煎服，主治慢性鼻炎，鼻窦炎。

3. 苍耳子 10 克，苍术 10 克，白芷 10 克，防风 8 克，地肤子 10 克，水煎服，主治风疹块，疥藓湿疮。

4. 牛膝 10 克，黄柏 10 克，地骨皮 15 克，当归 15 克，槟榔片 10 克，苍术 10 克，茯苓 10 克，赤芍 10 克，泽泻 15 克，苍耳子 10 克，赤小豆 10 克，野菊花 15 克，金银花 15 克，车前子 10 克，水煎服，主治阴癣（湿热下注型）。

5. 金钱草 30 克，公英 20 克，鱼腥草 25 克，苍耳子 15 克，辛夷花 10 克，全瓜蒌 15 克，川芎 10 克，藿香 15 克，白芷 10 克，甘草 10 克，水煎服，主治鼻渊（湿热困脾）。

【临证运用】

1. 鼻渊通窍汤（秘方）治疗鼻塞。

［病因病理］肺经素有蕴热，又因起居不慎复受风热之邪所袭，外邪引动肺热，风助热势，上灼鼻络，熏蒸鼻窍肌膜而致鼻塞（肺经蕴热，邪毒外袭型）。

［主要症状］前额头痛，鼻塞，涕稠黄，鼻内红肿微痛，咽痛，便秘心烦，小便黄，舌质红，苔黄，脉数或浮数。

［治疗原则］清热泻肺，疏风通窍。

［方药组成］鱼腥草 30 克，辛夷花 10 克，苍耳子 10 克，黄芩 10 克，栀子 10 克，知母 12 克，麦冬 10 克，白芷 10 克，石膏 20 克。

［用法用量］中药饮片水煎服（中药配方颗粒溶化），每日一剂，一剂分早晚各一次。

2. 辛夷散（《济生方》）加减治疗伤风鼻塞。

［病因病理］多由风寒邪毒，乘机外袭皮毛，内犯于肺，肺失清肃，邪毒上聚鼻窍而致伤风鼻塞（风寒型）。

［主要症状］鼻塞较重，喷嚏频作，涕多而清稀，讲话鼻音重，头痛恶寒，发热轻，口淡不渴，舌质淡，苔薄白，脉浮紧。

［治疗原则］辛温通窍，疏散风寒。

［方药组成］辛夷花 10 克，苍耳子 10 克，藁本 10 克，升麻 10 克，川芎 10 克，白芷 10 克，羌活 5 克，防风 5 克，桔梗 10 克，葱白一根。

［用法用量］中药饮片水煎服（中药配方颗粒溶化），每日一剂，一剂分早晚各一次。

3. 辛夷通气汤（《证治宝鉴》）加减治疗鼻干燥。

［病因病理］多由于过食辛辣，炙煿助阳生热之物，或吐利亡津，病后失养，使气津亏损，无以上输，鼻失濡养或因气候干燥，或屡受风热燥邪，熏蒸鼻腔，耗伤阴津，而致鼻干燥（肺阴亏虚型）。

［主要症状］鼻内干燥较甚，鼻内肌萎缩，经常鼻塞，鼻内有脓痂，恶臭味，咽部黏膜干燥，咽痒时上嗽，讲话乏

力，舌红苔少，脉细数。

［治疗原则］养阴润燥，宣肺散邪。

［方药组成］辛夷花 10 克，白芷 10 克，苍耳子 10 克，川芎 10 克，桔梗 10 克，麦冬 10 克，元参 15 克，沙参 15 克，黄芩 10 克，白茅根 15 克，菊花 15 克，甘草 9 克，桑叶 15 克，枇杷叶 15 克。

［用法用量］中药饮片水煎服（中药配方颗粒溶化），每日一剂，一剂分早晚各一次。

4. 玉屏风散（《世医得效方》）合桂枝汤（《伤寒论》）加味治疗鼻鼽。

［病因病理］由于肺气虚，外表不固，腠理疏松，易感风寒，风寒乘虚而入，犯及鼻窍，壅塞不通而致鼻鼽（营卫不合型）。

［主要症状］突然或反复发作鼻痒喷嚏，流清涕，鼻塞无发热，恶寒常伴自汗，倦怠懒言，气短，音低，舌淡苔薄白，脉虚弱。

［治疗原则］调和营卫，益气固表。

［方药组成］黄芪 20 克，生白术 10 克，防风 10 克，苍耳子 10 克，桂枝 10 克，白芍 10 克，甘草 10 克，蝉蜕 10 克，姜枣为引。

［用法用量］中药饮片水煎服（中药配方颗粒溶化），每日一剂，一剂分早晚各一次。

二十、苍术

【名字来源】出自《神农本草经》。

【性味归经】性温，味辛、甘、苦，归脾、胃、肝经。

【功能主治】燥湿健脾，祛风散寒，明目。用于湿阻中焦、痰饮、水肿等脾湿偏盛之症。风寒湿痹，脚膝肿痛，痿软无力等寒湿偏盛者。外感表证，风寒湿邪偏盛，湿热下注，足膝肿痛，痿软无力，夜盲症及眼目昏涩。

【适用禁忌】

1. 苦温燥烈，易伤阴损液。多服容易加重体虚瘦弱、阴虚内热者的病情。

2. 有较强的发汗作用，气虚自汗、阴虚盗汗者忌用。

3. 有降低血糖作用，低血糖患者慎用。

【用法用量】煎服，一般用量 3～12 克。

【效验时方】

1. 苍术 10 克，山楂炭 10 克，陈皮 10 克，枳壳 10 克，厚朴 6 克，甘草 6 克，主治消化不良（脾虚湿阻）。

2. 苍术 60 克，厚朴 30 克，陈皮 30 克，甘草 30 克，共研细粉，每次服 6 克，每日服 3 次，开水送服，主治胃痛（湿阻脾胃）。

3. 苍术 15 克，黄柏 15 克，滑石 30 克，乌贼骨 30 克，甘草 6 克，共研细粉，每次服 10 克，日服 2 次，开水送服，主治妇女带下（湿热下注）。

4. 苍术 10 克，川厚朴 10 克，陈皮 10 克，甘草 9 克，香附 10 克，砂仁 10 克，水煎服，主治妊娠恶阻（脾胃虚弱）。

5. 苍术 10 克，厚朴 10 克，陈皮 10 克，半夏 15 克，通草 10 克，干姜 10 克，淫羊藿 10 克，鹿角霜 15 克，薏苡仁 30 克，巴戟天 10 克，菟丝子 5 克，韭菜籽 15 克，主治阳痿（湿浊困阻或湿浊下注）。

6. 苍术 15 克，黄柏 15 克，当归 15 克，防己 10 克，萆薢 15 克，牛膝 15 克，龟板 20 克，枸杞子 10 克，车前子 10

克，泽泻 10 克，水煎服，主治腰痛（湿热）。

7. 苍术 15 克，木香 10 克，乳香 10 克，没药 10 克，牛膝 15 克，全蝎 5 克，白术 15 克，木瓜 10 克，大青盐 2 克，艾叶 15 克，水煎服，主治热痹（风湿热型）。

【临证运用】

1. 菊花解醒汤（《兰室密藏》）加味治疗腹痛（酒伤病）。

［病因病理］素体阳虚，嗜酒成癖，恣饮无度，损伤中阳，脾不运化，湿邪停留中焦，湿从寒化阻碍气机而致腹痛（寒湿困脾）。

［主要症状］腹痛腹胀，遇冷更甚，得温则减，口不作渴，头昏。身重乏力，小便清利，大便溏薄，舌淡苔薄白，脉沉紧。

［治疗原则］分消酒湿，温中健脾。

［方药组成］菊花 30 克，茯苓 15 克，猪苓 15 克，泽泻 15 克，砂仁 10 克，白蔻仁 10 克，青皮 15 克，陈皮 10 克，木香 10 克，干姜 10 克，人参 10 克，白术 15 克，苍术 20 克，葛根 30 克。

［用法用量］中药饮片水煎服（中药配方颗粒溶化），每日一剂，一剂分早晚各一次。

2. 二妙散（《丹溪心法》）加味治疗肛门潮湿。

［病因病理］多由于饮食不节，过食醇酒野味，辛辣生冷刺激性食物或饥饱失常，或因起居失慎、久坐久立、负重运行，或房事过度，或因久泻久利，长期便秘，均可使风湿燥热内生，气血不调，经络阻滞，瘀血浊气下注肛门而致肛门潮湿。

［主要症状］痔核脱出肛外，自觉肛门坠胀疼痛，似有

里急后重之感，肛门周围潮湿黏腻有异味，大便不爽，伴有出血，小便黄赤，舌质红，苔黄厚腻，脉滑数。

［治疗原则］清热化湿，凉血止血。

［方药组成］苍术15克，黄柏15克，生地15克，赤芍10克，连翘15克，金银花10克，苦参15克，栀子10克，土茯苓30克，槐角10克，地榆15克，黄芩10克，甘草10克，大黄10克，皂角刺15克。

［用法用量］中药饮片水煎服（中药配方颗粒溶化），每日一剂，一剂分早晚各一次。

二十一、柴胡

【名字来源】出自《神农本草经》。

【性味归经】性微寒，味甘、辛，归心包、肝、三焦、胆经。

【功能主治】解表退热，疏肝解郁，升举阳气。退热截疟，用于寒热往来，胸肋苦满，口苦咽干，目眩，肝气郁结或头痛、月经不调、痛经、气虚下陷所致的脱肛、子宫脱垂以及气短倦乏，疟疾寒热。

【适用禁忌】

1. 阴虚咳嗽，潮热，肝火上逆者忌用或慎用，神经性呕吐、幽门梗阻者禁用。

2. 神经性头痛及高血压头晕者忌单味药长期服用。

3. 低血压、心率慢以及心功能不全者不宜大量长期服用。

【用法用量】煎服一般用量3～9克。

【效验时方】

1. 柴胡10克，当归10克，白芍10克，香附10克，川棟子10克，水煎服，主治月经不调，经来胸腹胀痛。

2. 柴胡10克，当归10克，党参10克，升麻6克，水煎服，主治子宫下垂脱肛。

3. 柴胡10克，黄芩10克，半夏10克，羌活10克，防风10克，荆芥穗10克，独活10克，葛根30克，升麻10克，赤芍10克，川芎10克，白芷10克，甘草10克，主治颈椎病（风热）。

4.（1）柴胡10克，黄芩10克，白芷10克，川芎30克，当归15克，丹参15克，白芍10克，全蝎10克，蝉蜕10克，地龙10克，水煎服，主治三叉神经痛。

（2）柴胡10克，黄芩10克，钩藤15克，羌活10克，防风10克，连翘10克，甘草10克，全虫10克，水煎服。主治三叉神经痛（肝经郁热）。

5. 黄芪60克，白芍20克，升麻10克，柴胡10克，水煎服，主治子宫脱垂（中气下陷）。

6. 柴胡10克，白芍10克，郁金15克，青皮15克，砂仁10克，香附15克，元胡10克，川楝子10克，丹参15克，姜黄10克，鸡内金15克，甘草10克，金钱草30克，水煎服，主治胆囊炎（肝胆郁滞）。

7. 人参10克，黄芪25克，当归10克，陈皮10克，升麻10克，柴胡10克，白术10克，金樱子45克，五倍子10克，诃子肉15克，地榆15克，水煎服，主治脱肛（一二度脱垂）。

8. 荆芥12克，射干12克，柴胡10克，防风10克，葛根15克，苦杏仁9克，茵陈10克，金银花10克，桂枝10克，生姜15克，甘草6克，水煎服，主治风寒感冒。

9. 柴胡9克，当归10克，白芍10克，茯苓10克，白术 10 克，薄荷 10 克，丹皮 10 克，龙胆草 6 克，甘草 6 克，生姜 3 克，水煎服，主治黄褐斑（肝郁化火）。

【临证运用】

1. 龙胆泻肝汤（《医方集解》）加减治疗头痛。

［病因病理］多由于肝胆湿热，气郁化火，上扰清窍而致头痛（肝胆湿热）。

［主要症状］头痛在巅顶前额，连入太阳穴，阵发性剧痛，呈灼烧样感，甚则头筋纵起，睡眠不宁，胸闷叹息，面红口干，大便不爽，渴欲饮，溲黄，舌红苔黄少津，脉弦细。

［治疗原则］清胆利湿，通络止痛。

［方药组成］龙胆草 10 克，黄芩 10 克，栀子 10 克，柴胡 10 克，泽泻 10 克，车前子 15 克，石菖蒲 10 克，枳壳 15 克，生地 10 克，白芍 15 克，石决明 30 克，当归 15 克，甘草 10 克，大黄 10 克。

［用法用量］中药饮片水煎服（中药配方颗粒溶化），每日一剂，一剂分早晚各一次。

2. 佛手降逆汤（秘方）加减治疗胃吐酸。

［病因病理］多因情志抑郁，或怒气伤肝，肝气郁结使胃失和降而致胃泛酸水（肝气犯胃型）。

［主要症状］胃脘胀痛，两胁胀闷，嗳气吐酸，口苦郁闷或烦躁易怒，舌苔薄黄，脉弦。

［治疗原则］疏肝解郁，和胃止酸。

［方药组成］柴胡 10 克，白芍 10 克，枳壳 15 克，甘草 10 克，香附 15 克，乌药 10 克，佛手 15 克，川楝子 10 克，郁金 10 克，瓦楞子 15 克，海螵蛸 15 克，砂仁 10 克，元胡 10 克。

［用法用量］中药饮片水煎服（中药配方颗粒溶化），每日一剂，一剂分早晚各一次。

3. 小柴胡汤（《伤寒论》）加减治疗胁痛。

［病因病理］情志郁结，肝失条达，气机不畅而致胁痛（肝气郁结）。

［主要症状］两胁胀满或胀痛，走窜不定，每因情志而增减，大便不爽，头晕目眩，恶心呕吐，急躁易怒，心烦不安，善太息，或口苦，胸闷气短，舌红，苔白，脉弦。

［治疗原则］疏肝利湿，理气止痛。

［方药组成］柴胡10克，黄芩10克，半夏15克，党参15克，甘草10克，香附15克，姜黄10克，元胡10克，大黄10克，槟榔片10克，姜枣为引。

［用法用量］中药饮片水煎服（中药配方颗粒溶化），每日一剂，一剂分早晚各一次。

二十二、陈皮

【名字来源】出自《神农本草经》。

【性味归经】性温，味辛、苦，归肺、脾经。

【功能主治】理气健脾，燥湿化痰，行气通痹止痛，用于脾胃气滞证，湿痰，寒痰咳嗽，胸痹证。

【适用禁忌】

1. 陈皮属辛散温燥之品，可伤津耗气，素体气虚，津少者不宜多服。

2. 湿热所致的痰热咳喘，阴虚燥咳及吐血证不宜使用。

3. 在临床不宜将本品与拟胆碱药、抗胆碱酯酶药同用。

【用法用量】煎服，后下3~12克。

【临证运用】

1. 五皮饮（《证治准绳》）加味治疗浮肿。

［病因病理］外感风寒，肺气宣降不利，不能通调水道，风遏水阻，风水相搏，留溢于肌肤而致浮肿（风寒袭表，肺失清降型）。

［主要症状］眼睑及颜面浮肿，继则四肢及全身皆肿，来势迅速，恶寒发热，肢节酸痛沉重，小便不利，咳嗽而喘，苔薄白，脉浮滑。

［治疗原则］辛温解表，宣肺利水。

［方药组成］麻黄 10 克，杏仁 10 克，陈皮 10 克，桑白皮 10 克，冬瓜皮 15 克，五加皮 10 克，生姜皮 10 克，葱须 15 克。

［用法用量］中药饮片水煎服（中药配方颗粒溶化），每日一剂，一剂分早晚各一次。

2. 二陈汤（《太平惠民和剂局方》）加减治疗呕吐。

［病因病理］多因过食生冷脾胃素弱或寒邪所侵，乃中阳不运，湿浊内停，聚而成痰，痰湿中阻，胃失和降，胃气上逆而致呕吐（湿困脾阳型）。

［主要症状］呕吐频作，嗳气不除，胃脘痞满，食纳欠佳，肢体困倦或头眩心悸，咳嗽痰盛，色白易咯，舌淡苔白腻，脉弦细。

［治疗原则］和胃化痰，调中降逆。

［方药组成］陈皮 15 克，姜半夏 15 克，砂仁 10 克，干姜 10 克，云苓 10 克，炒白术 10 克，甘草 9 克，木香 10 克，柿蒂 30 克。

［用法用量］中药饮片水煎服（中药配方颗粒溶化），每日一剂，一剂分早晚各一次。

二十三、川楝子

【名字来源】出自《神农本草经》。

【性味归经】性寒，味苦，小毒，归肝、胃、小肠、膀胱经。

【功能主治】除湿热，清肝火。行气止痛，杀虫疗癣，用于肝郁化火所致诸痛证，虫积腹痛．软膏涂敷可治头癣。

【适用禁忌】

1. 脾胃虚寒者忌服。

2. 年老体弱、婴幼儿、肝肾功能不足及有严重心脑血管疾病者应慎用。

3. 孕妇忌用。

【用法用量】水煎服 3～10 克。

【效验时方】

1. 龙胆草 10 克，黄芩 10 克，公英 20 克，地丁 20 克，栀子 10 克，柴胡 10 克，木通 10 克，赤芍 10 克，桃仁 10 克，川楝子 15 克，夏枯草 10 克，三棱 10 克，阿胶 10 克，水煎服，主治附睾痛（湿热下注）。

2. 川楝子 15 克，元胡 10 克，五灵脂 10 克，蒲黄 10 克，香附 15 克，干姜 10 克，肉桂 10 克，水煎服，主治腰痛（脾胃阳虚）。

【临证运用】

乌梅驱蛔汤（秘方）加味治疗蛔虫症。

［病因病理］由于误食沾有蛔虫卵的生冷蔬菜瓜果或其他不洁食物，而引起蛔虫寄生在肠道，扰乱脾胃运化功能，从而出现各种症状。

［主要症状］脐周腹痛，时作时止，胃脘嘈杂，能食而

消瘦，夜间磨牙喜吃异物，流涎，经常鼻痒或面部有白色虫斑，眼白上有蓝点。

[治疗原则] 驱虫，清热通府。

[方药组成] 乌梅15克，川椒10克，川楝子15克，黄连8克，黄柏8克，槟榔片10克，木香10克，当归15克，白芍15克，甘草9克。

[用法用量] 中药饮片水煎服（中药配方颗粒溶化），每日一剂，一剂分早晚各一次。

二十四、川芎

【名字来源】出自《神农本草经》。

【性味归经】性温，味辛，归肝、胆、心包经。

【功能主治】祛风止痛，活血调经，理气逐寒。生肌排脓，降压，用于月经不调，头痛眩晕，胸肋胀痛，半身不遂，痹痛拘挛，痈疽疮疡，神经性头痛，头风痛，眩晕，子宫挛痛，经期腹痛，胃痛。

【适用禁忌】阴虚火旺多汗，舌红口干者不宜应用，妇女月经过多及出血性疾病亦不宜应用。阳虚气弱，劳者多汗之人以及气逆呕吐，肝阳头痛者均当慎用。

【用法用量】水煎服，一般3~10克。

【效验时方】

1. 川芎10克，荆芥6克，防风5克，薄荷5克，白芷3克，水煎服，主治感冒偏正头痛。

2. 川芎10克，当归10克，白芍10克，熟地黄10克，水煎服，主治血虚月经不调。

3. 川芎10克，桑叶10克，菊花10克，钩藤10克，水煎服，主治头风眩晕。

4. 川芎 10 克，天麻 10 克，苍术 10 克，水煎服，主治风湿头痛。

5. 川芎 10 克，桂枝 10 克，羌活 10 克，威灵仙 15 克，水煎服，主治风湿性关节疼痛。

6. 川芎 10 克，防风 10 克，白芷 10 克，羌活 10 克，蔓荆子 10 克，甘草 10 克，水煎服，主治风寒头痛。

7. 川芎 10 克，当归 10 克，白芍 10 克，熟地 20 克，水煎服，主治月经不调（血虚）。

8. 川芎 10 克，桑叶 15 克，菊花 15 克，钩藤 15 克，水煎服，主治眩晕（头风）。

9. 川芎 10 克，桂枝 10 克，羌活 10 克，威灵仙 15 克，水煎服，主治风湿痹症。

10. 川芎 10 克，白芍 10 克，当归 10 克，熟地 15 克，砂仁 10 克，香附 15 克，水煎服，主治妊娠恶阻（血虚）。

11. 川芎 30 克，白芷 10 克，白芍 15 克，白芥子 15 克，香附 10 克，柴胡 10 克，甘草 10 克，白蒺藜 10 克，菊花 15 克，双钩 10 克，水煎服，主治偏头痛（肝胆气郁）。

【临证运用】

1. 散偏汤（《辨证录》）加减治疗偏头痛。

［病因病理］多由于情志不和失于条达，肝气郁结，郁而化火，上扰清窍所致偏头痛（肝经郁火）。

［主要症状］头痛偏在一侧，连及目系头顶，头晕，心烦，急躁，口苦纳差，舌质红，舌边见瘀斑，脉弦滑。

［治疗原则］清肝泻火，化瘀止痛。

［方药组成］川芎 30 克，白芷 10 克，白芍 10 克，白芥子 15 克，香附 15 克，柴胡 10 克，龙胆草 10 克，菊花 15 克，石决明 30 克。

［用法用量］中药饮片水煎服（中药配方颗粒溶化），每日一剂，一剂分早晚各一次。

2. 祛湿止痛散（先父验方）加减治疗头痛（外感风湿）。

［病因病理］外感风湿之邪，蒙蔽脑窍所致气血不通而发头痛。

［主要症状］头痛如裹，肢体困重，纳呆胸闷，大便溏，苔白腻，脉濡。

［治疗原则］祛风胜湿，通窍止痛。

［方药组成］川芎10克，羌活10克，防风10克，藁本10克，蔓荆子10克，荆芥10克，白芷10克，天麻10克，蜈蚣1条。

［用法用量］中药饮片水煎服（中药配方颗粒溶化），每日一剂，一剂分早晚各一次。

3. 补血下乳汤（秘方）加减治疗产后无乳。

［病因病理］脾胃素弱，生化之源不足，复因分娩失血过多，气随血耗，气虚血少，无乳可下而致产后无乳（气血两虚型）。

［主要症状］产后乳少，甚或全无，或乳汁清稀，乳房柔软，无胀而软，面色少华，神疲乏力，食欲不振，舌淡或胖，苔白，脉细弱。

［治疗原则］补气养血通乳。

［方药组成］当归15克，白芍12克，川芎10克，党参30克，黄芪30克，黑芝麻30克，王不留行20克，漏芦12克，枸杞子10克，炮山甲10克。

［用法用量］中药饮片水煎服（中药配方颗粒溶化），每日一剂，一剂分早晚各一次。

4. 四物汤（《仙授理伤续断秘方》）加味治疗眩晕。

［病因病理］素体气血虚弱，气虚下陷，清阳不升，血虚不能上荣于脑，清窍不明而眩晕（气血两虚型）。

［主要症状］眩晕动则加剧，面色㿠白，自汗盗汗，心悸少寐，神疲少言，食少。

［治疗原则］补气养血，荣脑止晕。

［方药组成］当归 10 克，川芎 10 克，熟地 25 克，白芍 10 克，党参 20 克，黄芪 30 克，枸杞子 10 克，龙骨 30 克，牡蛎 30 克。

［用法用量］中药饮片水煎服（中药配方颗粒溶化），每日一剂，一剂分早晚各一次。

二十五、穿山甲

【名字来源】出自《名医别录》。

【性味归经】性寒，味微咸，归肝、胃经。

【功能主治】通经下乳，消肿排脓，搜风通络，用于经闭癥瘕，乳汁不通，痈肿疮毒，关节痹痛，麻木拘挛。

【适用禁忌】

1. 痈疽疮肿已破溃者不宜服用。

2. 气虚不足者及孕妇忌用，

3. 肝功能不全者慎用。

【用法用量】水煎服 3～10 克。

【效验时方】

1. 丹皮 10 克，桂枝 10 克，赤芍 15 克，桃仁 10 克，茯苓 10 克，莪术 15 克，炮山甲 10 克，水煎服，主治癥瘕（血瘀）。

【临证运用】

1. 阳和汤（《外科全生集》）治疗关节肿痛。

［病因病理］多由素体阴虚，感受风寒湿邪或痹症经久不愈，阴寒入络，寒凝血滞，痰湿闭阻于筋骨关节所致关节肿痛（阴寒入络，痰湿阻络型）。

［主要症状］关节肿痛，屈伸不利，平时伴有膝、肘、肩关节发凉，气候变寒而加重，肢酸软，头昏，舌淡苔白，脉沉细。

［治疗原则］温阳散寒，通络止痛。

［方药组成］炙麻黄 10 克，鹿角霜 15 克，白芍 15 克，白芥子 10 克，熟地 20 克，淫羊藿 15 克，制附子 10 克，干姜 10 克，穿山甲 10 克，生姜黄 10 克，当归 10 克，枸杞 15 克，牛膝 15 克。

［用法用量］中药饮片水煎服（中药配方颗粒溶化），每日一剂，一剂分早晚各一次。

2. 四逆散（《伤寒论》）加味治疗产后无乳。

［病因病理］多有产后情志抑郁，肝失调达，气机不畅，经脉不通，阻碍乳汁运行而致产后无乳（肝郁气滞型）。

［主要症状］产后乳少甚或全无，或平日乳汁正常或偏少。突然七情内伤后，乳少或点滴全无，乳房胀硬而痛，胸胁胀闷，郁郁不乐，饮食不振，舌淡，苔薄黄，脉弦数。

［治疗原则］疏肝解郁，通络下乳。

［方药组成］柴胡 10 克，白芍 10 克，枳壳 15 克，甘草 10 克，青皮 10 克，当归 10 克，全瓜蒌 15 克，王不留 20 克，漏芦 10 克，炮山甲 10 克，天花粉 15 克，桔梗 10 克。

［用法用量］中药饮片水煎服（中药配方颗粒溶化），每日一剂，一剂分早晚各一次。

二十六、磁石

【名字来源】出自《神农本草经》。

【性味归经】性寒，味咸，归心、肝、肾经。

【功能主治】安神，平肝潜阳，聪耳明目，纳气定喘。用于心神不宁，惊悸，失眠，癫痫，头晕目眩，耳鸣耳聋，视物昏花，肾虚气喘者。

【适用禁忌】

1. 本品重镇，不宜消化，脾胃虚弱者慎用。

2. 镇静安神，平肝潜阳宜生用，聪耳明目，纳气平喘宜醋淬后用。

3. 气虚以及脱肛、子宫脱垂等元气下陷者忌用，孕妇慎用。

4. 恶牡丹、莽草；畏黄石脂。

【用法用量】水煎服 15～30 克，宜打碎先煎。

【效验时方】

1. 半夏 15 克，白术 10 克，磁石 30 克，钩藤 15 克，白蒺藜 15 克，僵蚕 10 克，天麻 10 克，石菖蒲 10 克，石决明 30 克，草决明 30 克，水煎服，主治眩晕（痰湿化热）。

【临证运用】

1. 熄风通络汤（先父验方）加减治疗头痛。

［病因病理］素日肝阳偏盛，又复感风热邪，风邪上扰，络脉失和而致头痛（肝阳上亢，复感风热型）。

［主要症状］头痛头晕，多见两侧太阳穴痛，咽干目赤，口渴便秘，尿黄，心烦易怒，睡眠不宁，舌质红，苔白薄黄，脉弦有力。

［治疗原则］疏风清热，平肝通络。

[方药组成] 菊花 25 克，钩藤 15 克，豨莶草 15 克，川芎 10 克，白芍 12 克，地龙 10 克，天虫 10 克，磁石 25 克，石决明 30 克，白蒺藜 15 克，桑寄生 15 克。

[用法用量] 中药饮片水煎服（中药配方颗粒溶化），每日一剂，一剂分早晚各一次。

2. 耳聋左慈丸（《饲鹤亭集方》）加味治疗耳鸣耳聋。

[病因病理] 多由素体阴虚或病后精气失充，恣情纵欲，年老体虚，肾精亏耗，髓海空虚而失所养所致耳鸣耳聋（肾经亏损型）。

[主要症状] 耳内常闻蝉鸣之声，昼夜不息，夜间较甚，虚烦失眠，听力逐渐下降，头晕目暗，腰酸膝软，健忘盗汗，男子遗精。舌红少苔，脉细数。

[治疗原则] 补肾益精，滋阴潜阳。

[方药组成] 知母 12 克，黄柏 10 克，熟地 25 克，山药 10 克，山萸肉 10 克，泽泻 10 克，丹皮 10 克，云苓 10 克，磁石 30 克，五味子 15 克，路路通 30 克，石菖蒲 10 克。

[用法用量] 中药饮片水煎服（中药配方颗粒溶化），每日一剂，一剂分早晚各一次。

二十七、大黄

【名字来源】出自《神农本草经》。

【性味归经】性寒，味苦，归脾、胃、大肠、肝、心经。

【功能主治】泻下攻积，清热泻火，解毒止血，活血祛瘀，用于积滞便秘，血热吐衄，湿热痢疾，黄疸，淋证，热毒疮疡，烧烫伤，肠痈，腹痛瘀血证。

【适用禁忌】

1. 血分无邪热者忌用。胃肠无积滞者忌用。胎前产后者忌用。

2. 低血压者忌用、贫血、白细胞减少者忌用。胃、直肠癌，骨质疏松、佝偻病、子宫脱垂者忌用。

【用法用量】煎服，宜后下 3 ~ 12 克

【效验时方】

1. 大黄 10 克，芒硝 10 克（另包，冲服），厚朴 8 克，枳实 8 克，水煎服，主治胃肠湿热，便秘。

2. 大黄 10 克，槟榔 10 克，木香 5 克，黄连 2 克，水煎服，主治痢疾，急性菌痢（湿热）。

3. 大黄 10 克，当归 10 克，桃仁 10 克，红花 10 克，桂枝 8 克，水煎服，主治血瘀经闭。

5. 大黄 10 克，丹皮 10 克，金银花 15 克，桃仁 10 克，连翘 15 克，黄芩 10 克，麦芽 15 克，木香 10 克，元胡 10 克，水煎服，主治阑尾炎脓肿。

6. 生石膏粉 150 克，大黄粉 50 克，新鲜白萝卜 100 克。用法：上药捣烂调制糊状，外敷患处，以纱布或绷带固定 12 ~ 24 小时，可反复用药，主治扭挫伤（急性）。

7. 石膏 60 克，大黄 60 克，冰片 5 克，新鲜白萝卜 50 克。用法：上药共研细末，与新鲜白萝卜捣烂调制糊状，将患处洗净，外敷患处，每日两次，主治阴囊湿疹。

8. （1）大黄 10 克，火麻仁 20 克，杏仁 15 克，白芍 15 克，枳实 15 克，川厚朴 10 克，生地 25 克，元参 18 克，麦冬 15 克，水煎服，主治便秘（肠燥）。

（2）木香 10 克，乌药 15 克，沉香 5 克（后下），大黄 10 克，槟榔片 15 克，枳实 12 克，水煎服，主治便秘（气滞）。

【临证运用】

1. 温阳通便汤（先父验方）加减治疗便秘。

[病因病理] 多由风寒邪气侵入机体，留于胃肠或过食寒冷刺激物损伤中阳，阴寒内盛，中虚不运，阻滞气机，或妄投苦寒之药损伤正气，正气不能逐邪，脾肾阳气渐衰而致便秘（阴寒实结，肠络凝阻型）。

[主要症状] 腹痛，脐周疼痛拒按，大便多日未行，腹中冷，四肢不温，舌质淡苔白，脉弦紧有力。

[治疗原则] 温通攻下，化气止痛。

[方药组成] 大黄10克，川厚朴10克，制附子10克，枳实10克，炒山楂10克，炮姜10克，白术10克，砂仁10克，槟榔10克，肉苁蓉20克。

[用法用量] 中药饮片水煎服（中药配方颗粒溶化），每日一剂，一剂分早晚各一次。

2. 龙胆泻肝汤（《医方集解》）加减治疗不射精症。

[病因病理] 多由于肝经实火，湿热下注，瘀阻精室而致不射精（肝胆湿热，湿浊阻窍）。

[主要症状] 阴茎勃起坚硬，不易痿软，性交时不能射精，更无快感，性欲亢进，胸闷心烦，咽干口臭，腰酸胀痛，尿短赤，大便秘结，舌红苔黄腻，脉弦滑而数。

[治疗原则] 清肝泄热，化瘀通关。

[方药组成] 甘草10克，栀子10克，黄芩10克，知母15克，车前子15克，泽泻15克，木通10克，当归10克，甘草10克，路路通10克，牛膝15克，大黄10克，赤芍10克，丹皮10克。

[用法用量] 中药饮片水煎服（中药配方颗粒溶化），每日一剂，一剂分早晚各一次。

二十八、丹参

【名字来源】出自《神农本草经》。

【性味归经】性微寒，味苦涩，归心、肝经。

【功能主治】活血通络，祛瘀止痛，凉血消痈，清心除烦。用于月经不调，经闭痛经，产后瘀痛，血瘀心痛，脘腹疼痛，跌打损伤，痹症，湿热病，热入营血，疮疡痈肿，风疹，皮肤瘙痒，心悸，失眠健忘。

【适用禁忌】

1. 苦寒清热，适用于血瘀兼有热证者。凡外感风寒、内伤生冷、脾胃虚弱、肾阳虚衰等证不宜长期服用。

2. 脑出血或出血性疾病患者忌用，低血压、低血糖患者不宜大量长期服用。

3. 恶性肿瘤者忌用。

4. 孕妇、先兆流产者禁大量久服。

【用法用量】水煎服 5 ~ 15 克。

【效验时方】

1. 丹参 10 克，当归 10 克，香附 10 克，红花 5 克，川芎 5 克，水煎服，主治月经不调，痛经，产后恶露不下（气滞血瘀）。

2. 丹参 20 克，赤芍 10 克，川芎 10 克，红花 10 克，降香 6 克，水煎服。阴虚阳亢者，加玄参 15 克，气血两虚者，加党参 10 克，玉竹 15 克。主治冠状动脉粥样硬化性心脏病，心绞痛（气滞血瘀）。

3. 丹参 10 克，柏子仁 10 克，夜交藤 10 克，酸枣仁 10 克，远志 5 克，主治失眠（心气虚）。

4. 丹参 15 克，元胡 10 克，香附 10 克，水煎服，主治经闭（血瘀）。

5. 丹参 3 份，三七 1 份，冰片 1 份，研末，每次 3 克。主治胸痹（心血瘀阻）。

6. 生蒲黄 15 克，五灵脂 15 克，葱白一根，丹参 30 克，赤芍 30 克，三七 3 克（冲服），桂枝 15 克，郁金 15 克，降香 10 克。水煎服，主治心绞痛（心血瘀阻）。

7. 土鳖虫 10 克，水蛭 3 克，丹参 30 克，生蒲黄 10 克，五灵脂 10 克，红花 10 克，川芎 10 克，血竭 3 克，三七 3 克（冲服），石菖蒲 10 克，牛膝 10 克，水煎服，主治外伤头痛（脉络瘀阻）。

8. 土茯苓 30 克，白蔻仁 10 克，薏苡仁 30 克，川厚朴 15 克，山楂 30 克，草决明 30 克，郁金 15 克，丹参 30 克，鳖甲 20 克，青黛 5 克，虎杖 12 克，水煎服，主治脂肪肝。

9. 丹参 30 克，益母草 15 克，槟榔片 15 克，大黄 10 克，枳实 10 克，厚朴 10 克，香附 15 克，白芍 20 克，元胡 10 克，砂仁 10 克，水煎服，主治胃柿石症。

10. 蒲黄 15 克，五灵脂 15 克，丹参 30 克，水煎服，主治痛经（血瘀）。

11. 太子参 15 克，麦冬 15 克，五味子 15 克，丹参 15 克，浮小麦 30 克，磁石 30 克，龙骨 30 克，甘草 6 克，百合 15 克，大枣 7 枚，水煎服，主治胸痹（气阴两虚）。

12. 黄芪 30 克，赤芍 30 克，瓜蒌仁 30 克，当归 15 克，川芎 12 克，桃仁 12 克，丹参 15 克，红花 10 克，薤白 10 克，柴胡 10 克，枳实 10 克，桔梗 6 克，甘草 6 克，水煎服主治胸痹（心血瘀阻）。

13. 当归 20 克，生地 20 克，白芍 20 克，黄芪 20 克，荆芥 15 克，防风 15 克，白蒺藜 15 克，何首乌 15 克，蝉蜕 10 克，川芎 10 克，茯苓 10 克，炙甘草 10 克，水煎服，主治荨麻疹（血虚内燥）。

14. 丹参 15 克，通草 6 克，香附 6 克，三棱 6 克，槟榔

6 克，莪术 6 克，元胡 6 克，大黄 3 克，生地 10 克，丹皮 10 克，水煎服，主治痛经（湿热瘀结）。

【临证运用】

1. 佛手利膈汤（秘方）加减治疗噎膈。

［病因病理］多由于寒邪犯胃，胃气被遏，气闭，热自内生或寒热正邪相搏，结于胃脘，气机阻滞，升降失常，谷道不畅而致噎膈（寒热错杂型）。

［主要症状］吞咽困难，食入即吐，脘痞灼痛，吞酸嘈杂，纳食欠佳，腹泻便稀，形瘦神惫，畏寒，舌红苔薄白，脉弦细。

［治疗原则］寒热并调，活血利膈。

［方药组成］丹参 60 克，川厚朴 15 克，云苓 20 克，当归 10 克，炮姜 10 克，肉桂 9 克，佛手 15 克，甘草 10 克，枳实 20 克，柿蒂 20 克。

［用法用量］中药饮片水煎服（中药配方颗粒溶化），每日一剂，一剂分早晚各一次。

2. 疏肝化瘀汤（先父验方）加减治疗臌胀。

［病因病理］情志怫郁，气机失于调畅，气机不利，血液运行不畅，肝之脉络为瘀血所阻滞而致臌胀（气滞湿阻型）。

［主要症状］两胁下痞块胀痛，腹部胀满，按之柔软或稍硬，面色萎黄或黧黑，纳食减少，食后作胀，小便短少，苔白腻，脉弦。

［治疗原则］疏肝健脾，化瘀利湿。

［方药组成］柴胡 10 克，郁金 15 克，桃仁 10 克，赤芍 10 克，丹参 25 克，当归 15 克，川楝子 10 克，枳壳 15 克，土鳖虫 10 克，大腹皮 15 克，茵陈 20 克，莪术 10 克，三棱

10 克，香附 15 克。

［用法用量］中药饮片水煎服（中药配方颗粒溶化），每日一剂，一剂分早晚各一次。

3. 复元活血汤（《医学发明》）加味治疗闪挫胁痛（瘀血停滞）。

［病因病理］多由不慎跌仆或负重劳动损伤筋脉而致闪挫。

［主要症状］胁肋疼痛，痛不可忍。咳嗽、深呼吸或躯干转动时疼痛加重，胸廓挤压征阳性。

［治疗原则］行气止痛，消散破瘀。

［方药组成］柴胡 15 克，当归 10 克，元胡 10 克，土鳖虫 10 克，天花粉 15 克，赤芍 10 克，郁金 15 克，丹参 30 克，桃仁 10 克，大黄 15 克，红花 10 克。

［用法用量］中药饮片水煎服（中药配方颗粒溶化），每日一剂，一剂分早晚各一次。

二十九、当归

【名字来源】出自《本经》。

【性味归经】性温，味甘、辛，归肝、心、脾经。

【功能主治】补血，活血止痛，润肠。用于心肝血虚，月经不调，痛经，经闭，胎前产后诸疾，跌打损伤，痹痛麻木，痈疮疡，血虚肠燥等证，还可用于咳喘。

【适用禁忌】

1. 脾虚湿盛，大便泄泻者不宜服。

2. 性温，凡外感温热，火热内盛，阴虚火旺等证不宜单味药大量长期服用。

3. 低血压、心功能不全者不宜大量长期服用。出血性疾病患者不宜大量长期服用。

【用法用量】煎服，6～15克。

【效验时方】

1. 当归15克，地黄10克，白芍10克，川芎8克，红花5克，水煎服，主治血虚闭经。

2. 当归10克，川芎9克，红花10克，牛膝10克，水煎服，主治血瘀经闭痛经。

3. 当归60克，玄参100克，金银花100克，甘草30克，水煎服，主治血栓闭塞性脉管炎。

4. 当归10克，火麻仁20克，水煎，蜜糖冲服，主治血虚肠燥便秘。

5. 肉苁蓉30克，当归30克，水煎服，主治便秘（年老血虚）。

6. 仙茅10克，淫羊藿20克，巴戟天10克，当归15克，知母15克，黄柏10克，水煎服，主治高血压（冲任不调）。

7. 当归30～90克，川芎15克，白芍20～60克，伸筋草15克，木瓜15克，甘草10克，水煎服，主治腓肠肌痉挛（转筋血虚）。

8. （1）桂枝10克，白芍10克，甘草10克，当归20克，生姜3片，红枣3枚，水煎服，主治冻疮。

（2）附子15克（先煎半小时），干姜10克，葱白一根，水煎服，主治冻疮。外治：生石灰500克加清水至1000克，待澄清后，适温外擦患处。

9. 当归20克，泽兰15克，益母草30克，桃仁15克，水煎服，主治闭经（血瘀）。

10. 当归15克，山药15克，枸杞子15克，大枣5枚，水煎服，主治面部枯黄。

11. 黄芪 30 克，当归 15 克，赤芍 10 克，川芎 10 克，桃仁 10 克，红花 10 克，地龙 10 克，桂枝 10 克，鸡血藤 30 克，牛膝 15 克，水煎服，主治中风偏瘫。加减：舌弦不语者加郁金、石菖蒲、天珠黄，口眼歪斜者加白附子 9 克，全蝎 5 克，僵蚕 10 克，血压偏高头晕，肢体麻木者减黄芪，加石决明 30 克，菊花 10 克，天麻 10 克，钩藤 15 克，下肢无力加枸杞 15 克，杜仲 15 克，上肢无力加桑枝 15 克。

12. 当归 15 克，川芎 10 克，鹿含草 30 克，自然铜 10 克，乌梢蛇 10 克，三七粉 3 克（冲服），水煎服，主治颈椎病。加减：上肢麻木疼痛较重者加桑枝 10 克，羌活 10 克，头晕者加地龙 15 克，钩藤 15 克，泽泻 10 克，颈部强直痛者加葛根 10 克，乳香 10 克，没药 10 克。

13. （1）羌活 10 克，独活 10 克，藁本 10 克，防风 10 克，川芎 10 克，蔓荆子 10 克，当归 10 克，杜仲 15 克，牛膝 15 克，甘草 10 克，水煎服，主治腰痛（风寒湿型）。

（2）当归 15 克，熟地 15 克，龙眼肉 10 克，白芍 10 克，丹参 15 克，鸡血藤 18 克，威灵仙 15 克，木瓜 10 克，牛膝 10 克，甘草 10 克，水煎服，主治腰痛（肝肾虚型）。

14. 当归 10 克，枸杞子 10 克，小茴香 10 克，肉桂 10 克，乌药 10 克，茯苓 10 克，生姜 10 克，水煎服，主治疝气（肝肾阴虚型）。

15. 菟丝子 12 克，五味子 12 克，枸杞子 12 克，覆盆子 12 克，车前子 12 克，何首乌 12 克，当归 15 克，川续断 15 克，黄芪 30 克，附子 10 克，仙茅 10 克，淫羊藿 10 克，紫河车粉 5 克（冲服），水煎服，主治男子不育症（肾气虚型）。

【临证运用】

1. 生化汤（《傅青主女科》）加减治疗产后恶露不绝。

［病因病理］多由于产后（流产）寒邪乘虚入胞，与血相搏，血不归经，或因产时服用固涩药过早，恶血不去新血不生而致产后恶露不尽。

［主要症状］恶露量少，淋漓涩滞不爽，时多时少，色紫暗有块，伴见少腹疼痛拒按，舌紫暗或边有紫点，脉弦涩或沉而有力。

［治疗原则］活血化瘀止血。

［方药组成］当归 10 克，川芎 5 克，红花 15 克，益母草 15 克，泽兰 5 克，桃仁 5 克，甘草 10 克，炮姜 10 克，炒山楂 10 克，蒲黄 10 克，五灵脂 10 克。

［用法用量］中药饮片水煎服（中药配方颗粒溶化），每日一剂，一剂分早晚各一次。

2. 祛风活络汤（秘方）治疗腰腿痛。

［病因病理］多为素体阳虚，复逢风寒，寒湿侵入，风寒湿与气血相搏，血行受阻，气运不畅而致腰腿痛（风寒湿痹型）。

［主要症状］腰部冷痛连及一侧腿处，转动不利，痛势逐渐加重，静卧痛也不减，得温则舒，遇阴雨天加重，同时常伴有头重身重，无汗，舌苔白腻，脉沉缓。

［治疗原则］温散寒湿，活血止痛。

［方药组成］桂枝 10 克，赤芍 10 克，当归 10 克，川芎 10 克，牛膝 15 克，羌活 10 克，防风 10 克，乳香 10 克，没药 10 克，甘草 10 克，秦艽 10 克，钩藤 10 克，蜈蚣 1 条，姜枣为引。

［用法用量］中药饮片水煎服（中药配方颗粒溶化），

每日一剂，一剂分早晚各一次。

3. 四物消风汤（《医宗金鉴》）加味治疗皮肤划痕症。

［病因病理］感受热邪，侵入营血，血热外蒸皮肤而致皮肤划痕症。

［主要症状］遍身瘙痒，皮肤出现划痕，丘疹，烦躁不安，口渴喜饮。咽干舌质，舌红苔薄黄，脉细数。

［治疗原则］清热凉血，祛风止痒。

［方药组成］当归10克，川芎5克，赤芍10克，生地15克，防风10克，荆芥15克，苦参10克，白蒺藜15克，地骨皮10克，白鲜皮10克，蝉蜕10克，徐长卿10克。

［用法用量］中药饮片水煎服（中药配方颗粒溶化），每日一剂，一剂分早晚各一次。

4. 归脾汤（《济生方》）加减治疗心悸。

［病因病理］多由于久病，则身体虚弱，气血不足，心失所养或失血过多，血不养心，或思虑过度，劳伤心脾，心神失养而摇动不安致心悸（心脾两虚型）。

［主要症状］心悸不宁，头晕目眩，面色及唇颊均显苍白，四肢无力，失眠健忘，舌淡苔薄，脉细而弱。

［治疗原则］益气补血，养血安神。

［方药组成］党参15克，白术10克，云苓10克，黄芪30克，当归15克，全瓜蒌15克，枣仁25克，远志10克，半夏15克，苏梗10克，砂仁10克，生姜3片，红枣3个。

［用法用量］中药饮片水煎服（中药配方颗粒溶化），每日一剂，一剂分早晚各一次。

三十、党参

【名字来源】出自《本经逢原》。

【性味归经】性平，味甘，归脾、肺经。

【功能主治】强壮健胃，补气，祛痰，生津，用于气虚、气津两虚、气血双亏等症的治疗。

【适用禁忌】

1. 性温，凡外感风热温热或火热内炽，阴虚火旺、血虚血热等证不宜单味药大量服用。

2. 食积气滞、肝阳上亢、气滞血瘀等实证忌用。

3. 反藜芦；不宜与五灵脂同用。

【用法用量】水煎服6~10克，最大量30克。

【效验时方】

1. 党参10克，黄芪15克，枸杞子10克，当归10克，水煎服，主治贫血。

2. 党参10克，熟地黄15克，当归10克，远志5克，水煎服，主治血虚心悸，健忘失眠。

3. 党参10克，黄芪10克，当归10克，炙何首乌10克，白术10克，酸枣仁10克，白芍10克，茜草10克，蒲黄10克，水煎服，主治血小板减少性紫癜（阳虚气弱）。

4. 党参30克，白术10克，甘草10克，当归30克，陈皮10克，升麻5克，柴胡5克，肉苁蓉30克，水煎服，主治便秘（脾虚）。

5. 桂枝15克，枳壳12克，瓜蒌15克，薤白10克，元胡10克，川楝子10克，丹参30克，黄芪30克，党参30克，水煎服，主治心绞痛（寒凝气滞）。

6. 黄芪20克，党参20克，当归20克，白芍15克，川厚朴10克，木香10克，枳壳15克，肉苁蓉20克，生地黄20克，火麻仁30克，大黄10克，甘草10克，水煎服，主治便秘（气血两虚）。

7. 党参 30 克，黄芪 30 克，熟地 20 克，山萸肉 10 克，丹皮 10 克，泽泻 15 克，山药 15 克，茯苓 10 克，水煎服，主治浮肿（气阴两虚）。

8. 党参 10 克，桑螵蛸 10 克，石菖蒲 10 克，黄芪 12 克，炙甘草 6 克，升麻 3 克，金樱子 20 克，山药 20 克，乌药 15 克，水煎服，主治遗尿（下元虚寒）。

【临证运用】

1. 参芪固胎汤（先父验方）治疗先兆流产。

[病因病理] 孕妇体质素弱或患有各种慢性疾病，损伤正气，或脾胃素虚，中气不足，劳力过度，直接或间接损伤冲任胞宫，气盛失调，胎之不固而致先兆流产（气血两虚）。

[主要症状] 妊娠初期，阴道出血量少，或时下时止，或淋漓不断，色淡红或腰酸腹胀，胎动下坠，面色㿠白，精神萎靡，头晕目眩，气短心悸，肢软无力，或纳呆便溏，舌淡胖苔白，脉细滑。

[治疗原则] 补气养血，固摄安胎。

[方药组成] 党参 50 克，熟地 50 克，焦白术 50 克，黄芪 50 克，炒山药 25 克，炒扁豆 25 克，杜仲炭 15 克，枸杞子 15 克，川断 20 克，桑寄生 20 克，菟丝子 15 克，甘草 10 克，阿胶 10 克。

[用法用量] 中药饮片水煎服（中药配方颗粒溶化），每日一剂，一剂分早晚各一次。

2. 完带汤（《傅青主女科》）加减治疗妇女腰痛。

[病因病理] 素体脾肾阳虚，水湿内停或久居湿地，涉水淋雨或过食生冷，内伤脾胃，而水液运化失常，停留不行，湿浊腻滞，多伤阳气，易滞冲带而为带下，而致妇女腰痛（脾肾阳虚型）。

［主要症状］带下色白或淡黄，无臭如涕，连绵不断，四肢不温，腰痛腰累，不思饮，小腹坠胀，下肢浮肿，大便溏薄，舌淡苔白，脉缓而弱。

［治疗原则］健脾除湿，固肾止带。

［方药组成］党参15克，白术30克，山药30克，苍术10克，白芍15克，车前子15克，柴胡8克，黑芥穗10克，甘草5克，杜仲15克，桑寄生15克，鹿角霜10克，巴戟天12克，海螵蛸15克。

［用法用量］中药饮片水煎服（中药配方颗粒溶化），每日一剂，一剂分早晚各一次。

3. 六味填精汤（秘方）加减治疗精液量少。

［病因病理］多由饮食不调，损伤脾气，化源不足或失血过多或重病久病等，损伤气血而致精液量少（气血亏虚）。

［主要症状］面色萎黄，少气懒言，形体衰弱，心悸失眠，头目眩晕，便溏，精液量少，精子数不足，活动力差，舌淡苔薄，脉沉细无力。

［治疗原则］补血填精，益气。

［方药组成］丹参30克，白术30克，山药30克，菟丝子30克，巴戟天30克，党参30克。

［用法用量］中药饮片水煎服（中药配方颗粒溶化），每日一剂，一剂分早晚各一次。

4. 补中益气汤（《脾胃论》）加减治疗尿频数。

［病因病理］素体虚弱，肺脾气虚不足，肺气虚则不足以制下，是以津液不藏，膀胱失约而尿频数（气虚型）。

［主要症状］小腹坠胀，尿余沥不尽，尿频而短，无尿痛、尿浊，常伴有少气懒言，胸闷不畅，四肢无力，头晕眼花，面色少华，舌淡苔少，脉细弱。

［治疗原则］补中提气缩尿。

［方药组成］党参 15 克，黄芪 30 克，白术 10 克，陈皮 10 克，升麻 9 克，当归 10 克，甘草 9 克，菟丝子 45 克，桑螵蛸 15 克，桔梗 10 克，乌药 12 克。

［用法用量］中药饮片水煎服（中药配方颗粒溶化），每日一剂，一剂分早晚各一次。

三十一、地骨皮

【名字来源】出自《神农本草经》。

【性味归经】性寒，味甘，归肺、肝、肾、三焦经。

【功能主治】凉血退蒸，清肺降火，用于阴虚发热，盗汗骨蒸，肺热咳嗽，血热出血。

【适用禁忌】

1. 外感风寒发热者不宜服用。脾胃虚寒便溏者不宜服用。

2. 低血压、低血糖患者不宜长期大量服用。

3. 心功能不全等心脏病患者不宜大量长期服用。

4. 孕妇忌大量服用。

5. 反藜芦。

【用法用量】煎服 6 ~ 15 克。

【效验时方】

1. 地骨皮 15 克，银柴胡 15 克，青蒿 10 克，鳖甲 15 克。水煎服，主治虚劳潮热。

2. 地骨皮 15 克，桑白皮 15 克，款冬花 10 克，甘草 6 克，水煎服，主治喘咳（肺热证）。

3. 桑白皮 10 克，地骨皮 10 克，甘草 10 克，瓜蒌 15 克，黄芩 10 克，川贝母 10 克，杏仁 10 克，知母 10 克，百部 10 克，水煎服，主治百日咳（热痰阻肺）。

4. 丹皮 15 克，地骨皮 15 克，白芍 15 兑，熟地黄 15 克，青蒿 15 克，云苓 10 克，黄柏 5 克，水煎服，主治月经不调（先期血热）。

5. （1）桑白皮 15 克，地骨皮 15 克，甘草 10 克，青黛 10 克，生地 15 克，白茅根 30 克，旱莲草 10 克，大蓟 30 克，小蓟 10 克，黄芩 10 克，藕节 15 克，水煎服，主治咳血（肝火犯肺）。

（2）百合 10 克，麦冬 10 克，元参 15 克，生地 30 克，白芍 15 克，贝母 10 克，甘草 10 克，白及 30 克，阿胶 10 克，白茅根、地骨皮各 10 克，水煎服，主治咳血（阴虚肺热）。

【临证运用】

1. 两地热痹汤（先父验方）加减治疗关节痛。

［病因病理］素体阳气偏盛，平素内有蕴热或阴虚阳亢之体，当感受外邪或外邪入里，久而化热。流注经络关节筋脉，气血运行不畅而致关节痛（风湿热型）。

［主要症状］关节疼痛，局部灼热红肿，得冷则痛不可处，关节呈游走性疼痛，活动受限，甚者不能屈伸，伴有发热，汗出恶风，口渴，烦闷不安（也可见血沉增快，体温偏高），小便色黄，舌苔黄燥，脉滑数。

［治疗原则］清热除湿，舒筋活络。

［方药组成］生地 15 克，地骨皮 15 克，地龙 10 克，银花藤 30 克，木瓜 10 克，丹皮 10 克，知母 15 克，花粉 10 克，赤芍 10 克，鸡血藤 15 克。

［用法用量］中药饮片水煎服（中药配方颗粒溶化），每日一剂，一剂分早晚各一次。

2. 泻白散（《小儿药证直诀》）加味治疗干咳。

［病因病理］平素肾阴不足，虚火上炎，肺阴被灼，肺失滋润，燥热内生，肺气上逆而致干咳（肺气阴两虚）。

［主要症状］干咳少痰，咯痰不畅，或痰中带血，咽干口渴，盗汗，手足心热，舌红，少苔，脉细数。

［治疗原则］养阴清热，润肺止咳。

［方药组成］桑白皮 15 克，地骨皮 15 克，麦冬 10 克，沙参 15 克，苏叶 12 克，杏仁 10 克，枇杷叶 15 克，半夏 15 克，花粉 15 克，川贝母 12 克，芦根 15 克。

［用法用量］中药饮片水煎服（中药配方颗粒溶化），每日一剂，一剂分早晚各一次。

3. 六味地黄丸（《小儿药证直诀》）加减治疗盗汗。

［病因病理］多因久病伤肾或失血耗液，或急性热病耗伤肾阳，或过服温燥劫阴之药，或情志内伤暗耗肾阴，阴虚内热，津液外泄而致盗汗（阴虚内热型）。

［主要症状］寐中出汗较多，醒后即止，头晕耳鸣，口燥咽干，渴不思饮，腰膝酸软或五心烦热，健忘多梦，舌质红，苔白，脉细数。

［治疗原则］滋肾益精，清热止汗。

［方药组成］熟地 25 克，山药 15 克，山萸肉 15 克，山药 15 克，泽泻 10 克，青蒿 15 克，银柴胡 10 克，地骨皮 15 克，鳖甲 10 克。

［用法用量］中药饮片水煎服（中药配方颗粒溶化），每日一剂，一剂分早晚各一次。

三十二、阿胶

【名字来源】出自《本经》。

【性味归经】性平，味甘，无毒，归肺、脾、肝、肾经。

【功能主治】补血滋阴，润燥止血，镇静。主要用于血虚萎黄，眩晕心悸。肌无力，心烦不眠，虚风内动，肺燥咳嗽，劳嗽咯血，便血崩漏，妊娠胎漏，创伤性休克，贫血病等。

【适用禁忌】

1. 脾胃虚弱慎用，呕吐泄泻，咳嗽感冒忌用。

2. 本品性质黏稠，有碍消化，如脾胃虚弱者慎用。

3. 功善补血，体内有瘀血阻滞者不宜单位药大量长期服用。

4. 乳腺炎患者忌用。

【用法用量】

一般用量 5～10 克，最大量 30 克，溶化冲入其他药水中服用或黄酒化服。止血宜用蒲黄炒，润肺宜用蛤粉炒。

【效验时方】

1. 阿胶 15 克，艾叶 10 克，熟地 15 克，当归 10 克，白芍 10 克，川芎 5 克，主治妊娠腹痛（血虚）。

2. 党参 15 克，白术 10 克，云苓 10 克，甘草 10 克，熟地 25 克，当归 15 克，白芍 15 克，川芎 10 克，黄芪 30 克，山药 10 克，阿胶 10 克，鹿角胶 10 克，远志 10 克，黄精 10 克，何首乌 30 克，水煎服，主治老年痴呆（气血两虚）。

3. 阿胶 10 克，当归 15 克，生地 15 克，麦冬 10 克，黄连 10 克，黄芩 10 克，郁李仁 10 克，甘草 10 克，地榆 15 克，赤芍 10 克，丹皮 10 克，白芍 15 克，玉竹 10 克，山药 10 克，水煎服，主治痢疾（阴虚燥热）。

4. 菟丝子 15 克，女贞子 15 克，旱莲草 15 克，何首乌 30 克，生地 15 克，熟地 15 克，白芍 15 克，当归 10 克，百合 15 克，阿胶 10 克，枸杞子 10 克。主治面部黄褐斑（血虚）。

5. 黄芪 20 克，丹参 15 克，甘草 10 克，陈皮 10 克，茯苓 10 克，当归 10 克，阿胶 10 克，生地 15 克，枣仁 25 克，远志 10 克，钩藤 15 克，白蒺藜 15 克，水煎服，主治眩晕（气血两虚）。

【临证运用】

1. 黄连阿胶汤（《伤寒论》）加减治疗失眠。

［病因病理］因脑力劳动或精神处于长期紧张，耗损阴血，阴血不足，心火偏旺，热扰心神而引起失眠（心肾不交）。

［主要症状］烦躁不安，心烦易怒，彻夜不寐，面赤，头晕头胀，记忆力减退，注意力不集中，身倦体乏，心悸怔忡，纳差，午后潮热，口干咽燥，渴不多饮，小便短赤，舌红，苔薄黄而干或无苔，脉细数而滑。

［治疗原则］清热养阴，安神除烦。

［方药组成］黄连 6 克，阿胶 10 克，生白芍 10 克，鸡子黄 1 枚，夜交藤 30 克，丹参 15 克，元参 15 克，炒枣仁 15 克，远志 10 克，陈皮 10 克，合欢皮 15 克。

［用法用量］中药饮片水煎服（中药配方颗粒溶化），每日一剂，一剂分早晚各一次。

2. 寿胎丸（《医学衷中参西录》）加减治疗崩漏。

［病因病理］用于人工流产或上环劳伤气血，血不归经而致崩漏（气虚血瘀型）。

［主要症状］经血淋漓不断，量多或量少。色黑有块，腰膝无力，体倦面㿠，头晕目眩，少腹胀疼，舌淡苔白，脉细弱。

［治疗原则］补肝肾，益气固经。

　　[方药组成] 菟丝子 15 克，阿胶 10 克，党参 15 克，黄芪 15 克，炒白术 10 克，鹿角霜 10 克，桑寄生 10 克，炒艾叶炭 10 克，黑荆芥穗 15 克，海螵蛸 15 克，炒白芍 15 克。

　　[用法用量] 中药饮片水煎服（中药配方颗粒溶化），每日一剂，一剂分早晚各一次

　　3. 胶艾汤（《金匮要略》）加减治疗恶露不绝。

　　[病因病理] 平素身体虚弱，又加产后气血耗损，气虚不能摄纳，以致恶露不绝。

　　[主要症状] 恶露淋漓不断，量多色淡质稀，小腹下坠，精神疲乏，汗出恶寒。舌质淡红而润，脉缓弱。

　　[治疗原则] 补气养血，止血。

　　[方药组成] 党参 15 克，炒白术 10 克，炙甘草 10 克，当归 10 克，炒白芍 10 克，川芎 5 克，炒艾叶炭 10 克，阿胶 10 克，煅龙骨 30 克，煅牡蛎 30 克，海螵蛸 15 克。

　　[用法用量] 中药饮片水煎服（中药配方颗粒溶化），每日一剂，一剂分早晚各一次。

　　4. 茜草止血汤（秘方）加减治疗紫斑。

　　[病因病理] 多由嗜食辛辣积热不散，或肝郁化火，或长期服用金丹壮阳，热伤脉络而致紫斑（血热妄行型）。

　　[主要症状] 皮肤现青紫斑点或斑块，或伴有鼻衄，齿衄，舌衄，便血，尿血，或有发热口渴，头晕目眩，面赤，舌质红，苔黄，脉弦数。

　　[治疗原则] 清热止血，凉血消瘀。

　　[方药组成] 茜草根 20 克，生地黄 15 克，元参 20 克，白茅根 20 克，水牛角丝 15 克，甘草 10 克，槐米 15 克，丹皮 10 克，防风 10 克，阿胶 10 克，赤芍 10 克，仙鹤草 10 克，黄芩 10 克。

　　[用法用量] 中药饮片水煎服（中药配方颗粒溶化），每日一剂，一剂分早晚各一次。

　　5. 茜草十炭汤（秘方）加味治疗崩漏。

　　[病因病理] 过度劳伤，冲任受损，或血海不固，冲任不固而致崩漏（冲任不固）。

　　[主要症状] 月经血量过多或偏少，持续时间延长，血色淡红，气短头晕乏力，舌淡，苔白，脉沉细无力。

　　[治疗原则] 固冲止血。

　　[方药组成] 茜草 15 克，地榆炭 15 克，艾叶炭 10 克，藕节炭 15 克，陈皮炭 35 克，川续断 15 克，棕榈炭 15 克，生地黄炭 15 克，当归炭 15 克，丹皮炭 15 克，阿胶珠 10 克。

　　[用法用量] 中药饮片水煎服（中药配方颗粒溶化），每日一剂，一剂分早晚各一次。

三十三、莪术

　　【名字来源】出自《药性论》。

　　【性味归经】性温，味辛、苦，归肝、脾经。

　　【功能主治】破血行气，消积止痛，用于气滞血瘀，癥瘕积聚，血瘀经闭，心腹气痛，食积不化，脘腹胀痛，跌打损伤，瘀肿疼痛。

　　【适用禁忌】

　　1. 月经过多及孕妇忌用。气血两虚，脾胃薄弱无积滞者慎服。

　　2. 性温，凡外感风热或温热，火热内炽、阴虚火旺、血虚血热等证者不宜服用。

　　3. 脑出血、消化性溃疡等出血性疾病患者忌用。

　　【用法用量】煎服 3 ~ 15 克。

【效验时方】

1. 莪术 10 克，三七 10 克，香附 10 克，水煎服，主治胸胁胀（气滞血瘀）。

2. 莪术 10 克，柴胡 10 克，当归 10 克，香附 10 克，白芍 10 克，水煎服，主治月经不调（肝气郁滞）。

3. 莪术 10 克，柴胡 10 克，枳实 10 克，白芍 10 克，水煎服，主治胁痛（肝气郁滞）。

4. 土茯苓 30 克，莪术 10 克，川芎 10 克，黄连 8 克，金银花 15 克，甘草 10 克，紫草 15 克，地骨皮 15 克，水煎服，主治皮肤疾病（湿热）。

5. 当归 10 克，赤芍 10 克，川芎 10 克，桃仁 10 克，红花 10 克，三棱 10 克，莪术 10 克，乌药 15 克，元胡 10 克，五灵脂 10 克，香附 15 克，枳壳 15 克，水煎服，主治积聚（气滞血瘀）。

6. 当归 10 克，白芍 10 克，柴胡 10 克，茯苓 10 克，白术 10 克，薄荷 10 克，陈皮 10 克，泽兰 10 克，川芎 10 克，丹参 15 克，牛膝 15 克，三棱 10 克，莪术 10 克，香附 15 克，水煎服，主治不孕症（气滞型）。

【临证运用】

1. 莪术消乳汤（秘方）加减治疗乳癖。

[病因病理] 多由情志不舒，肝气疏泄失常，气血运动受阻，冲任失调而致乳房肿块（肝气郁结型）。

[主要症状] 月经紊乱，经前乳胀痛，肿块增大，胸胁胀满，心烦易怒，月经后自觉肿块缩小，疼痛减轻或消失，舌淡红，苔薄白，脉弦滑。

[治疗原则] 疏肝化瘀，调摄冲任。

[方药组成] 莪术 10 克，柴胡 10 克，郁金 10 克，当归

10 克, 白芍 10 克, 云苓 10 克, 丹参 30 克, 青皮 15 克, 昆布 10 克, 元胡 10 克, 三棱 10 克, 阿胶 10 克, 香附 15 克, 甘草 10 克, 夏枯草 15 克, 皂角刺 15 克, 土鳖虫 10 克, 路路通 20 克。

［用法用量］中药饮片水煎服（中药配方颗粒溶化），每日一剂，一剂分早晚各一次。

2. 活血调经汤（秘方）治疗闭经。

［病因病理］多由内伤情志，肝气郁滞，久滞血瘀，胞脉闭阻，经血不得下行而致闭经（气滞血瘀型）。

［主要症状］经闭不通，数月不行，精神抑郁，烦躁易怒，胸胁小腹胀闷不舒，舌质紫暗有瘀斑，脉弦涩。

［治疗原则］活血行滞，养血调经。

［方药组成］莪术 15 克，益母草 30 克，川芎 15 克，元胡 10 克，桃仁 10 克，三棱 10 克，阿胶 15 克，红花 10 克，赤芍 15 克，牛膝 15 克。

［用法用量］中药饮片水煎服（中药配方颗粒溶化），每日一剂，一剂分早晚各一次。

三十四、防风

【名字来源】出自《神农本草经》。

【性味归经】性温，味甘、苦，归膀胱、肝、脾经。

【功能主治】镇痛镇痉，发汗解表，消炎抗毒。用于外感风寒，风热发疹或皮肤瘙痒证，风寒湿痹，关节疼痛，四肢挛急，破伤风，角弓反张，牙关紧闭，抽搐痉挛等症。

【适用禁忌】

1. 性温，凡外感风热，火热内炽，阴虚火旺等证忌用。

2. 阴虚潮热、盗汗、遗精等阴液亏损之证忌用。

3. 气虚而见气短、乏力等证不宜长期服用。

4. 孕妇不宜长期服用。

【用法用量】煎服6~12克。

【效验时方】

1. 防风10克，荆芥10克，黄芩6克，川芎9克，白芷6克，甘草6克，水煎服，主治风寒感冒。

2. 防风10克，白芷6克，川芎6克，水煎服，主治偏头痛。

3. 防风10克，威灵仙10克，防己10克，豨莶草10克，赤芍10克，水煎服，主治风湿性关节痛。

4. 当归15克，赤芍10克，白芍10克，鸡血藤30克，丹参15克，黄芪20克，白术10克，白鲜皮15克，浮萍20克，地肤子15克，苦参10克，防风10克，水煎服，主治老年性瘙痒（血虚风燥）。

5. 熟地20克，当归10克，白芍10克，川芎10克，荆芥穗15克，防风10克，苏叶10克，水煎服，主治产后感冒（风寒）。

6. 防风10克，柴胡10克，羌活10克，菊花15克，石膏30克，甘草9克，葛根20克，水煎服，主治流行性感冒。

7. （1）当归15克，丹参20克，桂枝15克，透骨草10克，羌活15克，防风10克，生地20克，香附15克，地龙10克，水煎服，主治五十肩（寒凝阻络）。

（2）秦艽10克，天麻，10克，羌活10克，防风10克，双钩15克，桑枝30克，当归15克，川芎10克，水煎服，主治五十肩（风寒入络）。

8. 黄芪20克，当归20克，炙甘草20克，升麻10克，防风 10 克，水煎服，主治便秘（虚证）。

【临证运用】

1. 防风通圣丸（《全国中药成药处方集》）加减治疗皮肤痒。

［病因病理］多由风湿热邪客于皮腠，内不得通，外不得泄，则营卫不和，气血运行失常，肌肤失于濡润，以致皮肤痒（风湿热型）。

［主要症状］发病比较快，多是对称分布于身体任何部位，皮肤可见潮红，发痒，红斑，肿胀，血疹，水泡，脓疮，糜烂渗液较多，浸淫成片，瘙痒较剧烈，可伴有发热、疲乏、倦怠或有腹痛，便秘或腹泻，小便短赤，舌质红，苔黄腻，脉滑数。

［治疗原则］清热利湿，祛风止痒。

［方药组成］防风 10 克，川芎 10 克，当归 10 克，白芍 15 克，大黄 10 克，连翘 10 克，薄荷 10 克，石膏 20 克，桔梗 10 克，黄芩 10 克，白术 10 克，栀子 10 克，甘草 10 克，白蒺藜 15 克，苦参 15 克，徐长卿 10 克，土茯苓 20 克。

［用法用量］中药饮片水煎服（中药配方颗粒溶化），每日一剂，一剂分早晚各一次。

2. 麻黄细辛附子汤（《伤寒论》）加减治疗全身疼痛。

［病因病理］多由风寒湿邪乘虚侵入经络关节肌肉，使气血运行不畅，关节不利，瘀滞不通，而致全身疼痛，

［主要症状］遍身关节疼痛，屈身不利或痛无定处。厉节游走或痛有定处，疼痛剧烈，如针刺或肢体肿胀，麻木重着，活动不利，初期伴有微恶风寒，头痛身热，舌淡，苔薄白，脉沉缓。

［治疗原则］辛温散寒，祛风化湿。

　　[方药组成] 麻黄 10 克，制附子 10 克（先煎半小时），羌活 10 克，防风 10 克，桃仁 10 克，荆芥 10 克，独活 10 克，当归 15 克，川芎 10 克，杜仲 15 克，甘草 10 克，桂枝 15 克，鸡血藤 15 克。

　　[用法用量] 中药饮片水煎服（中药配方颗粒溶化），每日一剂，一剂分早晚各一次。

　　3. 四物汤（《太平惠民和剂局方》）加味治疗产后头痛（血虚）。

　　[病因病理] 产后阳气虚弱，卫阳不得固表，若不慎感受风寒，而致产后头痛。

　　[主要症状] 头痛伴见恶寒发热，鼻塞流稀涕，头晕目眩，自汗怕冷，气短疲乏，舌苔薄白，脉浮缓。

　　[治疗原则] 养血祛风止痛。

　　[方药组成] 当归 12 克，川芎 10 克，熟地 25 克，白芍 15 克，荆芥 10 克，白芷 10 克，防风 5 克，羌活 5 克。

　　[用法用量] 中药饮片水煎服（中药配方颗粒溶化），每日一剂，一剂分早晚各一次。

　　4. 驱虫清疹汤（秘方）治疗瘾疹

　　[病因病理] 用于体虚寒侵，由肠寄生虫者诱发而致瘾疹。

　　[主要症状] 风团反复发作，遇冷或风吹则发热加重，可缓解，有便虫史，腹中时有隐痛，嘈异物，面部多有黄白斑点，舌苔薄白，脉浮缓或浮紧。

　　[治疗原则] 祛风散寒，驱虫清疹。

　　[方药组成] 乌梅 15 克，黄连 10 克，桂枝 10 克，制附子 10 克，干姜 10 克，川椒 10 克，川楝子 10 克，大黄 10 克，防风 10 克，甘草 9 克，荆芥 12 克。

　　[用法用量] 中药饮片水煎服（中药配方颗粒溶化），
每日一剂，一剂分早晚各一次。

三十五、茯苓

　　【名字来源】出自《神农本草经》。

　　【性味归经】性平，味甘，归心、肺、脾、肾经。

　　【功能主治】利水渗湿，健脾补中，宁心安神。用于小
便不利，水肿胀满，痰饮眩悸，脾虚泄泻，心悸怔忡，失眠
健忘，带下淋浊。

　　【适用禁忌】

　　1. 虚寒精滑或气虚下陷者忌服。

　　2. 低血糖、低血压患者不宜大量长期服用。

　　【用法用量】煎服 6 ~ 15 克，外用适量。

　　【效验时方】

　　1. 党参 15 克，白术 10 克，茯苓 10 克，炙甘草 10 克，
砂仁 10 克，香附 10 克，水煎服，主治妊娠恶阻（脾虚者）。

　　2. 神曲 15 克，山药 15 克，莱菔子 15 克，茯苓 15 克，
陈皮 10 克，半夏 15 克，连翘 10 克，水煎服，主治胃痛
（饮食停滞）。

　　3. 白茯苓末，白萝卜汁，合敷于面部即可，每日可敷
1 ~ 2 次，连用 7 日一个疗程，主治面部雀斑。

　　4. 半夏 15 克，白术 15 克，陈皮 10 克，天麻 10 克，茯
苓 15 克，砂仁 10 克，甘草 10 克，荷叶 15 克，钩藤 15 克，
白蒺藜 15 克，生姜 3 片，水煎服，主治眩晕（痰浊中阻）。

　　5. 茯苓 30 克，远志 6 克，槐花 3 克，半夏 12 克，竹茹
6 克，泽泻 15 克，陈皮 10 克，菊花 15 克，天麻 10 克，黄
芩 6 克，桂枝 6 克，炒白术 15 克，生姜 10 克，水煎服，主

治眩晕（痰湿内阻）。

【临证运用】

1. 活血利水汤（先父验方）治疗热痹。

［病因病理］多因素体阳气偏盛，内有蕴热，或风寒湿痹，日久不愈，邪留经络，郁而化热，而致热痹（风湿热痹型）。

［主要症状］关节疼痛，局部灼热红肿，得冷则舒，痛不可处，可病及一个或多个关节，多有发热，恶风口渴，烦闷不安，苔黄腻，脉滑数。

［治疗原则］清热通络，祛风除湿。

［方药组成］菊花15克，公英20克，连翘15克，银花藤30克，乳香10克，没药10克，羌活10克，防风10克，赤芍10克，牛膝15克，桂枝10克，甘草10克，茯苓30克，益母草15克。

［用法用量］中药饮片水煎服（中药配方颗粒溶化），每日一剂，一剂分早晚各一次。

2. 减肥利湿汤（秘方）治疗阳痿。

［病因病理］多由饮食、劳倦，损伤脾气，运化失司，聚湿生热，或外湿内侵，蕴郁酿热，湿热下注，阻遏气血，则宗筋失养，而弛缓致阳痿（湿热下注）。

［主要症状］体重渐增，形体肥胖，咯痰不断，阴茎举而不坚或阳痿，性欲减低，自汗，烦躁口苦，腰膝无力，小便短赤，舌红，苔黄腻，脉濡数。

［治疗原则］清热祛湿，通阳起痿。

［方药组成］苍术10克，香附15克，云苓20克，半夏15克，陈皮10克，甘草10克，当归15克，川芎10克，桂枝15克，桃仁10克，红花10克，薏苡仁20克，韭菜子15

克，路路通 15 克。

［用法用量］中药饮片水煎服（中药配方颗粒溶化），每日一剂，一剂分早晚各一次。

3. 六味地黄汤（《景岳全书》）加减治疗膏淋。

［病因病理］多由病久不愈、房事不洁，致肾阴虚，虚火扰动，精关不固而致膏淋（肾阴亏虚型）。

［主要症状］淋出如脂，涩痛较轻，腰膝酸软，头昏无力，甚至烦热口干盗汗，耳鸣耳聋，舌红，少苔，脉细数或细弦。

［治疗原则］滋阴补肾固涩。

［方药组成］生地 25 克，山药 15 克，茯苓 15 克，泽泻 15 克，黄柏 15 克，龙骨 30 克，牡蛎 30 克，地骨皮 15 克，车前子 15 克，石斛 15 克，芡实 20 克，五味子 10 克，莲须 15 克。

［用法用量］中药饮片水煎服（中药配方颗粒溶化），每日一剂，一剂分早晚各一次。

4. 益气固精汤（秘方）加减治疗尿频。

［病因病理］多由于思虑不解或劳倦过度，病久伤脾，中气下陷，精微下注，而致尿频（中气下陷）。

［病候表现］尿频，尿不尽，尿清，或尿浊如白浆，小腹坠胀，神疲乏力，面色无华，气短懒言，纳谷欠佳，劳累后加重，舌淡苔白，脉虚弱。

［治疗原则］益气固尿。

［方药组成］黄芪 30 克，党参 30 克，云苓 18 克，菟丝子 15 克，芡实 20 克，金樱子 15 克，草薢 15 克，陈皮 10 克，益智仁 15 克，桑螵蛸 10 克。

［用法用量］中药饮片水煎服（中药配方颗粒溶化），

每日一剂，一剂分早晚各一次。

三十六、附子

【名字来源】出自《神农本草经》。

【性味归经】性热，味辛、甘，有毒，归心、脾、肾经。

【功能主治】回阳救逆，助阳补火，散寒止痛。用于亡阳证，各种阳虚，寒痹，阴痈。

【适用禁忌】

1. 阴虚阳亢，真热假寒者忌用。年老体虚，孕妇禁用。

2. 脑动脉硬化者忌用，血管性头痛者慎用。

3. 恶蜈蚣，畏防风、甘草、黄芪、人参、犀角。反半夏、瓜蒌、贝母、白及。

【用法用量】煎服，内服宜先煎（0.5－1 小时），口尝无麻辣感为度，严格控制剂量及掌握火候，以免中毒。

【效验时方】

1. 制附子 15 克（先煎半小时），干姜 10 克，甘草 3 克，水煎服，主治呕吐腹泻，四肢厥冷。

2. 制附子 15 克（先煎半小时），干姜 10 克，葱白一根，肉桂 10 克，厚朴 10 克，甘草 10 克，大黄 10 克，水煎服，主治便秘（阳虚）。

3. 大黄 5 克，黄连 5 克，制附子 5 克（先煎半小时），肉桂 5 克，水煎服，主治口腔溃疡（寒热错杂）。

4. 制附子 15 克（先煎半小时），干姜 15 克，肉桂 5 克，白术 10 克，苍术 10 克，甘草 10 克，白芥子 10 克，苏子 10 克，地肤子 15 克，水煎服，主治喘症（肾阳虚）。

5. 制附子 15 克（先煎半小时），茯苓 30 克，白术 15 克，泽泻 15 克，白芍 15 克，干姜 10 克，猪苓 10 克，巴戟天 15 克，桂枝 15 克，水煎服，主治浮肿（脾肾阳虚）。

6. 制附子 15 克（先煎半小时），党参 15 克，白术 10 克，干姜 10 克，白芍 10 克，木香 10 克，甘草 10 克，高良姜 10 克，小茴香 10 克，乌药 12 克，黄连 10 克，主治痢疾（脾胃虚寒）。

7. 炒白术 10 克，生地 15 克，甘草 10 克，制附子 15 克（先煎半小时），阿胶 10 克，黄芩 10 克，牛膝 5 克，灶心土 30 克，水煎服，主治血衄（肾阳虚）。

8. 附子 6 克（先煎半小时），干姜 3 克，炙甘草 3 克，党参 9 克，茯苓 9 克，淮小麦 30 克，大枣 6 枚，水煎服，主治胃脘痛（脾肾阳虚）。

9. 党参 15 克，白术 15 克，山药 15 克，茯苓 10 克，附子 10 克（先煎半小时），炮姜 10 克，升麻 10 克，吴茱萸 10 克，肉豆蔻 10 克，黄芪 30 克，薏苡仁 30 克，地榆炭 30 克，甘草 5 克，补骨脂 12 克，水煎服，主治痢疾（脾肾阳虚）。

10. 黄芩 30 克，丹参 30 克，枳壳 12 克，附子 12 克，瓜蒌 12 克，薤白 12 克，红花 12 克，桂枝 12 克，炙甘草 10 克，水煎服，主治胸痹（阴寒凝滞）。

11. 皂角刺 30 克，薏苡仁 30 克，独活 9 克，制附子 9 克，防己 9 克，肉桂 6 克，姜黄 15 克，苍术 15 克，水煎服，主治痹症（风寒湿痹型）。

12. 附子 9 克（先煎半小时），淫羊藿 9 克，熟地黄 9 克，仙茅 6 克，桃仁 6 克，红花 6 克，冬瓜子 30 克，薏苡仁 30 克，党参 12 克，茯苓 12 克，蔓荆子 5 克，水煎服，主治黄褐斑（肾阳虚）。

【临证运用】

1. 温通心阳汤（秘方）加味治疗心动过缓。

［病因病理］多由大病久病之后，阳气虚衰不能温养心脉，而致心动过缓（心阳不足）。

［主要症状］心悸气短，反复出现心跳慢，头晕眼花，胸闷而痛，四肢不温，或见下肢、全身浮肿，活动或劳动时心跳更缓慢，自汗，面色晦暗，舌淡或紫暗，脉细弱或结代。

［治疗原则］温通心阳。

［方药组成］党参15克，制附子15克（先煎一小时），枳实15克，桂枝10克，甘草10克，丹参15克，川芎10克。

［用法用量］中药饮片水煎服（中药配方颗粒溶化），每日一剂，一剂分早晚各一次。

2. 附桂鼻渊汤（先父验方）加减治疗鼻漏。

［病因病理］多由肺脾气虚，卫气不固，邪滞鼻窍，肺气的充实有赖于脾气的输布，脾气虚则肺气虚，脾肺气虚而致鼻漏（脾肺气虚型）。

［主要症状］鼻流清涕，遇寒加重，无发热恶寒证，嗅觉暂时减退，鼻黏膜苍白水肿，伴有气短自汗，声音低弱，面色㿠白，倦怠乏力，食少便溏，舌淡苔白而润，脉细弱。

［治疗原则］温补肺脏，升清化湿。

［方药组成］制附子10克（先煎半小时），肉桂10克，辛夷花10克，白芷10克，升麻10克，藁本10克，防风10克，诃子肉10克，桔梗10克，黄芪30克，桂枝10克，荆芥10克。

［用法用量］中药饮片水煎服（中药配方颗粒溶化），每日一剂，一剂分早晚各一次。

3. 温经暖腰汤（秘方）加减治疗腰痛。

[病因病理] 风寒湿邪侵入，气候变化失常，冷热交错或居湿地，涉水冒雨，或劳逸过度，触冒风寒，使风寒湿邪直入腰部肌肉筋脉而致腰痛（寒湿腰痛型）。

[主要症状] 腰部冷痛重着，转侧不利，劳累与受寒加剧，静卧痛减，痛外皮色不红，触之不热，舌苔白，脉多弦紧。

[治疗原则] 散寒除痹，温经通络。

[方药组成] 麻黄10克，制附子10克（先煎半小时），羌活10克，防风10克，桃仁10克，荆芥15克，鸡血藤20克，独活10克，当归15克，川芎10克，杜仲15克，甘草10克，土鳖虫10克，牛膝10克。

[用法用量] 中药饮片水煎服（中药配方颗粒溶化），每日一剂，一剂分早晚各一次。

4. 金匮肾气丸（《济生方》）加减治疗睾丸痛。

[病因病理] 由于色欲过度，房事不洁，或由于禀赋虚弱，先天不足，而复犯房室之禁，或由于少年频犯手淫，而伤肾阳之气，循经下注于肾，而致睾丸痛（肾阳虚）。

[病候表现] 睾丸疼痛，下腹隐隐冷痛，肢冷恶寒，面青，阳事不举，举而不坚，精薄清晰，头晕耳鸣，腰痛膝软，精神萎靡，大便溏薄，舌淡苔白，脉沉细。

[治疗原则] 温补肾阳。

[方药组成] 制附子10克（先煎半小时），肉桂10克，熟地24克，枸杞子15克，山药10克，云苓10克，葫芦巴10克，乌药15克，荔枝核15克，橘核15克，小茴香15克，川楝子10克，川椒5克。

[用法用量] 中药饮片水煎服（中药配方颗粒溶化），每日一剂，一剂分早晚各一次。

二十七、干姜

【名字来源】出自《神农本草经》。

【性味归经】性温，味辛，归脾、胃、肾、心经。

【功能主治】温中散寒，回阳通脉，温肺化饮。用于寒性腹痛，泄泻，咳喘及亡阳证，蛔厥证，寒积便秘水肿。

【适用禁忌】

1. 阴虚火旺、失血、火热妄行，热病伤津者绝不可用，孕妇禁用。

2. 阴囊湿疹、泌尿系感染、中暑、红眼病、脂溢性皮炎，急性细菌性痢疾者忌用。高血压，脑动脉硬化者忌用。

3. 急性阑尾炎、胃炎、胃出血、咯血、癌症者忌用。肛裂者忌用。

【用法用量】水煎服 3～9 克。

【效验时方】

1. 干姜 45 克，甘草 30 克，大枣 30 克，水煎服，主治急性胃肠炎（寒湿凝滞）。

2. 鹿角霜 15 克，菟丝子 15 克，巴戟天 15 克，杜仲 15克，小茴香 15 克，升麻 10 克，赤石脂 20 克，干姜 10 克，甘草 10 克，水煎服，主治久泻（阳损及阴）。

3. 党参 15 克，白术 10 克，干姜 10 克，甘草 10 克，黄连 8 克，茯苓 10 克，木香 10 克，枳实 10 克，香附 15 克，制附子 15 克（先煎半小时），水煎服，主治痢疾（脾肾阳虚）。

4.（1）乌药 15 克，香附 15 克，干姜 10 克，紫苏叶 10克，陈皮 10 克，厚朴 10 克，甘草 10 克，水煎服，主治呕吐（寒邪内阻）。

（2）干姜 10 克，小茴香 10 克，党参 10 克，白术 10 克，白芍 10 克，甘草 9 克，大枣 3 个，水煎服，主治呕吐（脾胃虚寒）。

5. 小茴香 10 克，干姜 10 克，元胡 10 克，当归 15 克，没药 10 克，川芎 10 克，肉桂 10 克，赤芍 10 克，五灵脂 10 克，蒲黄 15 克，川椒 5 克，香附 15 克，乌药 10 克，川楝子 15 克，水煎服，主治不孕症（寒邪凝滞）。

【临证运用】

1. 六君子汤（《医学正传》）加味治疗呕吐。

［病因病理］平素脾胃虚寒，或外感湿邪，或内伤饮食，脾胃受困，气机阻滞，升降失司，胃失和降，水谷随气上逆而发生呕吐（脾胃虚寒型）。

［主要症状］经常反复呕吐清水，时轻时重，伴胃纳差，腹胀，喜温怕冷，面色萎黄，疲倦无力，大便溏薄，舌淡，苔白润，脉细弱。

［治疗原则］健脾益气，温中止呕。

［方药组成］党参 15 克，白术 10 克，茯苓 10 克，甘草 10 克，陈皮 10 克，半夏 15 克，干姜 10 克，公丁香 10 克，吴茱萸 10 克，柿蒂 20 克。

［用法用量］中药饮片水煎服（中药配方颗粒溶化），每日一剂，一剂分早晚各一次。

2. 制酸降逆汤（秘方）加减治疗吐酸。

［病因病理］多由脾胃虚寒，宿冷停寒，或饮酒过度，壅结于胃，肠失传导，或肝郁犯胃，熏蒸于脾，脾湿化寒，寒邪客胃，胃失和降而致吐酸（脾胃虚寒型）。

［主要症状］吐酸，胃脘胀痛，喜温怕冷，受凉易作，大便溏薄，小便清长，呃逆嗳气，舌苔薄白，脉沉迟。

［治疗原则］温中散寒，和胃制酸。

［方药组成］柿蒂 50 克，党参 15 克，干姜 10 克，丁香 10 克，半夏 15 克，陈皮 10 克，甘草 10 克，乌药 10 克，木香 10 克，川朴 15 克，瓦楞子 15 克，海螵蛸 15 克。

［用法用量］中药饮片水煎服（中药配方颗粒溶化），每日一剂，一剂分早晚各一次。

3. 健脾温胃汤（先父验方）加减治疗泄泻。

［病因病理］饮食过量，宿食内停，或过食肥腻，呆胃滞脾，或多食生冷，误食不洁之物，损伤脾胃，传导失联，升降失调而致泄泻（寒湿困脾）。

［主要症状］腹痛肠鸣，泻下痛减，泻下伴有不消化之物，或大便清长，甚至如水样，脘闷食少，胃喜暖喜按，苔薄白，脉濡缓。

［治疗原则］健脾化湿，温胃和中。

［方药组成］良姜 10 克，肉桂 10 克，干姜 10 克，陈皮 10 克，川朴 10 克，香附 15 克，木香 10 克，破故纸 15 克，诃子肉 10 克，肉蔻 10 克，白术 15 克，泽泻 10 克，大腹皮 15 克。

［用法用量］中药饮片水煎服（中药配方颗粒溶化），每日一剂，一剂分早晚各一次。

三十八、甘草

【名字来源】出自《本经》。

【性味归经】味甘，性平，归脾、胃、肺、心经。

【功能主治】补脾益气，润肺止咳，缓急止痛，清热解毒。用于脾胃虚弱症，脏燥症，心动悸，脉结代，诸咳喘症，脘腹或四肢挛急，痈疽疮肿，咽喉肿痛，食物，药物中毒，缓和药性，调和百药。

【适用禁忌】

1. 湿盛而胸腹胀满及呕吐者忌用。

2. 各种水肿、肾病、高血压、低血钾、充血性心力衰竭者均不宜服用，如需大量久服时，可配适量的利水渗湿药同用，并宜低盐饮食，补中宜炙用，泻火宜生用。

3. 甘草反海藻、大戟、甘遂、芫花；恶远志；不宜与鹿茸同用。

【用法用量】煎服 3 ~ 10 克，外用适量。

【效验时方】

1. 苏叶 15 克，杏仁 10 克，桔梗 10 克，知母 10 克，陈皮 10 克，半夏 10 克，川贝母 10 克，炙甘草 10 克，水煎服，主治咳嗽肺热。

2. 炙甘草 10 克，党参 30 克，桂枝 15 克，熟地 20 克，阿胶 10 克，干姜 10 克，瓜蒌 15 克，薤白 30 克，枳实 10 克，白酒 30 毫升，水煎服，主治心绞痛（寒痹胸阳）。

3. 徐长卿 30 克，生甘草 5 克，水煎服，主治皮肤痒。

4. 炒莱菔子 15 克，川椒 5 克，黄芩 12 克，生姜 6 克，地龙 15 克，炒杏仁 6 克，紫苏子 10 克，白芥子 6 克，甘草 6 克，大枣 6 枚，水煎服，主治冷哮证。

【临证运用】

炙甘草汤（《伤寒论》）加减治疗失眠。

[病因病理] 多由久病，气血阴阳均虚，或因失血过多，血不养心，血衰气少，心血不足，心神失养而致失眠。血亏气弱，心脑失养型（心血亏虚）。

[主要症状] 心悸不安，头晕目眩，面色及唇颊沟苍白，四肢无力，失眠多梦，健忘，舌淡，苔薄，脉结代。

[治疗原则] 滋阴扶阳，宁心安神。

[方药组成] 炙甘草 45 克，熟地 45 克，阿胶 10 克，桂枝 10 克，麦门冬 10 克，火麻仁 15 克，人参 10 克，夜交藤 30 克，合欢皮 15 克，白芍 15 克。

[用法用量] 中药饮片水煎服（中药配方颗粒溶化），每日一剂，一剂分早晚各一次。

三十九、葛根

【名字来源】出自《本经》。

【性味归经】性凉，味甘、辛，归脾、胃经。

【功能主治】解肌退热。生津透疹，升阳止泻，用于一切热性病之发热口渴，肠胃病之初期下痢，感冒、背项强、挛急、麻疹、斑疹初期、高血压，外用于汗疹，湿疹。

【适用禁忌】

1. 大剂量可引起中毒，胃寒及表虚多汗者慎用。

2. 斑疹已透者不可应用。

【用法用量】煎服 6～20 克。

【效验时方】

1. 葛根 10 克，柴胡 10 克，防风 6，黄芩 10，荆芥 6 克，水煎服，主治感冒风热。

2. 葛根 10 克，生石膏 15 克，知母 10 克，甘草 3 克，水煎服，主治热证烦渴。

3. 葛根 15 克，水煎服，连服 1～2 个月，主治高血压，颈项痛。

4. 桂枝 15 克，白芍 15 克，甘草 10 克，葛根 30 克，天麻 10 克，全虫 5 克，地龙 10 克，生姜 3 片，红枣 3 个，水煎服，主治颈椎病。

5. 葛根 30 克，白芍 20 克，柴胡 15 克，钩藤 15 克，白芷 10 克，川芎 10 克，土鳖虫 10 克，水煎服，主治头痛（肝郁血瘀）。

6. 防风 10 克，当归 10 克，杏仁 10 克，茯苓 10 克，秦艽 10 克，葛根 10 克，桂枝 6 克，羌活 6 克，黄芩 3 克，甘草 3 克，水煎服，主治五十肩（风寒型）。

【临证运用】

1. 葛根六味汤（秘方）治疗消瘦。

［病因病理］多由于脾气虚衰，统摄不固，或脾胃虚弱，健运失司，水谷不能化生精微，气弱则血虚，血虚不荣肌肉筋脉而致消瘦。

［主要症状］身体逐渐消瘦，面色萎黄或㿠白，倦怠乏力，食欲正常或纳呆，气短懒言，头晕头昏，小便清长，大便溏，舌淡苔白，脉细或虚软。

［治疗原则］调补肝肾，益气生阳。

［方药组成］生山药 25 克，黄芪 25 克，党参 25 克，甘草 10 克，生白术 15 克，葛根 25 克。

［用法用量］中药饮片水煎服（中药配方颗粒溶化），每日一剂，一剂分早晚各一次。

2. 八珍汤（《瑞竹堂经验方》）加减治疗眩晕（血压偏低）。

［病因病理］多系操劳过度或久病不愈，耗伤气血或失血之后，虚而不复，或脾胃虚弱，不能健运水谷，以化生气血，气血两虚，气虚清阳不升，血虚则失所养而致眩晕（血压偏低）。

［主要症状］头晕眼花，劳累加重，心烦气短，面色苍白，唇颊不华，自汗盗汗，失眠健忘。舌质淡，脉细弱

［治疗原则］补养气血。

［方药组成］熟地 24 克，当归 12 克，白芍 10 克，川芎 10 克，党参 20 克，白术 10 克，甘草 10 克，云苓 10 克，黄芪 20 克，葛根 20 克，枣仁 20 克，龙骨 30 克。

［用法用量］中药饮片水煎服（中药配方颗粒溶化），每日一剂，一剂分早晚各一次。

3. 灵仙颈眩汤（先父验方）治疗颈椎病。

［病因病理］多因颈部反复疲劳，气血凝滞不通而致颈椎病。

［主要症状］颈肩背强痛，酸硬严重者甚至僵斜不能屈伸转侧，活动受限，常在晨起、久坐看书、写文章、看电视、开车等颈部长时间不动而加重，头晕，手麻木。舌淡红，苔白，脉细弦或涩。

［治疗原则］活血化瘀，行气止痛。

［方药组成］威灵仙 20 克，葛根 20 克，桂枝 15 克，赤芍 10 克，白芍 10 克，当归 15 克，骨碎补 10 克，土鳖虫 10 克，鹿角霜 10 克，天麻 10 克，白术 12 克，甘草 10 克。

［用法用量］中药饮片水煎服（中药配方颗粒溶化），每日一剂，一剂分早晚各一次。

4. 益气聪明汤（《证治准绳》）加减治疗耳聋耳鸣（中气不足）。

［病因病理］多由病久脾胃虚弱，中气不足，清气不能上承于耳，清窍失养而致耳鸣耳聋。

［主要症状］耳鸣呈低音调，劳而更甚，或在蹲下站起时较甚，倦怠乏力，神疲纳呆，便溏，头晕冷恶，食后腹胀，面色萎黄，舌淡，苔薄，脉细弱。

［治疗原则］益气健脾，升清开窍。

［方药组成］黄芪 20 克，党参 15 克，升麻 10 克，甘草 10 克，柴胡 10 克，葛根 20 克，白芍 15 克，磁石 30 克，路路通 30 克，石菖蒲 10 克。

［用法用量］中药饮片水煎服（中药配方颗粒溶化），每日一剂，一剂分早晚各一次。

四十、钩藤

【名字来源】出自《名医别录》。

【性味归经】性微寒，味苦、甘，归肝、心经。

【功能主治】息风止痉，清热平肝。用于肝风内动，惊痫抽搐，因热而致，或伴有热象者，及肝火上攻，或肝阳上亢之头痛眩晕，本品具有清、疏泄之性，能清热透邪，用于风热外感，头痛目赤，及斑疹透发不畅之症。

【适用禁忌】

1. 不宜用于虚寒症，无风热，实热者慎用。

2. 孕妇慎用，老年人和婴幼儿不宜用。

3. 心动过缓，低血压患者不宜大量长期服用。

【用法用量】煎服 3~18 克，宜后下，故不宜久煎。

【效验时方】

1. 钩藤 30 克，豨莶草 30 克，郁李仁 6 克，水煎服，主治神经衰弱失眠。

2. 龙骨 30 克，牡蛎 30 克，珍珠母 30 克，全虫 5 克，僵蚕 10 克，牛膝 15 克，桑寄生 30 克，石菖蒲 10 克，石决明 30 克，钩藤 15 克（后下），羚羊角 20 克，水煎服，主治外伤头痛（肝阳上亢）。

3. 钩藤 20 克，菊花 10 克，牛膝 15 克，天麻 15 克，石决明 30 克，代赭石 10 克，珍珠母 30 克，茯神 15 克，生地

20 克，地龙 10 克，白芍 15 克，天麻 10 克，水煎服，主治眩晕（肝阳上亢）。

4. 丹皮 15 克，钩藤 15 克，川芎 10 克，玄参 15 克，牛膝 15 克，白芍 20 克，龙骨 30 克，桑寄生 20 克，水煎服，主治眩晕（阴虚阳亢）。

【临证运用】

1. 天麻钩藤饮（《杂病证治新义》）加减治疗头痛。

[病因病理] 多由素体阳虚，肝阳上亢，或因长期忧郁恼思，气郁化火，使肝阴、风阳升动，上扰清空，或肾阴素亏，不能养肝，肝阴不足，肝阳上亢而致头痛（肝阳上亢型）。

[主要症状] 头晕头痛，每因烦劳或恼怒，而头晕头痛增剧，情绪急躁，心烦易怒。少寐多梦，耳鸣耳聋。口苦面赤，舌红，苔黄，脉弦有力。

[治疗原则] 平肝潜阳，清火息风。

[方药组成] 天麻 10 克，钩藤 15 克，栀子 10 克，黄芩 10 克，牛膝 15 克，夜交藤 30 克，石决明 30 克，桑寄生 15 克，白芍 15 克，菊花 15 克，夏枯草 15 克，龙胆草 10 克，龙骨 30 克，牡蛎 30 克，珍珠母 30 克。

[用法用量] 中药饮片水煎服（中药配方颗粒溶化），每日一剂，一剂分早晚各一次。

2. 钩藤温胆汤（秘方）加减治疗眩晕。

[病因病理] 多由恣食肥甘，劳倦太过，伤于脾胃，健运失司，水谷不化精微，聚湿生痰，痰湿中阳，则清阳不升，浊阴不降，或因痰湿偏盛，痰郁化火，上蒙清窍而致眩晕（痰热内盛型）。

[主要症状] 眩晕而兼头晕胀痛，心烦口苦，形体肥胖，

脘闷冷恶，失眠多梦，舌苔黄腻，脉弦滑。

［治疗原则］化湿清热。

［方药组成］钩藤 15 克，菊花 15 克，白蒺藜 15 克，半夏 15 克，茯苓 10 克，陈皮 10 克，黄连 8 克，竹茹 10 克，牛膝 15 克，地龙 10 克，甘草 10 克，黄芩 10 克。

［用法用量］中药饮片水煎服（中药配方颗粒溶化），每日一剂，一剂分早晚各一次。

四十一、桂枝

【名字来源】出自《神农本草经》。

【性味归经】性温，味辛而甘，归心、肺、膀胱经。

【功能主治】发汗解表，温经通阳，用于外感风寒表虚有汗或表实无汗，风湿痹痛，痰饮，水肿，胸痹，胸痛或心悸，脉结代等证。

【适用禁忌】

1. 阴虚火旺，咽喉病，出血性疾病，孕妇，月经过多者均慎用。

2. 痤疮、麻疹者忌用。

3. 自汗、盗汗患者不宜单味药服用，畏赤石脂、白石脂。

【用法用量】水煎服 3~9 克。

【效验时方】

桂枝 15 克，炙麻黄 15 克，防风 10 克，荆芥 10 克，桔梗 10 克，白术 10 克，白芷 10 克，白蒺藜 15 克，徐长卿 15 克，赤芍 10 克，白芍 10 克，生姜 3 片，红枣 3 枚，水煎服，主治荨麻疹（表虚）。

【临证运用】

1. 当归四逆汤（《伤寒论》）加减治疗睾丸肿痛。

[病因病理] 平素喜饮生冷，损伤中阳，又感外寒，凝滞于肝，因肝之经脉循少腹，绕阴器，故而致睾丸肿痛（寒滞肝经型）。

[主要症状] 睾丸肿，有坠痛感。站立稍久或行走时疼痛加重，睾丸外喜温热，常伴有头昏疼痛，呕吐清水，苔白，脉沉弦。

[治疗原则] 温经散寒，行气止痛。

[方药组成] 桂枝15克，当归10克，赤芍10克，白芍10克，木通10克，吴茱萸10克，小茴香10克，川椒5克，荔枝核15克，甘草10克，沉香10克，橘核12克。

[用法用量] 中药饮片水煎服（中药配方颗粒溶化），每日一剂，一剂分早晚各一次。

2. 右归丸（《景岳全书》）加减和外熏洗治疗足跟痛。

[病因病理] 多因恣情纵欲，房事过度，或常手淫，亏损肾精，而阴损及阳，或惊恐伤肾，或寒冷损阳，命门火衰，温煦失职，而致足跟痛（肾阳不足型）。

[主要症状] 气怯神疲，腰膝酸软，四肢不温，久站或劳力痛甚，纳差，便溏，舌淡苔白，脉沉细。

[治疗原则] 补益肾阳，温肾填精。

[方药组成] 熟地25克，山药15克，枸杞子10克，山萸肉10克，杜仲15克，制附子10克，桂枝15克，甘草10克，当归15克，防风10克，木瓜15克，牛膝10克，川断10克。

[用法用量] 中药饮片水煎服（中药配方颗粒溶化），每日一剂，一剂分早晚各一次。

[外熏洗方] 牛膝25克，木瓜25克，川椒15克，麻黄10克，桂枝15克，芒硝10克，独活10克，桑枝60克，韭

菜籽 15 克，红花 10 克。每日一剂，每剂熏洗足部 1 次。

3. 葱白祛寒汤（先父验方）治疗畏寒头痛。

［病因病理］素体气血虚弱，营卫失调，腠理不固，稍有不慎，风寒之邪便乘虚侵入头部，使气血运行不畅，瘀滞而致畏寒头痛。

［主要症状］辛温解表，温通止痛。

［治疗原则］头部喜裹，少有隙缝，头痛剧烈，全身恶寒怕冷，微发热或不发热，周身乏力，舌苔薄白，脉细缓。

［方药组成］麻黄 5 克，桂枝 10 克，荆芥 10 克，防风 10 克，葛根 15 克，羌活 10 克，白芷 10 克，葱白 3 根。

［用法用量］中药饮片水煎服（中药配方颗粒溶化），每日一剂，一剂分早晚各一次。

四十二、海螵蛸

【名字来源】出自《神农本草经》。

【性味归经】性温，味咸、涩，归肝、肾经。

【功能主治】收敛止血，固精止带，制酸止痛，收湿敛疮，用于崩漏下血、肺胃出血、创伤出血、遗精带下、胃痛吐酸，湿疮，湿疹及溃疡多脓。

【适用禁忌】

1. 内有实热，阴虚内热，小便不利，大便秘结等忌单味药大量服用，前列腺肥大者忌用。

2. 各种出血性疾病因血热妄行者忌单味大量服用。

【用法用量】水煎服，外用适量 6～12 克。

【效验时方】

1. 海螵蛸研细粉，每次服 10 克，日服 2～3 次，开水送服，或温酒送服，主治胃痛，胃酸过多。

2. 海螵蛸 15 克，茜草炭 10 克，牡蛎 15 克，水煎服，主治妇女血崩。

3. 海螵蛸 5 克，黄连 5 克，共研细粉，香油调涂患处，主治黄水疮。

4. 菟丝子 15 克，沙苑子 15 克，黄芪 15 克，山药 30 克，肉桂 5 克，海螵蛸 15 克，制附子 15 克（先煎半小时），补骨脂 15 克，水煎服，主治带下症（肾气不固）。

5. 海螵蛸 15 克，白芍 15 克，制香附 15 克，砂仁 10 克，良姜 10 克，甘草 10 克，瓦楞子 10 克，水煎服，主治胃痛（寒湿内侵）。

6. 海螵蛸适量，用法：取海螵蛸洗去硬壳，研细粉，新鲜伤口常规消毒后，直接敷上海螵蛸，1～2 天换药一次，主治创伤性出血。

7. 海螵蛸 30 克，椿根白皮 30 克，血余炭 30 克，水煎服，主治崩漏。

【临证运用】

1. 温胃止酸汤（秘方）加减治疗胃痛。

［病因病理］素体阳虚生内寒，又复寒邪客胃（如长期饮冷，涉水），寒凝胃脘，气机不通而致胃痛（脾胃虚寒型）。

［主要症状］胃脘隐痛，喜暖喜温，烧心吞酸，神疲乏力，畏寒肢冷，大便溏薄，嗳气，舌淡有水分，脉细弱。

［治疗原则］温胃健脾，制酸止痛。

［方药组成］黄芪 20 克，桂枝 10 克，炒白芍 15 克，党参 15 克，砂仁 10 克，吴茱萸 10 克，公丁香 10 克，陈皮 10 克，半夏 15 克，甘草 9 克，瓦楞子 15 克，乌药 15 克，海螵蛸 15 克，生姜 3 克，大枣 5 枚。

[用法用量] 中药饮片水煎服（中药配方颗粒溶化），每日一剂，一剂分早晚各一次。

2. 清宫止血汤（先父验方）加减治疗赤白带下。

[病因病理] 多由经行产后，胞脉空虚，因洗浴不洁或久坐卧在潮湿的地方，或因房事不洁，湿浊秽毒内侵，渐渐化热，湿热蒸腐，使冲任损伤，而致赤白带下（热毒带下型）。

[主要症状] 带下量多，或赤白相兼，或如脓样，有臭气，阴部常有痒感或腐臭难闻，小腹酸痛，烦热口干，头昏头晕，午后优甚，大便干结，小便变黄而少，舌红，苔黄。脉弦数或细数。

[治疗原则] 清热解毒，除湿止带。

[方药组成] 土茯苓 30 克，银花藤 30 克，薏苡仁 30 克，丹参 15 克，车前子 15 克，益母草 15 克，甘草 10 克，鱼腥草 20 克，地骨皮 15 克，丹皮 10 克，川楝子 15 克，贯众炭 15 克，地榆炭 15 克，海螵蛸 15 克。

[用法用量] 中药饮片水煎服（中药配方颗粒溶化），每日一剂，一剂分早晚各一次。

四十三、何首乌

【名字来源】出自《日华子本草》。

【性味归经】性温，味苦、甘、涩，归肝、肾经。

【功能主治】制首乌：补益精血，用于精血亏虚，头晕眼花，须发早白，腰酸脚软，遗精，崩漏，带下等证。生首乌：解毒截疟，润肠通便，用于久疟，痈疮肿毒，肠燥便秘。

【适用禁忌】

1. 生首乌，大便溏泻者不宜用。制首乌，湿痰重者不宜用。

2. 外感热病者以及外感病邪未解者，不宜单味药大量服用。

3. 低血糖者不宜大量长期服用。

【用法用量】水煎服 10 ~ 30 克，外用适量。

【效验时方】

1. 制何首乌 15 克，当归 10 克，枸杞子 10 克，菟丝子 40 克，补骨脂 10 克，牛膝 10 克，赤茯苓 10 克，水煎服，主治须发早白（肝肾阴虚）。

2. 何首乌 30 克，水煎服，主治肠燥便秘，脾虚便秘者忌用。

3. 制何首乌 15 克，女贞子 15 克，桑寄生 15 克，青葙子 15 克，水煎服，主治高血压（肝肾阴虚）。

4. 何首乌 15 克，地黄 15 克，柏子仁 15 克，酸枣仁（炒）15 克，丹参 15 克，水煎服，主治烦躁不眠（心肾不交）。

5. 何首乌 30 克，珍珠母 30 克，丹参 10 克，水煎服，主治不眠多梦（心阴虚）。

6. 桂枝 10 克，龙骨 30 克，牡蛎 30 克，白芍 15 克，甘草 10 克，女贞子 15 克，旱莲草 15 克，五味子 10 克，枣仁 25 克，夜交藤 30 克，何首乌 30 克，水煎服，主治脱发斑秃。并经常用淡盐水或侧柏叶洗头，亦可适当服用维生素 B6 和胱氨酸治疗。

【临证运用】

1. 七宝美髯丹（《积善唐方》）加减治疗脱发。

　　［病因病理］多有肝肾不足，阴血亏虚，肾精不足，不能上行，以荣毛发而致脱发（肾精不足）。

　　［病候表现］脱发斑秃，遗精早泄，头晕耳鸣，腰膝酸软，面色不华，舌淡苔薄，脉细弦无力。

　　［治疗原则］滋补肝肾。

　　［方药组成］制首乌 30 克，赤芍 15 克，白芍 15 克，补骨脂 15 克，牛膝 15 克，当归 15 克，枸杞子 10 克，菟丝子 15 克，侧柏叶 15 克，黑芝麻 30 克，白芍 15 克，五味子 10 克，金樱子 15 克。

　　［用法用量］中药饮片水煎服（中药配方颗粒溶化），每日一剂，一剂分早晚各一次。

　　2. 首乌延寿丹（《世补斋医书》）加减治疗少白头。

　　［病因病理］多由于肾水亏虚，或肝血不足，阴不潜阳，肝阳偏亢，肾阴亏下，不荣须发而致脱发（肝肾不足）。

　　［病候表现］须发稀疏早白，腰膝酸软，头晕目眩，耳鸣耳聋，五心烦热，或全身无不适症状，饮食睡眠均正常。舌红，苔白，脉细数。

　　［治疗原则］补肝肾，益精血，黑须乌发。

　　［方药组成］制何首乌 25 克，桑椹子 15 克，黑芝麻 30 克，豨莶草 10 克，菟丝子 15 克，杜仲 15 克，牛膝 15 克，女贞子 10 克，桑叶 15 克，金银花 10 克，生地 15 克，旱莲草 15 克，赤芍 10 克，丹皮 10 克。

　　［用法用量］中药饮片水煎服（中药配方颗粒溶化），每日一剂，一剂分早晚各一次。制成蜜丸连服 2 个月为 1 疗程。

四十四、红花

　　【名字来源】出自《开宝本草》。

【性味归经】性温，味辛，归心、肝经。

【功能主治】通经，止血，消肿，通瘀，催产，活血，用于经闭痛经，妇人难产，产后瘀痛，癥瘕积聚，血瘀心腹胁痛，跌打损伤，瘀血肿痛，瘀血阻滞，斑疹色暗，疮痈肿毒。

【适用禁忌】

1. 红花辛温，活血之力较强。素体阳热亢盛，血热妄行者以及无瘀滞者不宜服用。

2. 月经过多者和孕妇忌用。

3. 低血压者忌单味药大量长期服用。

4. 昏迷病人禁用。

5. 老年人、婴幼儿不宜长期服用。

【用法用量】水煎服，3～10克。外用适量。

【效验时方】

1. 红花 15 克，赤芍 15 克，川芎 15 克，降香 15 克，丹参 30 克，共研细粉，分 3 次冲服，每日 1 剂，连服 15～30 日，主治冠心病心绞痛。

2. 红花 10 克，当归 10 克，桃仁 10 克，柴胡 5 克，大黄 6 克，水酒各半煎服，主治跌打损伤，局部血肿疼痛。

3. 红花 10 克，益母草 15 克，山楂 10 克，加红糖适量，水煎服，主治产后恶血不下，腹痛。

4. 桂枝 15 克，白芍 30 克，丹参 30 克，当归 15 克，川芎 10 克，桃仁 10 克，红花 10 克，牛膝 15 克，独活 10 克。刘寄奴 15 克，路路通 30 克，土鳖虫 10 克，秦艽 10 克，水煎服，主治腰痛（瘀血停蓄）。

5. 当归 10 克，川芎 10 克，生地 15 克，赤芍 10 克，桃仁 10 克，红花 10 克，柴胡 10 克，枳壳 15 克，郁金 15 克，丹参15克，茵陈20克，车前子15克，金钱草15克，元胡10克，川楝子10克，水煎服，主治胆囊炎（气滞血瘀型）。

6. 桃仁10克，红花10克，赤芍10克，生地20克，当归15克，桔梗10克，元参20克，麦冬15克，甘草10克，柴胡10克，枳壳15克，水煎服，主治声带增厚有小结（气滞血瘀型）。

7. 当归15克，川芎10克，红花10克，木瓜10克，僵蚕10克，元胡10克，路路通10克，钩藤15克，白芍20克，白芷10克，地龙10克，水煎服，主治血管性头痛。

8. 当归15克，桃仁10克，红花10克，川芎10克，赤芍10克，丹皮10克，紫草15克，土茯苓30克，生艾叶10克，蒲公英15克，苦参15克，丹皮10克，白蒺藜15克，水煎服，主治银屑病（血虚风燥型）。

9. 当归10克，桃仁10克，半夏10克，胆南星10克，川芎6克，红花6克，伸筋草10克，豨莶草30克，水煎服，主治半身不遂（痰瘀阻结）。

10. 生地9克，枳壳9克，当归9克，赤芍9克，川芎9克，桔梗6克，柴胡6克，甘草6克，桃仁6克，红花6克，牛膝20克，丝瓜络20克，路路通10克，石菖蒲15克，水煎服，主治耳鸣耳聋（气滞血瘀）。

【临证运用】

1. 活络效灵丹（《医学衷中参西录》）加味治疗腰腿痛。

[病因病理] 多由于跌打外伤，损伤经脉气血，或痹症日久，脉络避阻，外邪与瘀血，痰浊互相搏结，或因腰部用力不当，经络气血阻滞不通，留着腰腿部而致腰腿疼（气滞血瘀型）。

[主要症状] 腰部疼痛向臀及大腿后侧、腘窝小腿外侧

放射，呈刀刺样痛，每因劳累着凉加剧，舌质紫暗，脉沉细涩。

［治疗原则］活血通络，开通瘀痹。

［方药组成］丹参15克，赤芍15克，桃仁10克，红花10克，乳香10克，没药10克，桂枝10克，独活10克，川芎10克，牛膝15克，土鳖虫10克，蜈蚣一条，黄酒60克（同煎）。

［用法用量］中药饮片水煎服（中药配方颗粒溶化），每日一剂，一剂分早晚各一次。

2. 独活寄生汤（《备急千金要方》）加减治疗腰痛。

［病因病理］因过劳后又复感风寒湿邪阻滞经络，经脉气血流行不畅，而致腰痛（风寒湿型）。

［主要症状］痛时腰转则不便，腰部觉冷，痛时喜暖，得温减轻，常伴头痛头晕或兼有表证。舌不红，苔白，脉紧。

［治疗原则］祛风除湿，益肝补肾。

［方药组成］桑寄生15克，羌活10克，独活10克，秦艽90克，防风10克，杜仲15克，牛膝15克，川芎10克，香附15克，桃仁10克，红花10克，桂枝10克。

［用法用量］中药饮片水煎服（中药配方颗粒溶化），每日一剂，一剂分早晚各一次。

3. 薏米利湿汤（秘方）加减治疗关节肿痛。

［病因病理］素体阳气偏盛，平素内有蕴热，或阴虚阳亢之体。当感受外邪，外邪入里，久而化热，热蕴经络关节筋脉而致关节肿痛（湿热痹型）。

［主要症状］膝部灼热红肿，得冷则舒，关节呈游走性疼痛，痛不可触，活动受限，甚者不能屈曲，伴有发热，汗

出恶风，口渴，烦闷不安，小便色黄，舌苔黄燥，脉滑数

［治疗原则］清热消肿，通络止痛。

［方药组成］土茯苓30克，薏苡仁100克，通草10克，萆薢15克，红花10克，大腹皮15克，陈皮10克，五加皮10克，虎杖15克，牛膝15克，木瓜10克，甘草10克。

［用法用量］中药饮片水煎服（中药配方颗粒溶化），每日一剂，一剂分早晚各一次。

4. 通经回乳汤（先父验方）加减治疗回乳。

［病因病理］适用于产后体虚或身患他疾不需哺乳的妇女（血瘀阻络）。

［主要症状］乳汁旺盛，婴儿半天不吸，乳房增大，乳胀刺痛，腋下胀痛，产妇壮盛乳多，乳汁积蓄，乳硬生疮。舌质红，苔薄白，脉沉涩。

［治疗原则］回乳，活血通经。

［方药组成］炒麦芽60克，茯苓60克，桃仁10克，红花10克，牛膝15克，益母草10克。当归15克，赤芍15克。

［用法用量］中药饮片水煎服（中药配方颗粒溶化），每日一剂，一剂分早晚各一次。

5. 桃红起阳汤加减治疗阳痿。

［病因病理］多由于郁怒伤肝，气失调达，或过于忧虑，气结不畅，故气郁血瘀，肝经走行阴器，瘀血蕴于经络，伤于宗筋而致阳痿（阳虚血瘀型）。

［主要症状］阳痿势重，阴茎痿而不起，面色苍黄而暗，或口唇爪甲发紫，或胸部憋痛，少腹隐痛，头晕目眩，舌质黯，苔薄，脉弦细。

［治疗原则］疏肝活血，佐以兴阳。

［方药组成］桃仁10克，红花10克，当归30克，川芎10克，蜈蚣2条，制附子10克（先煎半小时），雄蚕蛾10克，路路通20克，韭菜籽10克，锁阳15克，菟丝子15克，淫羊藿20克，仙茅10克，香附15克，郁金15克。

［用法用量］中药饮片水煎服（中药配方颗粒溶化），每日一剂，一剂分早晚各一次。

6. 血府逐瘀汤（《医林改错》）加减治疗乳房肿块。

［病因病理］多由于情志不和，气机不畅，日久化热，伤及血分，瘀血内停之气滞血瘀，循经上行于乳房，经脉涩滞，蕴结不散而致乳房肿痛（气滞血瘀型）。

［主要症状］双侧乳房结块成结节，颗粒或团块状，若情绪郁闷或过劳时，乳房肿块增大，疼痛伴有胸胁胀满，口苦咽干，喜叹气，舌暗苔白，脉弦滑。

［治疗原则］理气活血，消肿止痛。

［方药组成］当归12克，桃仁10克，红花10克，枳壳15克，柴胡10克，甘草10克，香附15克，路路通10克。三棱10克，莪术10克，丹参20克，赤芍20克，川楝子10克，元胡10克，皂角刺20克。

［用法用量］中药饮片水煎服（中药配方颗粒溶化），每日一剂，一剂分早晚各一次。

7. 桃仁四物汤（《医宗金鉴》）加减治疗发热。

［病因病理］多由于气滞，跌打损伤或出血等因素，则气滞血瘀，血行不畅，瘀血停留，壅滞不散，日久郁而化热而致发热（瘀血内结型）。

［病候表现］午后或夜晚发热，口干咽燥，欲漱水不欲咽，身上常有固定的痛处或有痞块，甚则肌肤干燥，粗糙，面色黯黑，唇青紫或有瘀斑，脉细涩。

［治疗原则］活血化瘀。

［方药组成］当归 15 克，川芎 10 克，赤芍 15 克，生地 15 克，桃仁 10 克，红花 10 克，牛膝 15 克，丹皮 10 克，丹参 15 克，土鳖虫 10 克，黄连 8 克，大黄 10 克，甘草 10 克，水煎服。

［用法用量］中药饮片水煎服（中药配方颗粒溶化），每日一剂，一剂分早晚各一次。

四十五、黄柏

【名字来源】出自《神农本草经》。

【性味归经】性寒，味苦，归肾、膀胱、大肠经。

【功能主治】清热燥湿，泻火除蒸，解毒疗疮，用于湿热泻痢，黄疸，带下，热淋，脚气，骨蒸劳热，盗汗，遗精，疮疡肿毒，湿疹瘙痒。

【适用禁忌】

1. 脾胃虚寒者忌用。

2. 低血糖、低血压者不宜大量长期服用。

3. 外感风寒、内伤生冷、脾胃虚寒、肾阳虚衰等证不宜单味药大量服用。

【用法用量】水煎服 5～12 克，外用适量。

【效验时方】

1. 黄柏 10 克，茵陈 15 克，栀子 10 克，大黄 6 克，水煎服，主治湿热黄疸。

2. 黄柏 10 克，山药 10 克，车前子 10 克，白果 6 克，水煎服，主治白带证（湿热内蕴）。

3. 黄柏 10 克，白头翁 10 克，秦皮 10 克，黄连 2 克，水煎服，主治热毒痢疾。

4. 知母 15 克，黄柏 15 克，生地 20 克，山荼萸 10 克，山药 10 克，浮小麦 30 克，甘草 10 克，大红枣 15 克，龟板 15 克，龙骨 30 克，牡蛎 30 克，水煎服，主治女性更年期（肝肾阴虚）。

5. 荆芥 10 克，防风 10 克，黄柏 15 克，苦参 15 克，白鲜皮 10 克，黄芩 10 克，蝉蜕 10 克，甘草 10 克，升麻 9 克，连翘 15 克，石膏 30 克，水煎服，主治皮肤瘙痒（风热）。

6. 熟地 25 克，山药 10 克，山萸肉 15 克，茯苓 10 克，丹皮 10 克，黄柏 15 克，知母 12 克，枸杞子 10 克，龟板 15 克，水煎服，送服青娥丸 1 丸，主治腰痛（肾阴虚型）。

7. 大黄 15 克，牡丹皮 15 克，黄柏 15 克，元胡 15 克，芒硝 15 克（兑服），薏苡仁 25 克，瓜蒌仁 25 克，冬瓜仁 25 克，败酱草 30 克，香附 10 克，水煎服，主治肠痈（湿热）。

8. 熟地 50 克，黄柏 10 克，石菖蒲 10 克，路路通 20 克，磁石 30 克，水煎服，主治耳鸣耳聋（阴虚火旺）。

9. 苍术 15 克，牛膝 12 克，板蓝根 12 克，黄柏 12 克，薏苡仁 30 克，金银花 20 克，土茯苓 20 克，山慈菇 10 克，大黄 6 克，水煎服，主治痛风（湿热痹阻）。

10. 萆薢 12 克，茯苓 12 克，黄柏 10 克，薏苡仁 10 克，丹皮 10 克，泽泻 10 克，木通 10 克，苍术 10 克，白术 10 克，地肤子 10 克，水煎服，主治外阴瘙痒症（脾虚湿热）。

11. 苦参 30 克，百部 30 克，土茯苓 30 克，黄柏 30 克，枯矾 10 克，冰片 10 克，外用主治外阴瘙痒。若带下黄绿色，量多，呈泡沫或米汤样，并且有特殊臭味儿（滴虫性阴道炎），加蛇床子 15 克，川椒 10 克，五倍子 15 克。若带下呈乳白色块状如豆腐臭味样（霉菌性阴道炎）加土槿皮 15 克，白鲜皮 30 克，蛇床子 15 克。用法：取上药加水 800 毫升，煎至 500 毫升，然后过滤，将冰片，枯矾融入后，对入药汁中，可用消毒过的阴道冲洗器冲洗，亦可用 50 或 100 毫升注射器，吸药汁后直接插入阴道内冲洗。每晚 1 次，7 天为 1 疗程。坐浴：不具备以上条件的可坐浴，先用温水洗净外阴及肛门，再坐入药汁中 20～30 分钟，然后以食指裹纱布深入阴道内抹洗 2 圈，坐浴药量要保留 800 毫升，晚上 1 日 1 次，7 天为 1 疗程。

【临证运用】

1. 知柏地黄丸（《景岳全书》）加减治疗色欲伤。

[病因病理] 多由于先天禀赋薄弱或手淫频频，或意淫过多，或纵淫过度，精气、神、志无所依附，水火升降失常，精血不能滋生，阴阳不平衡，维持机体正常活动失职而致色欲伤（阴虚内热型）。

[主要症状] 腰膝酸软，头晕目眩，耳鸣耳聋，咽干舌燥，头发脱落，潮热盗汗，血赤，多梦健忘，烦躁，倦怠嗜卧，牙齿动摇，梦遗心悸，性欲减退或亢进，房事后加重，小便晨尿微黄，大便秘结，舌红苔少，脉细数。

[治疗原则] 培元生精，滋阴降火。

[方药组成] 知母 15 克，黄柏 15 克，肉桂 5 克，生地黄 25 克，枸杞子 10 克，山药 10 克，泽泻 10 克，丹皮 10 克，茯苓 10 克，枣仁 20 克，远志 10 克，龟板 15 克，地骨皮 15 克，何首乌 20 克，牛膝 15 克。

[用法用量] 中药饮片水煎服（中药配方颗粒溶化），每日一剂，一剂分早晚各一次。

2. 壮水制火汤（秘方）治疗梦遗。

[病因病理] 多由劳神过度，心阴暗耗，心火不能下交于肾，肾水不能上济于心，心肾不交，阴虚火旺，扰动精

室。或若心有妄想，所欲不遂，心神不宁，君火偏亢，相火妄动，亦能促使精液自遗而致梦遗（君相火动，心肾不交型）。

　　［主要症状］梦遗频作，甚至滑精，多梦健忘，心悸怔忡，自汗盗汗，易怒，心中烦闷，头晕目眩，精神极差，口干，小便短赤，舌红，脉细数。

　　［治疗原则］滋阴清热，清心安神。

　　［方药组成］生地25克，丹参15克，黄柏15克，牡蛎30克，山药15克，五味子10克，枣仁20克，茯神10克，茯苓皮15克，麦冬10克，远志10克，车前子10克，甘草10克。

　　［用法用量］中药饮片水煎服（中药配方颗粒溶化），每日一剂，一剂分早晚各一次。

　　3. 利湿清热汤（秘方）加减治疗黄带症。

　　［病因病理］多由脾失健运，湿浊蕴遏，久而化热，湿与热合而下注，或脾虚湿盛，反侮肝木，肝郁生热，湿热蕴结而注带脉，而致黄带症（湿热内蕴，损伤任带）。

　　［病候表现］带下量多，色黄或黄白，质黏稠，有臭气，或带下色白，质如豆腐渣状，阴痒，舌质红，苔黄腻，脉濡数。

　　［治疗原则］清利湿热，解毒止痒。

　　［方药组成］土茯苓30克，鸡血藤30克，银花藤30克，薏苡仁30克，益母草30克，甘草10克，鱼腥草30克，黄柏15克，赤芍10克，丹皮10克，蒲公英20克，连翘10克，白鲜皮15克。

　　［用法用量］中药饮片水煎服（中药配方颗粒溶化），每日一剂，一剂分早晚各一次。

四十六、黄芩

【名字来源】出自《神农本草经》。

【性味归经】性寒，味苦，归心、肺、肝、胆、大肠、小肠经。

【功能主治】清热燥湿，泻火解毒，止血安胎。用于湿温，暑湿，胸闷呕恶，湿热痞满，泻痢，黄疸，肺热咳嗽，高热烦咳，血热，吐衄，痈肿疮毒，胎动不安。

【适用禁忌】

1. 外感风寒、内伤生冷、脾胃虚寒、肾阳虚衰等证不宜单味药大量服用。

2. 低血压患者、糖尿病患者不宜大量长期服用。

3. 清热宜生用，安胎宜炒用，清上焦热宜酒炒用，止血宜炒炭用。

4. 孕妇胎寒无热者忌用。

【用法用量】水煎服，6~12 克。

【效验时方】

1. 黄芩 12 克，白芍 10 克，甘草 6 克，大枣 5 枚，水煎服，主治急性细菌性痢疾，急性肠炎。

2. 黄芩 10 克，当归 10 克，白芍 10 克，白术 10 克，川芎 6 克，水煎服，主治孕妇内热，胎动不安。

3. 黄芩 10 克，夏枯草 15 克，水煎服，主治高血压。

4. 柴胡 10 克，黄芩 10 克，羌活 8 克，防风 8 克，连翘 10 克，双沟 10 克，全蝎 5 克，甘草 9 克，水煎服。主治颜面神经麻痹。

5. 柴胡 10 克，黄芩 10 克，羌活 8 克，防风 8 克，连翘 10 克，双钩 10 克，全虫 5 克，甘草 9 克，水煎服，主治颜面神经麻痹。

6. 龙胆草 10 克，黄芩 10 克，菊花 15 克，木通 10 克，生地 15 克，石决明 30 克，栀子 10 克，钩藤 15 克，白蒺藜 15 克，羚羊粉 2 克（冲服），主治眩晕（肝阳上亢）。

7. 蝉蜕 10 克，甘草 10 克，黄连 10 克，防风 10 克，白芷 10 克，赤芍 10 克，柴胡 10 克，黄芩 10 克，当归 10 克，乌梢蛇 10 克，水煎服，主治皮肤瘙痒（风热型）。

8. 瓜蒌 15 克，牛蒡子 15 克，花粉 15 克，黄芩 10 克，陈皮 10 克，栀子 10 克，皂角刺 10 克，金银花 10 克，青皮 10 克，柴胡 10 克，连翘 10 克，甘草 10 克，水煎服，主治乳痈（胃热壅滞型）。

9. 柴胡 10 克，葛根 10 克，黄芩 10 克，桔梗 10 克，白芍 10 克，石膏 18 克，羌活 6 克，白芷 6 克，甘草 6 克，生姜 3 片，大枣 3 个，水煎服，主治肌肉痛（风热型）。

10. 龙胆草 15 克，槐花 6 克，丹参 10 克，黄芩 15 克，石决明 30 克，决明子 10 克，水煎服，主治头痛（肝火上炎）。

11. 夏枯草 10 克，赤芍 15 克，黄芩 15 克，生地黄 30 克，水煎服，主治结膜红肿。

12. 白鲜皮 15 克，黄芩 10 克，防风 10 克，荆芥 10 克，蝉蜕 10 克，苍术 10 克，当归 10 克，赤芍 15 克，丹参 15 克，甘草 6 克，水煎服，主治皮肤瘙痒（血热风盛）。

【临证运用】

1. 清热固胎方（《刘奉五妇科经验》）加减治疗胎漏、胎动不安。

[病因病理] 素体阳气偏盛，受孕之后阴血下聚血海而养育胎元，使阴血偏虚，阳热更盛。或因妊娠后患热性病，

经久不愈，邪热内炽，或喜吃辛辣之品，扰动阴血，损伤胎气而致胎漏、胎动不安（血热型）。

［主要症状］怀孕后阴道不时有少量下血，或时下时止，或淋漓不断，胎动不安，五心烦热，伴有身热，喜冷饮，尿黄，大便干结，少腹坠胀痛，腰膝无力，舌质红，脉弦滑偏数。

［治疗原则］清热凉血，滋肾安胎。

［方药组成］黄芩15克，黄连10克，石莲子15克，山药15克，阿胶10克，侧柏叶炭15克，地榆炭15克，贯众炭15克，生地15克，白芍15克，旱莲草15克。

［用法用量］中药饮片水煎服（中药配方颗粒溶化），每日一剂，一剂分早晚各一次。

2. 苦寒解毒汤（民间验方）治疗喉痛。

［病因病理］多因过饮醇酒，喜食野味使热炽脏腑，邪热内侵，风痰上壅而致喉痛（火热炽盛）。

［主要症状］喉部红肿疼痛，红丝缠绕，局部麻凉，严重者肿胀疼痛并连彻颈胸，头痛身疼，口出秽气，大便秘结，小便黄赤，舌苔黄，脉洪大。

［治疗原则］苦寒解毒，祛痰开窍。

［方药组成］黄芩10克，黄柏10克，黄连8克，栀子10克，元参20克，桔梗10克，丹参20克，花粉20克，山豆根15克。

［用法用量］中药饮片水煎服（中药配方颗粒溶化），每日一剂，一剂分早晚各一次。

3. 黄芩泻心汤（《金匮要略》）加减治疗眩晕。

［病因病理］情志不调，肝郁久而化火，肝阳上亢而致眩晕（肝火）。

［主要症状］体盛性高，易怒，烦躁口苦，目赤耳鸣，头痛，头晕，高压波动，大便干结，脉弦有力，舌红，苔黄。

［治疗原则］疏肝清火。

［方药组成］黄芩10克，栀子10克，大黄10克，生白芍15克，生地15克，钩藤15克，牛膝15克，甘草10克，菊花15克，夏枯草15克，草决明30克。

［用法用量］中药饮片水煎服（中药配方颗粒溶化），每日一剂，一剂分早晚各一次。

4. 八正散（《太平惠民和剂局方》）加减治疗崩漏。

［病因病理］素体阳盛或过食辛热食品、药物，或感受热邪，或肝郁化火，火热下移，冲任破伤，经血离经妄行而致崩漏（肝经湿热，热入血分）。

［病候表现］月经量多，色深红或鲜红，面赤口干，渴喜冷饮，心烦少寐，大便干燥，水渡便频尿短赤，或有鼻衄，舌红，苔黄，脉细数。

［治疗原则］清肝凉血止血。

［方药组成］瞿麦15克，萹蓄15克，木通10克，车前子10克，黄芩10克，丹皮10克，川楝子10克，柴胡5克，黑芥穗10克，贯众炭15克，海螵蛸15克，椿根白皮15克，血余炭15克，小蓟15克。

［用法用量］中药饮片水煎服（中药配方颗粒溶化），每日一剂，一剂分早晚各一次。

四十七、黄连

【名字来源】出自《神农本草经》。

【性味归经】味苦，性寒，归心、肝、肺、脾、胃、大肠、胆经。

【功能主治】清热燥湿，泻火解毒。用于湿热痞满，呕吐泻痢，黄疸高热神昏，吐血，衄血，目赤肿痛，痈肿疔疖。

【适用禁忌】

1. 脾胃虚寒者忌服，阴虚津伤者慎用。

2. 大剂量黄连对心脏有抑制作用，心功能不全等心脏病患者不宜大量服用。

3. 低血压、低血糖患者不宜长期服用，孕妇慎用。

【用法用量】水煎服，2～10克。

【效验时方】

1. 黄连3克，木香5克，共研细粉，吞服，主治痢疾。

2. 黄连6克，吴茱萸3克，共研细粉，吞服主治肝胃不和，呕吐酸水，胸胁痛。

3. 元参15克，丹参15克，五味子10克，麦冬10克，生地黄20克，黄连10克，肉桂5克，枣仁25克，浮小麦30克，百合15克，远志10克，五味子10克，水煎服，主治男性更年期（心肾不交）。

4. 党参15克，干姜15克，黄连10克，苍术10克，川厚朴10克，肉桂10克，黑故子15克，白芍15克，乌梅10克，车前子15克，甘草10克，白术15克，肉蔻10克，水煎服，主治泄泻（寒热错杂）。

5. 黄连12克，玄参15克，麦冬30克，薄荷6克，水煎服，主治咽喉红肿。

6. 黄连15克，蒲公英30克，金银花30克，玄参12克，水煎服，主治乳蛾（风热型）。

7. 黄连10克，黄芩10克，黄柏10克，栀子10克，桑叶 10 克，大黄 10 克，连翘 12 克，丹皮 12 克，桑白皮 15 克，丹参 15 克，赤芍 15 克，甘草 6 克，水煎服，主治粉刺（肺经风热型）。

8.（1）生地 18 克，当归 12 克，地榆 15 克，槐米 15 克，黄连 10 克，花粉 15 克，升麻 10 克，赤芍 10 克，黄芩 10 克，甘草 10 克，水煎服。主治痔疮（出血实证）。（2）党参 15 克，生黄芪 30 克，当归 15 克，柴胡 10 克，黄连 8 克，大黄 10 克，五味子 15 克，水煎服，主治痔疮（出血虚证）。以上两种证型都配用鸦胆子霜，龙眼肉。做法：取饱满鸦胆子打碎去壳，取果仁用吸水纸反复将鸦胆子油质吸干，成为鸦胆子霜，然后取龙眼肉半个包裹，2 粒鸦胆子霜捏成小丸，每次服 2 丸，龙眼肉 50~100 克。每天一次，若有呕吐者，多分几次服用，可分一天 4 次。

【临证运用】

1. 四逆散（《伤寒论》）加减治疗胃脘痛。

［病因病理］多有恼怒气郁伤肝，肝气横逆，侮脾犯胃，气机郁滞而致胃脘痛（肝气犯胃型）。

［主要症状］胃脘痛连击胸胁，每因情志不遂而加重，吞酸嘈杂，伴有嗳气频繁，大便不畅，苔薄白，脉弦。

［治疗原则］疏肝理气，和胃止痛。

［方药组成］柴胡 10 克，白芍 10 克，枳壳 15 克，甘草 10 克，陈皮 10 克，佛手 15 克，桂枝 10 克，川芎 10 克，吴茱萸 10 克，黄连 5 克，瓦楞子 15 克，海螵蛸 10 克，生姜 3 片。

［用法用量］中药饮片水煎服（中药配方颗粒溶化），每日一剂，一剂分早晚各一次。

2. 马勃祛痘散（秘方）加减治疗粉刺。

[病因病理] 由于饮食不洁，过食醇油厚味，辛辣生冷刺激，或饮饱失常，或熬夜，或服金丹壮阳之热药而致粉刺（肺胃积热）。

[主要症状] 背部或面部散在粉刺，或有脓疮、结节，破溃后常形成窦道或瘢痕，常伴有口苦，渴喜冷饮或牙龈肿痛，溃烂，大便秘结，小便短赤，舌红苔黄而干，脉滑数。

[治疗原则] 苦寒清热，清肝泻火。

[方药组成] 黄芩 10 克，黄连 10 克，桑叶 15 克，菊花 15 克，蝉蜕 8 克，金银花 10 克，陈皮 10 克，甘草 10 克，元参 15 克，柴胡 10 克，桔梗 10 克，连翘 15 克，板蓝根 15 克，牛蒡子 15 克，马勃 15 克。

[用法用量] 中药饮片水煎服（中药配方颗粒溶化），每日一剂，一剂分早晚各一次。

四十八、黄芪

【名字来源】出自《本经》。

【性味归经】性微温，味甘，归脾、肺经。

【功能主治】补气生阳，益胃固表。托疮生肌，利水消肿。用于气虚诸证，体虚多汗，痈疽日久不溃或溃后久不生肌收口者。还可治疗气虚，水肿，血痹麻木，中风后遗症，消渴。

【适用禁忌】

实证，热症，阴虚火旺者忌用。

【用法用量】水煎服，一般用量 9～30 克，最大量可用至 30～120 克。

【效验时方】

1. 黄芪 30 克，丹参 10 克，当归 10 克，赤芍 10 克，地龙 10 克，桃仁 10 克，牛膝 10 克，川芎 6 克，水煎服，主治脑血栓。

2. 黄芪 15 克，决明子 15 克，女贞子 15 克，水煎服，主治高血压，气虚。

3. 黄芪 15 克，白术（炒）10 克，防风 6 克，水煎服，主治，体虚自汗，容易感冒。

4. 黄芪 15 克，党参 10 克，当归 10 克，白术 10 克，升麻 3 克，水煎服，主治久泻脱肛，气短无力，子宫下垂。

5. 黄芪 15 克，当归 12 克，桂枝 10 克，甘草 10 克，红枣 10 克，生姜 3 克，水煎服，主治气虚，关节风湿酸痛麻木。

6. 黄芪 30 克，当归 15 克，王不留行 6 克，丝瓜络 6 克，路路通 6 克，炮山甲 6 克，水煎服，主治产妇乳汁缺乏。

7. 茵陈 10 克，黄芪 10 克，甘草 10 克，制大黄 5 克，水煎服，主治妊娠血型效价高于 1：48。

8. 黄芪 20～100 克，生白术 15 克，枳壳 20 克，防风 10 克，水煎服，主治胃下垂（中气下陷）。

9. 黄芪 50 克，地龙 10 克，川芎 10 克，当归 20 克，红花 10 克，赤芍 15 克，桂枝 20 克，桑枝 20 克，制附子 15 克（先煎半小时），葛根 20 克，白芷 15 克，麻黄 10 克，麦冬 10 克，花粉 15 克，薏苡仁 30 克，水煎服，主治中风偏瘫（气虚血瘀）。

10. 当归 15 克，生地黄 15 克，黄连 10 克，黄芩 10 克，黄柏 10 克，黄芪 15 克，水煎服，主治盗汗（阴虚火扰）。

11.（1）黄芪 20 克，当归 10 克，元胡 10 克，白芍 10 克，香附 15 克，乌药 15 克，肉桂 10 克，甘草 10 克，白芷

15 克，海螵蛸 15 克。水煎服，主治胃十二指肠溃疡（脾胃虚寒）。

（2）当归 10 克，川芎 10 克，白芍 10 克，元胡 10 克，桃仁 10 克，枳壳 15 克，乌药 10 克，香附 15 克，砂仁 10 克，甘草 9 克，黄芪 20 克，党参 20 克，阿胶 10 克，藕节 30 克，瓦楞子 15 克，海螵蛸 20 克，水煎服，主治胃十二指肠溃疡（气滞血瘀）。

12.（1）黄芪 50 克，白及 10 克，小茴香 10 克，水煎服。或生地 25 克，当归 15 克，白芍 10 克，川芎 10 克，菊花 15 克，蔓荆子 10 克，甘草 10 克，黄芪 3~60 克，枸杞子 10 克，水煎服，主治头痛（血虚）。

13. 黄芪 50 克，白术 30 克，山楂 30 克，党参 30 克，赤石脂 20 克，白芍 20 克，乌梅 15 克，诃子肉 15 克，补骨脂 15 克，肉豆蔻 10 克，茯苓 10 克，黄连 10 克，甘草 5 克，水煎服，主治痢疾（脾肾阳虚）。

14. 黄芪 30 克，淫羊藿 15 克，桂枝 15 克，太子参 15 克，麦冬 15 克，丹参 15 克，赤芍 15 克，川芎 15 克，五味子 10 克，红花 10 克，当归 10 克，水煎服，主治胸痹（心肾阴虚）。

15. 桑枝 15 克，防己 6 克，黄芪 12 克，当归 10 克，茯苓 10 克，威灵仙 10 克，秦艽 10 克，川芎 5 克，升麻 3 克，水煎服，主治五十肩（风湿型）。

【临证运用】

1. 归脾汤（《正体类要》）加味治疗心悸。

［病因病理］思虑过度，劳伤心脾或久病不愈，营阴耗伤或脾虚化源不足，心失所养而致心悸（心脾两虚型）。

［主要症状］心悸头晕，面色不华，食少便溏，四肢倦

急，自汗，失眠多梦，舌淡，苔白，脉细。

［治疗原则］补养心脾。

［方药组成］党参15克，白术10克，黄芪15克，远志10克，枣仁15克，木香10克，当归10克，茯苓10克，龙眼肉10克，甘草9克，生姜3克，红枣三枚。

［用法用量］中药饮片水煎服（中药配方颗粒溶化），每日一剂，一剂分早晚各一次。

2. 补中益气汤（《内外伤辨惑论》）加减治疗头痛。

［病因病理］多由于操劳过度，思虑伤脾或病后及胎产体虚，饮食失节，脾胃虚损，气血亏虚不能上荣于脑髓而致头痛（中气不足）。

［主要症状］头痛绵绵，遇劳则甚，神倦懒言，少气无力，食欲不振，面色㿠白，舌质淡，齿痕明显，失眠多梦，心悸自汗，苔薄白，脉细弱无力。

［治疗原则］补气升阳，荣脑止痛。

［方药组成］党参15克，黄芪20克，生白术10克，当归12克，川芎10克，白芷10克，生地黄15克，枸杞子10克，枣仁15克，合欢皮10克，远志10克，蔓荆子10克，菊花15克。

［用法用量］中药饮片水煎服（中药配方颗粒溶化），每日一剂，一剂分早晚各一次。

3. 归脾汤（《正体类要》）加味治疗眩晕。

［病因病理］由于忧愁思虑，内伤心脾或久病不愈，耗伤气血或吐血，衄血，妇女月经过多，外伤出血。失血之后虚而未复，或脾胃虚弱，不能健运水谷以生气血，气血两虚，气虚则轻阳不展，血虚则脑失所养而致眩晕（气血两虚型）。

[主要症状] 眩晕，面色苍白，唇甲不华，心悸失眠，神疲懒言，饮食减少，甚则眩晕昏倒，劳累即发，舌质色淡，脉细弱。

[治疗原则] 补养气血，健脾益胃。

[方药组成] 黄芪20克，白术15克，党参15克，当归10克，甘草10克，茯苓10克，远志10克，枣仁20克，龙眼肉10克，木香10克，山药15克，阿胶10克。

[用法用量] 中药饮片水煎服（中药配方颗粒溶化），每日一剂，一剂分早晚各一次。

4. 四物汤（《仙授理伤续断秘方》）加味治疗产后腰痛。

[病因病理] 产时虚损未复，而适逢风寒，寒湿侵入，风寒湿与血相搏，血行受阻，气运不畅而致产后腰痛（风寒湿型）。

[主要症状] 产后腰背疼痛，自汗恶风，头昏，气短心悸，面色苍白，舌淡，苔白，脉细涩。

[治疗原则] 补血，散寒止痛。

[方药组成] 当归10克，白芍10克，川芎6克，熟地20克，黄芪30克，桑寄生15克，川断15克，菟丝子15克，枸杞15克，桂枝15克，甘草10克，生姜3克，红枣3枚。

[用法用量] 中药饮片水煎服（中药配方颗粒溶化），每日一剂，一剂分早晚各一次。

四十九、藿香

【名字来源】出自《名医别录》。

【性味归经】性微温，味辛，归肺、胃、脾经。

【功能主治】化湿，解暑，止呕。用于湿阻中焦证，暑热症及湿温初起，脾胃湿浊引起的呕吐，妊娠呕吐等。

【适用禁忌】

温病及气弱表虚者忌服。

【用法用量】水煎服，6～12克，外用适量。

【效验时方】

1. 藿香10克，苍术5克，厚朴5克，制半夏10克，紫苏10克，水煎服，主治暑湿发热（外感暑湿）。

2. 藿香10克，葛根10克，党参10克，白术10克，木香5克，水煎服，主治腹泻（脾虚）。

3. 藿香10克，香附5克，甘草5克，水煎服，主治妊娠呕吐。

4. 藿香10克，黄芩10克，制半夏10克，佩兰10克，陈皮6克，制厚朴5克，水煎服，食积加麦芽15克，呕吐剧烈加姜竹茹10克，黄连3克，腹痛加木香6克，主治单纯性胃炎。

5. 藿香10克，苏叶15克，川厚朴10克，半夏15克，茯苓10克，白芷15克，陈皮10克，水煎服，主治头痛（外感暑湿）。

6. 半夏15克，陈皮10克，全瓜蒌15克，僵蚕10克，黄连5克，茯苓15克，地肤子30克，苏梗10克，白术10克，白蔻仁10克，藿香15克，佩兰10克，水煎服，主治眩晕（痰浊中阻）。

7. 藿香10克，佩兰10克，苍术10克，川厚朴15克，白蔻仁10克，大腹皮15克，陈皮10克，半夏15克，枳壳5克，木香10克，香附15克，柴胡10克，水煎服，主治胃痛（外感暑湿）。

【临证运用】

1. 藿香正气散（《太平惠民和剂局方》）加减治疗呕吐。

[病因病理] 多由于外感湿邪或内伤饮食，脾胃受困，气机阻滞，升降失司，清浊不分，胃失和降，水谷随气上逆而致呕吐（暑湿阻胃型）。

[主要症状] 呕吐黄水或不消化食物，兼有胸脘满闷，肠鸣泄泻，头重昏胀，微恶风寒，或有发热，纳差，困倦，舌苔白腻，脉濡滑。

[治疗原则] 芳化通腑，和胃降逆。

[方药组成] 藿香 10 克，苏叶 12 克，白芷 12 克，桔梗 10 克，炒白术 10 克，川朴 15 克，半夏 15 克，砂仁 10 克，神曲 10 克，大腹皮 15 克，茯苓 15 克，陈皮 10 克，甘草 10 克，竹茹 18 克，红枣 3 枚。

[用法用量] 中药饮片水煎服（中药配方颗粒溶化），每日一剂，一剂分早晚各一次。

2. 藿香化湿汤（秘方）加减治疗胃痛。

[病因病理] 多由于饮食不节，过食醇酒厚味，辛辣生冷刺激或饥饱失常，或因起居失慎，或服用温热药物，均可使胃积湿热，胃气不降，气机不畅而发生胃痛（胃湿热型）。

[主要症状] 胃脘疼痛并有灼热、嘈杂感，口干口苦，口渴不欲饮，小便色黄，大便不爽，舌苔黄腻。脉弦滑数。

[治疗原则] 清化湿热，和胃止痛。

[方药组成] 黄连 5 克，栀子 10 克，陈皮 10 克，半夏 15 克，茯苓 10 克，厚朴 10 克，藿香 15 克，苍术 10 克，黄芩 10 克，甘草 9 克，神曲 10 克，麦芽 20 克，瓦楞子 15 克，海漂硝 15 克。

[用法用量] 中药饮片水煎服（中药配方颗粒溶化），

每日一剂，一剂分早晚各一次。

五十、金钱草

【名字来源】出自《本草纲目拾遗》。

【性味归经】性寒，味甘，归肝、胆、肾、膀胱经。

【功能主治】清利湿热、排湿退黄、消肿解毒。用于热淋，沙淋，石淋，尿涩作痛，湿热黄疸以及疮疖疔毒，虫蛇咬伤，烧伤，烫伤。

【适用禁忌】

1. 阳虚者慎用。

2. 凡外感风寒、内伤生冷、脾胃虚寒、肾阳虚衰等证不宜单味药大量长期服用。

【用法用量】水煎服，15～60克，外用可取鲜品捣汁饮服或患处涂抹。

【效验时方】

1. 金钱草60克，马蹄金30克，虎杖30克，郁金30克，香附15克，鸡内金15克，水煎服，主治慢性胆囊炎，胆结石（湿热郁结）。

2. 金钱草60克，普洱茶1克，泡茶服用，主治结石。

3.（1）茵陈30克，金钱草30克，丹参30克，龙胆草15克，元胡10克，虎杖15克，水煎服，主治胆囊炎（肝经湿热）。

（2）金钱草50克，大黄10克，茵陈25克，木香20克，郁金20克，黄芩10克，水煎服，主治胆囊炎（湿热郁结）。

4. 金钱草15克，海金沙15克，鸡内金15克，柴胡10克，枳实10克，半夏10克，大黄10克，白芍10克，甘草

5 克，水煎服，主治胆结石（肝经湿热）。

5. 金钱草 30 克，赤芍 12 克，车前子 10 克，泽泻 10 克，防己 10 克，黄柏 10 克，生地黄 10 克，地龙 10 克，水煎服，主治痛风（湿热内阻）。

【临证运用】

1. 四金祛石汤（先父验方）加减治疗胆囊结石。

［病因病理］多由于饮食不节，损伤脾胃，湿浊内生，蕴湿化热，阻滞肝胆气机或肝胆湿热，湿热毒邪乘机侵袭，气血壅遏瘀滞而致胆囊结石（肝胆湿热）。

［主要症状］右上腹胀满疼痛，连及肩背部，绞痛大都在饱餐或高脂肪饮食后数小时内，或在腹部受到震动后发作，痛时大汗淋漓，面色苍白，恶心呕吐，平时有脘腹胀滞，食少纳呆，厌食，油腻，小便黄赤，大便如陶土，或有发热，舌红，苔黄腻，脉滑数。

［治疗原则］利胆排石。

［方药组成］金钱草 30 克，海金沙 30 克，陈皮 10 克，郁金 15 克，鸡内金 15 克，赤芍 10 克，槟榔片 10 克，青皮 10 克，元胡 10 克，川楝子 10 克，茵陈 10 克，大黄 10 克，莪术 10 克。

［用法用量］中药饮片水煎服（中药配方颗粒溶化），每日一剂，一剂分早晚各一次。

2. 四金祛石汤（先父验方）加减治疗肾结石。

［病因病理］过食辛热肥甘酒热之品，湿热内生，积于下焦，受其煎熬，尿液日积月累，尿中杂质结为沙石，发展为肾结石（湿热下注）。

［主要症状］小便涩痛，腰腹绞痛，或排尿突然中断，尿中带血或时有沙石，口苦，舌苔黄腻，脉滑数。

［治疗原则］清热利湿，排石通淋。

［方药组成］金钱草 30 克，海金沙 30 克，鸡内金 15 克，郁金 15 克，牛膝 20 克，云苓 10 克，瞿麦 15 克，萹蓄 15 克，元胡 15 克，萆薢 15 克，公英 20 克。

［用法用量］中药饮片水煎服（中药配方颗粒溶化），每日一剂，一剂分早晚各一次。

3. 八正散（《太平惠民和剂局方》）加减治疗尿热痛。

［病因病理］多有过食辛辣酒肉之品，湿热内生积于下焦，或心火过盛，下移小肠，或下阴不净，秽浊之邪入侵下焦，膀胱积热而致尿热痛（湿热下注型）。

［主要症状］小便频数短涩，淋漓刺痛，甚至小腹拘急，或痛隐其中，尿中带血，其色紫红，烦躁口苦，舌红，苔黄，脉滑数有力。

［治疗原则］清热利湿。

［方药组成］瞿麦 15 克，萹蓄 15 克，木通 10 克，滑石 15 克，栀子 10 克，金钱草 30 克，蒲公英 10 克，连翘 10 克，大黄 10 克。

［用法用量］中药饮片水煎服（中药配方颗粒溶化），每日一剂，一剂分早晚各一次。

五十一、金银花

【名字来源】出自《名医别录》。

【性味归经】性寒，味甘，归肺、心、胃、脾经。

【功能主治】清热解毒，疏散风热，利尿。用于痈肿疔疮，肠痈，肺痈，外感风热，温病初起，热毒痢疾，喉痹，咽痛，高血压。

【适用禁忌】

脾胃虚寒及气虚疮疡脓未清者忌用。

［用法用量］水煎服，9~30克，外用适量。

【效验时方】

1. 金银花15克，路边菊（马兰）15克，薄荷3克，水煎服，可预防流行性感冒。

2. 金银花10克，贯众10克，甘草6克，水煎服，连服5日，可预防流行性乙型脑炎。

3. 金银花30克，鱼腥草30克，桑白皮15克，水煎服，主治肺热咳嗽。

4. 薄荷12克，蒲公英40克，金银花30克，水煎服，主治乳痈初起。

5. 忍冬藤（金银花茎枝的中药名）15克，石韦10克，车前子40克，黄柏10克，甘草6克，水煎服，主治尿路感染，小便涩痛。

6. 忍冬藤15克，伸筋草15克，豨莶草15克，水煎服，主治风湿关节痛。

7. 茯苓30克，忍冬藤30克，水煎服，主治激素面容。

8. 生地30克，麦冬10克，石膏15克，沙参15克，花粉15克，丹参15克，赤芍15克，银花10克，连翘10克，鳖甲15克，龟板15克，甘草10克，水煎服，主治药物性皮炎。

9. 柴胡15克，葛根15克，羌活10克，白芍15克，黄芩15克，前胡10克，桔梗10克，白芷6克，石膏30克，金银花30克，水煎服，主治风热感冒。

10. 金银花30克，蒲公英30克，穿山甲10克，皂角刺10克，当归12克，白芍12克，丹皮12克，炒桃仁10克，甘草 9 克,水煎服,主治肠痈(热毒内结)。

【临证运用】

1. 银花消核汤(民间验方)治疗梅核气。

[病因病理]痰湿郁久,郁热伤津阻于咽喉而致梅核气(痰湿阻滞型)。

[主要症状]咽口有物梗阻,咯之不出,咽之不下,口干喜饮,舌质红,苔黄腻,脉滑数。

[治疗原则]清热化痰利咽。

[方药组成]苏叶 12 克,杏仁 12 克,前胡 10 克,知母 12 克,金银花 10 克,连翘 10 克,枳壳 15 克,甘草 9 克。

[用法用量]中药饮片水煎服(中药配方颗粒溶化),每日一剂,一剂分早晚各一次。

2. 银花消风汤(秘方)加减治疗牙痛。

[病因病理]多因风火邪毒侵犯,伤及牙齿及牙龈,邪聚不散,气血滞留,瘀阻脉络而致牙痛(风火邪毒型)。

[主要症状]牙齿阵发性疼痛,遇风发作,患处得冷则痛,受热则痛增,牙龈红肿,全身或有发热,恶寒,口渴,舌红,苔白干,脉浮数。

[治疗原则]疏风清热,解毒消肿。

[方药组成]金银花 15 克,连翘 15 克,竹叶 10 克,薄荷 10 克,栀子 10 克,石膏 30 克,花粉 10 克,甘草 9 克。

[用法用量]中药饮片水煎服(中药配方颗粒溶化),每日一剂,一剂分早晚各一次。

3. 乳痈银花汤(秘方)加减治疗乳痈。

[病因病理]因情志不畅,肝气不疏,循经脉上行。或因饮食不节,胃中积热,循阳明之经上行,经络阻塞,气血瘀滞结于乳房而致乳晕(肝胃积热型)。

［主要症状］乳胀痛有结块，皮色不红或微红，温度不高，全身感觉不适，胸闷，善叹息，烦躁易怒，口微苦，纳差，大便秘结，小便黄，舌淡红，苔薄白，脉弦。

［治疗原则］疏肝解郁，清热消痈。

［方药组成］金银花 15 克，连翘 15 克，蒲公英 15 克，牛蒡子 15 克，桔梗 10 克，花粉 15 克，柴胡 10 克，知母 15 克，黄芩 10 克，薄荷 10 克，白芷 10 克，路路通 10 克。

［用法用量］中药饮片水煎服（中药配方颗粒溶化），每日一剂，一剂分早晚各一次。

五十二、桔梗

【名字来源】出自《神农本草经》。

【性味归经】性微温，味苦、微甘，归肺经。

【功能主治】开宣肺气，祛痰排脓。用于急慢性支气管炎之咳嗽多痰者，胸膜炎之咳嗽，肺脓疮痈，咽喉炎症，上呼吸道感染，痈肿化脓性炎症，肺气不宣之大便不下，胸痛。

【适用禁忌】

1. 气机上逆呕吐，呛咳，眩晕，阴虚火旺咳血等不宜用。

2. 桔梗小剂量刺激胃黏膜而引起轻度恶心，反射性的增加支气管分泌量有利排痰，但剂量过大易致恶心呕吐，故不宜大量应用。

3. 低血糖及低血压患者应慎用本品。

【用法用量】水煎服，3～15 克。

【效验时方】

1. 桔梗 10 克，金银花 10 克，连翘 10 克，甘草 5 克，水煎服，主治扁桃体炎，咽喉肿痛（火热炽盛）。

2. 党参15克，生黄芪15克，当归15克，麦冬10克，通草10克，桔梗10克，用法：先将猪蹄一只煮熟，去蹄留汤煎药，分两次温服，主治缺乳（气血两虚）。

3. 当归10克，生地15克，桃仁10克，红花10克，枳壳10克，赤芍15克，柴胡10克，桔梗10克，牛膝15克，甘草10克，水煎服，主治不孕症（气滞血瘀）。

4. 半夏15克，厚朴10克，桔梗10克，苏子15克，茯苓10克，射干10克，苏梗10克，水煎服，主治梅核气（痰气互结）。

【临证运用】

1. 养阴利咽汤（先父验方）加减，治疗虚火喉痹。

［病因病理］多由于病后余邪未尽或肝肾阴虚，阴液暗耗，津液不足，虚火上炎，循经上蒸咽喉而致虚火喉痹（肝肾阴虚型）。

［主要症状］咽病，咽痒，微痛，常有"喀""吭"的动作。因粉尘、浊气，烟酒辛辣刺激，引起咽痒而加重或刺激而引起恶心干呕。喉底、喉关暗红，或串珠突起，或有黏痰浓痰附着，全身或见午后颧红，恶心干呕，舌质红，少苔，脉细数。

［治疗原则］滋阴降火，清利咽喉。

［方药组成］生地20克，元参15克，麦门冬10克，沙参15克，桔梗10克，木蝴蝶15克，玉竹10克，半枝莲15克，金银花5克，甘草10克，山豆根15克，花粉10克，射干10克。

［用法用量］中药饮片水煎服（中药配方颗粒溶化），每日一剂，一剂分早晚各一次。

2. 清火喉疾汤（先父验方）加减治疗风热喉痹。

［病因病理］多由风热邪毒侵袭，肺脾胃有热而致风热喉痛（肝经风热型）。

［主要症状］咽部红肿痛，干燥灼热感，咽痒咳嗽，吞咽不利，逐渐肿痛加剧，咽喉梗塞感，可伴有发热、咳嗽、便秘，舌质红，苔黄或白，脉数。

［治疗原则］疏风清热，解毒利咽。

［方药组成］元参 25 克，升麻 10 克，生地 25 克，薄荷 10 克，连翘 10 克，桔梗 10 克，黄连 10 克，黄芩 10 克，葛根 20 克，栀子 10 克，甘草 10 克，牛蒡子 10 克。

［用法用量］中药饮片水煎服（中药配方颗粒溶化），每日一剂，一剂分早晚各一次。

3. 清肺抑火丸（《中华人民共和国药典》）加味治疗咳嗽。

［病因病理］多由于肝气郁结，气郁化火，循经上行，灼肺伤筋，肺气肃降而致咳嗽（肝火犯肺型）。

［主要症状］咳嗽，咳痰黄黏不易咳出，引胸胁作痛，烦热口渴，面红目赤，肠燥便秘，小便短黄，苔薄黄，少津，脉弦数。

［治疗原则］清肝泻火，利肺止咳。

［方药组成］黄芩 10 克，黄柏 15 克，苦参 15 克，知母 15 克，桔梗 10 克，花粉 10 克，川贝母 10 克，桑白皮 15 克，竹茹 18 克，陈皮 10 克，半夏 10 克，鱼腥草 15 克，栀子 10 克，大黄 10 克。

［用法用量］中药饮片水煎服（中药配方颗粒溶化），每日一剂，一剂分早晚各一次。

五十三、决明子

【名字来源】出自《神农本草经》。

【性味归经】性微寒，味甘、苦、咸，归肝、肾、大肠经。

【功能主治】清肝明目，润肠通便，用于肝火上攻或肝肾阴亏之目赤目暗，内热，肠燥便秘。

【适用禁忌】

1. 气虚便溏者不宜应用，泄泻者忌用。

2. 孕妇慎用。

【用法用量】水煎服，10~15克。

【效验时方】

1. 决明子10克，夏枯草10克，钩藤10克，珍珠母30克，龙胆草3克，水煎服，主治头晕（肝火上升）。

2. 决明子10克，火麻仁10克，瓜蒌子10克，水煎服主治便闭。

3. 决明子10克，刺蒺藜10克，菊花10克，木贼草10克，水煎服，主治目赤肿痛，怕光流泪（肝经风热）。

4. 决明子15克，钩藤30克，菊花30克，石斛30克，桑叶15克，水煎服，主治高血压（肝火）。

5. 决明子10克，香附10克，姜黄10克，水煎服，主治胃痛。

6. 山楂30克，泽泻60克，决明子30克，虎杖30克，水牛角15克，三七3克（冲服），水煎服，主治高脂血症。

7. 熟地20克，当归10克，白芍10克，川芎10克，何首乌30克，草决明30克，火麻仁30克，水煎服，主治产后便秘（血虚）。

8. 阿胶 10 克, 火麻仁 30 克, 黄芩 10 克, 黑芝麻 30 克, 当归 30 克, 决明子 30 克, 水煎服, 主治妊娠大便不通 (大肠燥热)。

【临证运用】

育阴平肝汤 (秘方) 加减治疗眼跳。

[病因病理] 多由于肾阴下虚, 风阳上亢, 脾肾阳虚, 风阻内动, 肝主筋而风性善动而致眼跳 (肝风内动)。

[病候表现] 心神烦乱, 头晕目眩, 耳鸣腰酸, 失眠多梦, 口干, 小便黄赤, 大便干结, 舌红, 苔少, 脉细数。

[治疗原则] 滋肾平肝。

[方药组成] 生白芍 30 克, 生地 15 克, 茺蔚子 40 克, 决明子 30 克, 石决明 30 克, 龙骨 30 克, 牡蛎 30 克, 钩藤 15 克, 玉竹 10 克, 枣仁 25 克, 远志 10 克。

[用法用量] 中药饮片水煎服 (中药配方颗粒溶化), 每日一剂, 一剂分早晚各一次。

五十四、款冬花

【名字来源】出自《神农本草经》。

【性味归经】味辛, 性温, 微苦, 归肺经。

【功能主治】润肺下气, 化痰止嗽。用于急慢性支气管炎之痰稠黏者, 肺结核咳喘, 支气管喘息, 支气管扩张, 久咳不止之寒嗽, 风邪咳嗽, 肺脓疮痈。

【适用禁忌】

1. 咳嗽初起一般少用, 如果需要用者可配解表药同用。

2. 血压过高者慎用。

【用法用量】水煎服, 6 ~ 12 克。

【临证运用】

1. 冬化温肺汤（秘方）加减治疗咳嗽。

［病因病理］多由于平素脾胃虚弱，或因劳倦过度，脾气受伤，或因饮食不节，损伤脾胃，以致脾失健运，饮食不化，反而酿成痰湿，痰湿上犯于肺，壅滞脉窍，肺气失于肃降，气逆而致咳嗽（痰湿犯肺型）。

［主要症状］咳嗽痰多，色白而稀，胸闷纳呆，神疲乏力，便溏，舌苔白腻，脉濡滑。

［治疗原则］健脾燥湿，化痰止咳。

［方药组成］款冬花 10 克，紫菀 10 克，陈皮 10 克，半夏 15 克，杏仁 10 克，前胡 10 克，茯苓 15 克，川厚朴 10 克，苏子 15 克，白芥子 10 克，莱菔子 15 克，甘草 10 克。

［用法用量］中药饮片水煎服（中药配方颗粒溶化），每日一剂，一剂分早晚各一次。

2. 麻黄汤（《伤寒论》）加味治疗咳喘。

［病因病理］久有肺疾，外感风寒袭肺而致咳喘。

［主要症状］喘促胸闷，咳痰稀白，常兼有风寒表证。形寒发热，喉痒，头痛，鼻塞流涕，舌淡，苔白，脉浮或浮紧。

［治疗原则］疏风散寒，温肺止咳。

［方药组成］炙麻黄 10 克，桂枝 10 克，杏仁 10 克，甘草 10 克，陈皮 10 克，半夏 15 克，款冬花 10 克，紫菀 10 克，桔梗 10 克，生姜 3 片。

［用法用量］中药饮片水煎服（中药配方颗粒溶化），每日一剂，一剂分早晚各一次。

3. 射干麻黄汤（《金匮要略》）加味治疗寒哮（寒饮伏肺，肺失宣畅）。

［病因病理］痰饮留伏肺部，复感风寒，内合于肺，痰气交阻，阻塞气道而致寒哮。

［主要症状］喉中痰鸣，咳痰稀白，或呼吸急促。喉中哮鸣有声，痰白稀薄，有泡沫，口不渴，天冷或受寒易发，形寒怕冷，舌苔白，脉浮或弦紧。

［治疗原则］温肺散寒，化痰平喘。

［方药组成］射干 10 克，麻黄 10 克，干姜 10 克，细辛 3 克，半夏 15 克，紫菀 15 克，款冬花 15 克，五味子 10 克，甘草 10 克，桂枝 10 克，制附子 10 克，肉桂 10 克，补骨脂 10 克。生姜 3 片，红枣 3 枚。

［用法用量］中药饮片水煎服（中药配方颗粒溶化），每日一剂，一剂分早晚各一次。

五十五、莱菔子

【名字来源】出自《本草衍义补遗》。

【性味归经】性温，味辛、甘，归肺、胃、脾经。

【功能主治】消食除胀，降气化痰。用于慢性胃炎，食物停积胀闷之消化不良，支气管炎及老人支气管炎痰多咳嗽，脚气，浮肿，单纯性肠梗阻，各种原因引起之便秘，为安全性很高的润肠通便药。

【适用禁忌】

1. 血虚者禁用。

2. 无食积痰滞者亦慎用。

【用法用量】水煎服，6～12 克。

【效验时方】

1. 莱菔子 10 克，炒山楂 10 克，水煎服，主治泄泻（食积内伤）。

2. 莱菔子 10 克，炒山楂 10 克，炒谷芽 10 克，炒麦芽 10 克，炒神曲 10 克，水煎服，主治食积气滞。

3. 莱菔子 10 克，紫苏子 10 克，白芥子 10 克，川贝母 6 克，甘草 6 克，水煎服，主治咳嗽痰喘。

4. 陈皮 10 克，半夏 15 克，茯苓 10 克，杏仁 10 克，苏子 10 克，莱菔子 15 克，白芥子 15 克，元胡 15 克，款冬花 15 克，桔梗 10 克，甘草 10 克，水煎服主治咳嗽（痰湿犯肺）。

5. 杏仁 10 克，半夏 15 克。桂枝 10 克，陈皮 10 克，炙麻黄 10 克，紫苏子 15 克，莱菔子 15 克，紫菀 10 克，款冬花 10 克，桔梗 10 克，甘草 10 克，干姜 10 克，五味子 10 克，水煎服，主治哮证（寒哮）。

6. （1）当归 15 克，白芍 10 克，大腹皮 15 克，陈皮 10 克，丹参 15 克，苏子 15 克，莱菔子 15 克，川芎 10 克，杏仁 10 克，黄芩 10 克，甘草 9 克，生姜 3 片，葱白 3 根，水煎服，主治妊娠大便不通（胃肠气滞）。

（2）当归 10 克，生地 15 克，火麻仁 15 克，莱菔子 30~70 克，枳壳 10 克，何首乌 30 克，桑葚子 10 克，肉苁蓉 15 克，水煎服，主治妊娠大便不通（血虚津亏）。

【临证运用】

1. 三子养亲汤（《皆效方》）加味治疗咳嗽。

［病因病理］多因肺系久病而肺虚，痰浊潴留，因复感外邪，肺失宣降，痰浊壅盛而致咳嗽（痰湿郁肺型）。

［主要症状］咳嗽痰多，色白而稀，胸闷纳呆，神疲乏力，苔白腻，脉濡滑。

［治疗原则］健脾燥湿，化痰止咳。

［方药组成］苏子 15 克，白芥子 42 克，莱菔子 15 克，

陈皮 10 克，半夏 15 克，茯苓 10 克，紫菀 10 克，款冬花 10 克，杏仁 10 克，桂枝 10 克，桔梗 10 克。

［用法用量］五副，中药饮片水煎服（中药配方颗粒溶化），每日一剂，早晚分服。

2. 大承气汤（《伤寒论》）加味治疗便秘。

［病因病理］平素阳盛之体，或饮酒过度，嗜食辛辣导致肠胃积热而致便秘（《湿热壅滞型》）。

［主要症状］大便干结不通，腹胀满甚则疼痛拒按，伴有面红，身热，心烦口臭。舌生疮，小便短赤，舌质红，脉滑数。

［治疗原则］清化湿热，通腑导滞。

［方药组成］大黄 10 克，川厚朴 10 克，枳实 10 克，芒硝 5 克，莱菔子 30 克，桃仁 10 克，木香 10 克，赤芍 10 克，当归 20 克。

［用法用量］中药饮片水煎服（中药配方颗粒溶化），每日一剂，一剂分早晚各一次。

五十六、连翘

【名字来源】出自《神农本草经》。

【性味归经】性平，味苦，归心、胆、三焦、大肠经。

【功能主治】清热解毒，消肿散结，疏散风热。用于一切传染性热病，各种化脓性炎症（咽炎、喉炎、腮腺炎、乳腺炎、扁桃体炎、麻疹、疮毒、瘰疬、肿瘤、斑疹、丹毒、小便不通、尿道炎、输卵管炎），亦用于流脑、乙脑、流行性感冒及中风病之治疗及预防，也可用于癌症。

【适用禁忌】

虚寒，阴疽，胃虚均忌用。

【用法用量】水煎服，9~18 克。

【效验时方】

1. 连翘 12 克，金银花 15 克，薄荷 6 克，荆芥 6 克，甘草 6 克，水煎服，主治风热感冒，头痛发热，咽痛口渴。

2. 连翘 10 克，玄参 10 克，生地黄 10 克，板蓝根 10 克，水煎服，主治咽喉肿痛。

3. 连翘 10 克，贯众 15 克，金银花 10 克，甘草 6 克，水煎代茶饮，可预防流感。

4. 连翘 10 克，金银花 30 克，蒲公英 15 克，赤芍 10 克，黄芩 6 克，陈皮 15 克，甘草 6 克，水煎服，主治急性乳腺炎，丹毒，痈肿疮疖。

5. （1）防风 10 克，黄柏 10 克，连翘 10 克，苦参 15 克，黄芩 10 克，荆芥 10 克，蝉蜕 15 克，升麻 10 克，甘草 10 克，石膏 15 克，白鲜皮 10 克，水煎服，主治皮肤遍身瘙痒（风热型）。

（2）防风 10 克，苏叶 10 克，白芷 10 克，白蒺藜 15 克，白鲜皮 15 克，赤芍 10 克，黄芩 10 克，紫草 15 克，金银花 15 克，土茯苓 15 克，连翘 15 克，生地 15 克，水煎服，主治皮肤遍身瘙痒（热毒）。

6. （1）银花 15 克，连翘 10 克，豆豉 10 克，牛蒡子 12 克，薄荷 8 克，荆芥 12 克，桔梗 10 克，竹叶 10 克，芦根 15 克，甘草 10 克，水煎服，主治风热感冒。

（2）银花 15 克，连翘 10 克，香薷 12 克，厚朴 10 克，白扁豆 12 克，黄连 10 克，藿香 15 克，苍术 10 克，滑石 12 克，水煎服，主治暑热感冒。

7. 连翘 30 克，金银花 15 克，赤芍 15 克，菊花 15 克，紫草 6 克，甘草 3 克，水煎服，主治结膜红肿。

8. 忍冬藤 10 克，天冬 10 克，麦冬 10 克，玄参 10 克，栀子 10 克，连翘 12 克，黄连 2 克，甘草 2 克，莲子心 2 克，灯芯草 3 克，绿豆 30 克，水煎服，主治肛裂（湿热型）。

【临证运用】

银翘败毒汤（民间验方）加减治疗臀痈（湿热火毒）。

［病因病理］多由情志内伤，饮食不洁，湿热内生，或寒湿外受。蕴结化热或不洁之毒直中，湿热火毒搏结而致臀痈。

［主要症状］来势较急，病位较深，皮色不变，先有痛处，后见作肿，局部漫肿，硬而拒按，头疼身痛，四肢酸楚，口渴不欲饮，溲赤，溃后疮深浓稠，出脓不畅，伴有腐肉，舌质红，苔黄，脉数。

［治疗原则］清热解毒，和营化湿。

［方药组成］金银花 15 克，连翘 15 克，蒲公英 20 克，牛蒡子 15 克，桔梗 10 克，天花粉 10 克，黄柏 15 克，赤芍 10 克，丹皮 10 克，黄芩 10 克，野菊花 15 克，甘草 10 克，栀子 10 克，地丁 20 克。

［用法用量］中药饮片水煎服（中药配方颗粒溶化），每日一剂，一剂分早晚各一次。

五十七、龙骨

【名字来源】出自《神农本草经》。

【性味归经】性平，味涩、甘，归心、肝、胆、肾经。

【功能主治】镇静安神，平肝潜阳，收敛固涩，外用生肌敛疮。用于惊痫癫狂，怔忡，健忘，失眠多梦，自汗盗汗，遗精淋浊，吐衄，便血，崩漏带下，泻痢脱肛，溃疡久不收口。

【适用禁忌】

1. 感受邪气时，热毒盛，湿热内缊等病证忌服。

2. 忌鱼。在临床中对重症肌无力患者慎用。

【用法用量】水煎服，15～30克，外用适量。

【效验时方】

1. 龙骨30克，牡蛎30克，浮小麦30克，大红枣30克，甘草10克，葛根15克，党参30克，桂枝10克，生首乌30克，水煎服，主治抑郁症（精神及运动障碍）。

2. 党参15克，黄芪15克，熟地25克，山萸肉10克，茯苓10克，山药15克，远志10克，枣仁20克，龙骨30克，牡蛎30克，龟板20克，泽泻10克，五味子10克，石菖蒲10克，何首乌30克，水煎服，主治老年痴呆（气阴两虚型）。

3. 龙骨30克，牡蛎30克，石决明30克，珍珠母20克，夜交藤30克，白芍20克，浮小麦20克，丹参15克，炒枣仁10克，黄连3克，胆南星10克，琥珀粉3克（冲服），朱砂1.5克（冲服），水煎服，主治失眠（心虚胆怯）。

【临证运用】

1. 清心怯胆汤（先父验方）加减治疗失眠。

[病因病理]由于受惊，精神创伤，心虚胆怯和心神不安而致失眠（心虚胆怯型）。

[主要症状]失眠多梦，常由梦中惊醒，平素心悸胆怯，遇事易惊，四肢倦怠，全身乏力，舌淡苔白，脉弦而细。

[治疗原则]镇心安神，怯胆定志。

[方药组成]龙骨30克，牡蛎30克，丹参15克，茯神10克，炒枣仁30克，合欢皮10克，夜交藤30克，莲子心20克，黄连8克，龙齿20克，麦冬10克，远志10克，何

首乌 20 克，石菖蒲 10 克。

［用法用量］中药饮片水煎服（中药配方颗粒溶化），每日一剂，一剂分早晚各一次。

2. 桂枝加龙骨牡蛎汤（《金匮要略》）加味治疗心悸。

［病因病理］见于大病或久病之后，由于脾阳或肾阳虚弱，心阳不足。心脉失于温养而致心悸（心阳不足型）。

［主要症状］心悸不安，患者自觉心中空虚，劳累后忧甚，自汗怕冷，四肢不温，心胸憋闷，气短，面色苍白，或见于下肢及全身浮肿，苔白，脉细弱或结代。

［治疗原则］温阳养心，安神定悸。

［方药组成］桂枝 15 克，炙甘草 10 克，龙骨 30 克，牡蛎 30 克，人参 10 克，制附子 10 克，五味子 10 克，丹参 15 克，三七 3 克，生姜 3 片，红枣 3 枚。

［用法用量］中药饮片水煎服（中药配方颗粒溶化），每日一剂，一剂分早晚各一次。

3. 玉屏风散（《世医得效方》）合桂枝加龙骨牡蛎汤（《金匮要略》）治疗产后大汗。

［病因病理］多由产后气虚，营卫失和，腠理不密或肺气不足，皮毛不固而致产后大汗（肺气虚，营卫失和）。

［主要症状］产后汗液自出或汗出如水流，恶风，时寒时热，周身酸楚，或者经常失眠者。如遇情绪波动则汗出加重，或动则益甚，平时体弱多病，不耐风寒，易患感冒，面色㿠白，舌苔薄白，脉细弱。

［治疗原则］补肺固卫。

［方药组成］黄芪 20 克，生白术 10 克，防风 10 克，桂枝 10 克，龙骨 30 克，牡蛎 30 克，甘草 10 克，生姜 3 片，红枣 3 枚。

［用法用量］中药饮片水煎服（中药配方颗粒溶化），每日一剂，一剂分早晚各一次。

五十八、麻黄

【名字来源】出自《神农本草经》。

【性味归经】性微温，味苦、辛，归肺、膀胱经。

【功能主治】发汗，利尿，镇咳，定喘，散瞳，升压。用于外感风寒，恶寒无汗而喘，水肿属表实者，还可以治疗风寒痹痛，阴疽。

【适用禁忌】

1. 本品发散力强、易耗气伤阴，用量不宜过大，风寒表虚自汗，久病虚喘，阴虚内热，肝阳上亢者忌服，高血压、心脏病者慎用。

2. 麻黄不能与兴奋中枢的药物同用。

【用法用量】水煎服，不宜久煎，3～9克。

【效验时方】

1. 麻黄3克，牛蒡子10克，防风10克，荆芥10克，甘草6克，生姜3克，水煎服，主治感冒风寒，头痛鼻塞。

2. 麻黄3克，杏仁6克，桂枝3克，炙甘草3克，水煎服，主治感冒风寒，咳喘无汗。

3. 麻黄6克，生石膏15克，杏仁6克，炙甘草3克，水煎服，主治肺热喘咳。

4. 麻黄8克，桂枝10克，杏仁10克，甘草9克，防风10克，川芎10克，制附子5克，丹参15克，白术10克，生姜3片，水煎服，主治痹症（风寒型）。

5. 防风10克，当归12克，羌活10克，威灵仙10克，麻黄10克，甘草9克，川芎9克，水煎服，主治行痹（外感风邪）。

6. 麻黄 5 克，连翘 15 克，赤小豆 30 克，防风 10 克，桂枝 15 克，赤芍 10 克，甘草 9 克，羌活 10 克，生姜 5 片，水煎服，主治热痹（风湿热型）。

7. 麻黄 5 克，桂枝 15 克，甘草 10 克，杏仁 10 克，荆芥 15 克，防风 10 克，羌活 10 克，甘草 10 克，水煎服，主治荨麻疹（风寒）。

8. 麻黄 5 克，杏仁 10 克，石膏 15 克，桑白皮 10 克，苏子 10 克，百部 10 克，葶苈子 15 克，甘草 10 克，水煎服，主治百日咳（肺热）。

9.（1）炙麻黄 6 克，桂枝 6 克，半夏 10 克，干姜 10 克，五味子 10 克，紫菀 10 克，款冬花 10 克，甘草 10 克，水煎服，主治咳嗽（外寒内敛）。

（2）麻黄 10 克，石膏 30 克，杏仁 10 克，桑白皮 15 克，黄芩 10 克，桔梗 10 克，甘草 10 克，水煎服，主治咳嗽（外寒内热）。

（3）麻黄 10 克，荆芥 10 克，杏仁 10 克，前胡 10 克，桔梗 10 克，苏子 10 克，甘草 10 克，水煎服，主治咳嗽（风寒束肺）。

（4）麻黄 6 克，石膏 30 克，杏仁 10 克，冬瓜仁 15 克，桑白皮 15 克，瓜蒌 15 克，甘草 10 克，水煎服，主治咳嗽（痰热壅肺）。

10. 乌药 10 克，细辛 3 克，白芍 15 克，陈皮 10 克，僵蚕 6 克，半夏 10 克，五味子 6 克，地龙 12 克，艾叶 6 克，桂枝 6 克，麻黄 5 克，炒杏仁 10 克，炙甘草 10 克，水煎服，主治寒喘证。

11. 熟地黄 30 克，鹿角胶 20 克，炮姜 10 克，白芥子 8

克，肉桂 3 克，生甘草 6 克，麻黄 6 克，水煎服，主治腰肌劳损（寒凝痰滞，气血壅肺）。

【临证运用】

1. 温肺平喘汤（秘方）加味治疗寒证哮喘。

［病因病理］痰饮留伏肺部，复感风寒，内合于肺，痰气交阻，阻塞气道而致寒证哮喘（寒饮伏肺，肺失宣畅）。

［主要症状］喘憋气逆，呼吸急促，喉中哮鸣有声，胸隔满闷如塞，咳嗽，咯痰色白稀薄泡沫或黏液，吐不爽，面色晦，口不渴喜热饮，怕冷或恶寒发热，舌苔白滑或白腻，脉弦紧或浮紧。

［治疗原则］温肺散寒，化痰平喘。

［方药组成］炙麻黄 10 克，五味子 10 克，炮姜 10 克，半夏 15 克，茯苓 10 克，陈皮 10 克，杏仁 10 克，苏子 15 克，紫菀 10 克，款冬花 10 克，白芥子 10 克，枳壳 15 克，莱菔子 30 克。

［用法用量］中药饮片水煎服（中药配方颗粒溶化），每日一剂，一剂分早晚各一次。

2. 清肺平喘汤（秘方）加减治疗热证哮喘。

［病因病理］痰热搏结于肺，肺失清肃而致热证哮喘（痰热壅肺，肃降无权）。

［主要症状］喘而气粗息涌，喉中痰鸣如吼，胸闷胀满。痰黄或白黏浊稠，咳吐不利，口渴喜饮，烦热汗出，不恶寒或发热，恶寒汗少，头痛口苦，舌苔黄腻，舌质红，脉滑数或弦滑或浮数。

［治疗原则］清热宣肺，化痰平喘。

［方药组成］炙麻黄 5 克，杏仁 10 克，石膏 30 克，甘草 10 克，葶苈子 15 克，莱菔子 30 克，桑白皮 15 克，栀子

10 克，黄芩 10 克，大黄 10 克，百合 10 克，芦根 30 克，花粉 15 克，白芥子 15 克，苏子 10 克。

［用法用量］中药饮片水煎服（中药配方颗粒溶化），每日一剂，一剂分早晚各一次。

3. 耳底除根汤（民间验方）治疗慢性脓耳（耳底病）。

［病因病理］多有急性脓耳（肝胆经火盛，外感风热侵袭，风火循经入耳）的发病史。为热毒留恋不清，迁延不愈或愈后反复发作而成慢性脓耳（肝经风热型）。

［主要症状］耳内经常反复流脓，缠绵不愈，或时流时止，止而复流，其脓液色白或黄稠，有时也可能为血样的粉色分泌物，多少不定。分泌物多时可内外耳流出耳外，量少时会干结于耳膜附近，或只显外耳道湿润或有臭味，耳膜中央部无穿孔，听力无传导性。耳内疼痛，全身或久发热，口干口苦，小便黄赤，舌红，苔黄，脉弦数或浮数。

［治疗原则］利湿消脓。

［方药组成］麻黄 6 克，杏仁 10 克，薏苡仁 30 克，桔梗 10 克，木通 10 克，防风 10 克，蝉蜕 10 克，天南星 10 克，木香 10 克，细辛 3 克。

［用法用量］中药饮片水煎服（中药配方颗粒溶化），每日一剂，一剂分早晚各一次。

【外置方法】采用白矾猪胆汁 1∶3 比例风干研磨吹入耳内。

4. 防风通圣散（《宣明论方》）加减治疗饭疙瘩。

［病因病理］由于禀赋不耐，过食荤腥和动风燥火之食物，肠胃失和，湿热内生，郁而外收而致饭疙瘩（肠胃湿热型）。

［主要症状］发病突起，皮肤出现云片样或形似扁豆大

小不一，皮损内为红色或与皮色一致，迅速发生，消退亦快，一天发作多次瘙痒剧烈，兼发热，腹痛，腹泻或便秘甚至恶心呕吐。舌苔黄腻，脉滑数。

［治疗原则］疏风解表，通腑泄热。

［方药组成］防风 10 克，川芎 10 克，当归 10 克，赤芍 10 克，大黄 10 克，连翘 10 克，麻黄 10 克，薄荷 10 克，石膏 15 克，黄芩 10 克，炒白术 10 克，栀子 10 克，荆芥 10 克，甘草 10 克，蝉蜕 10 克。

［用法用量］中药饮片水煎服（中药配方颗粒溶化），每日一剂，一剂分早晚各一次。

5. 麻黄治痹汤（秘方）加减治疗关节游走痛。

［病因病理］风寒湿邪外侵，气候变化失常，冷热交错，或居处湿地，涉水冒雨，或劳逸过度触冒风寒，使风寒湿邪侵入肌肉、关节筋脉而为痹（行痹证）。

［主要症状］肢体关节疼痛，游走不定，时而走窜上肢，时而流注下肢，关节屈伸不利或间见寒热表证，舌苔白，脉浮。

［治疗原则］祛风通络，散寒除湿。

［方药组成］麻黄 10 克，制附子 10 克，防风 10 克，羌活 10 克，独活 10 克，当归 10 克，川芎 10 克，荆芥 10 克，桃仁 10 克，杜仲 15 克，甘草 10 克，桂枝 15 克，牛膝 10 克，鸡血藤 20 克。

［用法用量］中药饮片水煎服（中药配方颗粒溶化），每日一剂，一剂分早晚各一次。

五十九、麦冬

【名字来源】出现《本经》。

【性味归经】性平，味甘、微苦，归脾、胃、心经。

【功能主治】润肺养阴，益胃生津，清心除烦，润肠，用于燥邪伤肺，阴虚劳嗽，胃阴不足，内热消渴，心烦失眠，肠燥便秘证。

【适用禁忌】

风寒感冒，痰湿咳嗽以及脾虚寒泄泻者均忌服。

【用法用量】水煎服，10～15克。

【效验时方】

1. 党参15克，麦冬10克，五味子10克，地龙10克，生地10克，沙参15克，杏仁10克，苏子10克，沉香10克，紫石英30克，麻黄10克，黄芩10克，花粉10克，水煎服，主治哮喘（肺胃不固）。

2.（1）牡蛎30克，珍珠母20克，石决明30克，丹参15克，茯苓10克，龙齿15克，磁石20克，枣仁10克，黄连5克，连翘20克，朱砂1.5克（冲服），水煎服，主治心悸（心胆不宁）。

（2）生地10克，沙参10克，麦冬10克，元参15克，菊花15克，丹参15克，枣仁25克，五味子10克，龙骨30克，牡蛎30克，水煎服，主治心悸（肝肾阴虚）。

3. 生地15克，熟地25克，阿胶10克，麦冬10克，元参15克，白芍10克，茯苓10克，当归15克，夜交藤15克，柏子仁10克，黄连5克，栀子10克，琥珀粉3克（冲服），水煎服，主治失眠（心火独亢）。

4. 沙参15克，麦冬10克，白芍10克，石斛10克，太子参10克，山药15克，麦芽15克，神曲10克，山楂10克，木香10克，砂仁10克，水煎服，主治胃痛（胃气阴两虚）。

5. 龟板 10 克，鳖甲 10 克，熟地 15 克，知母 15 克，黄柏 10 克，白芍 10 克，阿胶 10 克，山茱肉 10 克，泽泻 10 克，五味子 10 克，麦冬 10 克，白茅根 30 克。水煎服，主治尿血（虚热）。

6. 金银花 30 克，牛蒡子 12 克，败酱草 15 克，玄参 15 克，麦冬 30 克，白花蛇舌草 10 克，薄荷 6 克，桔梗 6 克，甘草 6 克，水煎服，主治乳蛾（肺经风热）。

【临证运用】

1. 养阴止咳汤（秘方）加减治疗干咳。

［病因病理］咳嗽日久，耗伤肺阴，肺阴亏虚，肺失滋润，燥热内生，肺气上逆而致干咳（肺阴虚型）。

［主要症状］干咳少痰，咳痰不爽，咽干口渴，舌红少苔，脉细数。

［治疗原则］养阴清热，润肺止咳。

［方药组成］瓜蒌仁 30 克，百合 10 克，麦冬 15 克，苏子 15 克，白芥子 15 克，桑白皮 15 克，葶苈子 15 克，石膏 30 克，川贝母 10 克，芦根 30 克，杏仁 10 克，天花粉 15 克。

［用法用量］中药饮片水煎服（中药配方颗粒溶化），每日一剂，一剂分早晚各一次。

2. 麦冬润便汤（秘方）加减治疗便秘。

［病因病理］多由于过度劳倦或饮食所伤，平素身体虚弱或病后，产后，或老年人气血亏虚，气虚则大肠传导无力，血虚则津液干枯，不能调滑肠道而致大便干燥，而成便秘（血虚）。

［病候表现］长期大便燥结，排便困难，常数日一行，兼见面唇爪甲苍白，时觉头眩，心悸，舌淡，脉细。

［治疗原则］养血润燥，增液通便。

［方药组成］生地30克，元参20克，麦冬10克，当归15克，桃仁10克，火麻仁30克，郁李仁10克，莱菔子30克，草决明30克，木香10克，枳实20克，何首乌20克，大黄8克。

［用法用量］中药饮片水煎服（中药配方颗粒溶化），每日一剂，一剂分早晚各一次。

六十、木香

【名字来源】出自《神农本草经》。

【性味归经】性温，味辛、苦，归脾、胃、大肠、胆、三焦经。

【功能主治】行气止痛，用于脾胃气滞证，泻痢，里急后重，腹痛胁痛，黄疸，胆石症，胆绞痛等。

【适用禁忌】

阴虚，津亏，火旺者忌用。

【用法用量】水煎服，3～10克，不宜大量使用。

【效验时方】

1. 白芍20克，乌药10克，木香15克，小茴香10克，青皮10克，良姜10克，槟榔片20克，川楝子10克，元胡10克，甘草10克，乳香10克，没药10克，苏木10克，水煎服，主治腰痛（气滞络阻）。

2. 百合30克，乌药30克，海螵蛸15克，白芍20克，木香10克，水煎服，主治胃痛（胃阴不足）。

3. （1）黄芩10克，黄连10克，大黄10克，白芍15克，当归10克，金银花10克，木香10克，甘草10克，水煎服，主治痢疾（湿热）。

（2）木香 10 克，人参 10 克，白术 10 克，干姜 10 克，黄连 10 克，槟榔 10 克，藿香 10 克，厚朴 10 克，苍术 10 克，水煎服，主治痢疾（休息痢）。

（3）荆芥 12 克，防风 10 克，羌活 10 克，桂枝 10 克，藿香 10 克，木香 10 克，槟榔 10 克，茯苓 10 克，厚朴 10 克，神曲 10 克，莱菔子 15 克，水煎服，主治痢疾（寒湿兼表证）。

（4）葛根 10 克，黄连 10 克，黄芩 10 克，槟榔 10 克，枳壳 10 克，白芍 10 克，木香 10 克，银花 10 克，防风 10 克，大黄 5 克，水煎服，主治痢疾（湿热兼表证）。

（5）炒白术 10 克，白芍 10 克，陈皮 10 克，防风 10 克，柴胡 10 克，茯苓 15 克，山药 15 克，枳壳 15 克，川楝子 10 克，木香 10 克，焦山楂 10 克，神曲 10 克，砂仁 10 克，水煎服，主治痢疾（肝郁脾虚）。

（6）肉豆蔻 10 克，丹参 15 克，白术 10 克，肉桂 10 克，木香 10 克，诃子肉 10 克，白芍 10 克，补骨脂 10 克，附子 10 克（先煎半小时），炮姜 10 克，小茴香 10 克，沉香 5 克，石榴皮 10 克，当归 10 克，水煎服，主治痢疾（命门火衰）。

【临证运用】

1. 温中导滞汤（秘方）加减治疗腹痛。

[病因病理] 多有寒邪或冷食停滞胃肠，寒邪入侵，阳气不运，气机阻滞而致腹痛（寒邪内阻型）。

[主要症状] 腹痛急躁，冷则加重，得暖痛减，口不渴，小便清利，大便溏薄或不爽，舌苔白或白腻，脉沉紧。

[治疗原则] 温中散寒，导滞止痛。

[方药组成] 木香 10 克，公丁香 10 克，神曲 10 克，麦

芽 20 克，槟榔片 10 克，干姜 10 克，甘草 10 克，肉蔻 10 克，陈皮 15 克。

［用法用量］中药饮片水煎服（中药配方颗粒溶化），每日一剂，一剂分早晚各一次。

2. 柴平枳壳汤（秘方）加减治疗胃痛。

［病因病理］情志抑郁，或暴怒伤肝，肝气郁结，疏泄调达功能失常，络脉阻滞，致胁痛（肝气郁结型）。

［主要症状］胁肋胀痛，窜痛，痛无定处，时轻时重，常因情志不畅而诱发或加重，胸闷不舒，饮食减少，喜叹气，苔薄白，脉弦。

［治疗原则］疏肝理气，和胃止痛。

［方药组成］木香 10 克，柴胡 10 克，黄芩 10 克，陈皮 10 克，半夏 10 克，神曲 10 克，槟榔片 10 克，枳壳 15 克，花粉 10 克，甘草 9 克，香附 15 克，郁金 15 克，茯苓 10 克。

［用法用量］中药饮片水煎服（中药配方颗粒溶化），每日一剂，一剂分早晚各一次。

3. 得生丹（《医学入门》）加味治疗不孕症。

［病因病理］肝郁气滞，气血失调，冲任不得相资而致不孕症（肝气郁滞）。

［主要症状］婚后多年不孕，经期先后不定，色紫黯稠黏，经前乳房胀痛，胸胁苦满，性躁易怒，舌苔薄，脉弦。

［治疗原则］疏肝理气，调理冲任。

［方药组成］当归 10 克，川芎 10 克，白芍 10 克，枳壳 15 克，木香 10 克，柴胡 10 克，香附 15 克，益母草 10 克，元胡 10 克，川楝子 15 克。

［用法用量］中药饮片水煎服（中药配方颗粒溶化），每日一剂，一剂分早晚各一次。

4. 逍遥丸（《太平惠民和剂局方》）加减治疗胃脘痛。

[病因病理] 情志不舒，肝气郁结，疏泄失职，胃失通降，胃气壅滞而致胃脘痛（肝气犯胃型）。

[主要症状] 胃脘胀痛，食少纳呆，嗳气频繁，大便不畅，易恼怒，常因恼怒而发作，苔白，脉沉弦。

[治疗原则] 疏肝理气，和胃止痛。

[方药组成] 柴胡 10 克，白芍 10 克，当归 12 克，炒白术 10 克，茯苓 10 克，香附 15 克，木香 10 克，青皮 15 克，枳壳 15 克，元胡 10 克，莪术 15 克，姜 3 片，红枣 3 枚。

[用法用量] 中药饮片水煎服（中药配方颗粒溶化），每日一剂，一剂分早晚各一次。

六十一、牛膝

【名字来源】出自《神农本草经》。

【性味归经】性平，味苦、酸，归肝、肾经。

【功能主治】活血通经，引火下行，补肝肾，强筋骨，利水通淋。用于痛经，经闭，产后腹痛，胞衣不下，跌打损伤，瘀滞作痛，上部火热症，腰膝酸痛，下肢痿软，淋症，水肿，小便不利，癥瘕积聚。

【适用禁忌】

1. 孕妇及月经过多者忌用。

2. 气虚下陷，脾虚泄泻，梦遗，滑精者均不宜用。

【用法用量】水煎服，6～15 克。

【效验时方】

1. 牛膝 10 克，熟地黄 15 克，补骨脂 10 克，菟丝子 10 克，续断 10 克，水煎服，主治腰痛（肾气虚）。

2.（1）熟地 25 克，当归 10 克，白芍 10 克，山茱萸 10

克，茯苓 10 克，牛膝 15 克，续断 12 克，杜仲 15 克，骨碎补 15 克，巴戟天 10 克，肉苁蓉 15 克，制附子 15 克（先煎半小时）水煎服，主治腰痛（肾阳虚）。

（2）制首乌 60 克，熟地 30 克，枸杞子 15 克，知母 15 克，黄柏 15 克，牛膝 15 克，续断 15 克，苏木 10 克，木瓜 10 克，水煎服，主治足跟痛（肾阳虚）。

3. 羌活 10 克，防风 10 克，川芎 10 克，川牛膝 15 克，桑寄生 15 克，当归 15 克，杜仲 15 克，乌梢蛇 30 克，秦艽 10 克，丹参 15 克，茯苓 15 克，熟地 20 克，白芍 10 克，桂枝 10 克，水煎服，主治五十肩（风寒湿痹型）。

4. 熟地黄 12 克，桑寄生 15 克，山茱萸 12 克，木瓜 12 克，山药 25 克，白芍 25 克，牛膝 10 克，甘草 10 克，水煎服，主治足跟痛，（肝肾阴虚）。

【临证运用】

1. 活血引经汤（秘方）加减治疗闭经。

［病因病理］情绪急躁，郁怒伤肝，肝气郁结，气机不畅，气血受阻，运行不利而致闭经（气滞血瘀）。

［主要症状］月经数月不行，小腹胀痛拒按，乳房肿痛，胸胁胀滞，心烦易怒，头晕，舌质紫暗或有斑点，脉沉弦或沉涩。

［治疗原则］行气解郁，活血引经。

［方药组成］当归 15 克，赤芍 15 克，白芍 15 克，红花 10 克，桃仁 10 克，牛膝 20 克，三棱 10 克，莪术 10 克，丹参 20 克，香附 15 克，土鳖虫 10 克，肉桂 5 克，木香 10 克，乌药 15 克。

［用法用量］中药饮片水煎服（中药配方颗粒溶化），每日一剂，一剂分早晚各一次。

2. 八珍汤（《正体类要》）加味治疗腰痛。

[病因病理] 多由气虚和血虚或过度劳伤，暗耗气血，筋脉失荣而致腰痛（气血两虚型）。

[主要症状] 头晕目眩，少气懒言，自汗，唇色浅白，心烦失眠，腰痛，每日劳动则甚，卧则减轻，常反复发作。舌苔白，脉细弱。

[治疗原则] 补气养血，壮腰止痛。

[方药组成] 熟地 25 克，当归 15 克，白芍 10 克，川芎 10 克，党参 15 克，炒白术 10 克，茯苓 10 克，甘草 10 克，牛膝 15 克，杜仲 15 克，川断 15 克。

[用法用量] 中药饮片水煎服（中药配方颗粒溶化），每日一剂，一剂分早晚各一次。

3. 阳和汤（《外科证治全生集》）加味治疗腰腿痛。

[病因病理] 多由于素体营血虚弱，寒邪乘虚而入，侵着于肌肉和血脉筋骨，阻遏阳气运行而致腰腿痛。（血虚寒凝型）。

[主要症状] 腰膝酸软冷疼，畏寒甚至疼痛不能屈伸转侧，遇阴雨天气候寒冷则痛剧，舌苔白，脉沉细迟。

[治疗原则] 温阳补血，散寒止痛。

[方药组成] 熟地 25 克，鹿角霜 20 克，白芥子 12 克，炮姜 10 克，肉桂 10 克，麻黄 10 克，生甘草 10 克，制附子 10 克（先煎半小时），牛膝 15 克，鸡血藤 20 克，当归 15 克，地龙 10 克。

[用法用量] 中药饮片水煎服（中药配方颗粒溶化），每日一剂，一剂分早晚各一次。

六十二、蒲公英

【名字来源】出自《新修本草》。

【性味归经】性寒，味苦、甘，归肝、胃经。

【功能主治】

1. 清热解毒，消痈散结，利湿通淋。

2. 痈肿疮毒，乳痈内痈，热淋涩痛。湿热黄疸，目赤咽痛。

【适用禁忌】寒性痈疽者忌用。

【用法用量】水煎服，10～30克，外用适量。

【效验时方】

1. 蒲公英60克，板蓝根15克，水煎服，主治上呼吸道感染，扁桃体炎。

2. 蒲公英30克，野菊花10克，金银花10克，甘草6克，水煎服，主治热疖疮毒，风火赤眼。

3. 蒲公英30克，瞿麦15克，萹蓄15克，车前子30克，白茅根50克，水煎服，主治热淋。

4. 瓜蒌30克，赤芍30克，公英30克，甘草15克，水煎服，同时服用鹿角碎屑5克，煎煮30分钟，去渣服用取微汗，主治急性乳腺炎。

5. 蒲公英30克，桃花茶3克，水冲服即可，每日服2次，1周为1疗程，主治疱疔。

【临证运用】

1. 夏末热痹汤（秘方）加减治疗关节热肿痛。

［病因病理］多因素体阳气偏盛，内有蕴热，夏末秋初复感风寒湿邪，易入化热或外邪风热邪，流注经络关节，气血凝塞，血运不畅，脉络不通而致关节热肿痛（湿热型）。

［主要症状］关节疼痛，发病较急，局部灼热红肿，得冷则舒，痛不可触，关节呈游走性疼痛，活动受限，甚者不能屈身，伴有发热，汗出恶风，口渴，烦闷不安，小便色

黄，舌苔黄燥，脉滑数。

　　[治疗原则] 清热降温，舒筋活络。

　　[方药组成] 公英20克，菊花15克，连翘15克，乳香10克，没药10克，羌活10克，防风10克，丹皮10克，赤芍10克，牛膝15克，桂枝10克，甘草10克，银花藤30克。

　　[用法用量] 中药饮片水煎服（中药配方颗粒溶化），每日一剂，一剂分早晚各一次。

　　2. 龙胆泻肝汤（《医方集解》）加味治疗黄白带。

　　[病因病理] 怒气伤肝，肝旺脾弱，湿热下注损及任带二脉而致黄白带（湿热下注型）。

　　[主要症状] 带下量多，色深或黄白相间或黄绿有泡沫或色白如豆渣，或凝乳状，或如浓如血。阴痒阴痛灼热，阴部溃烂，可伴有尿频，尿急，尿痛，口干，口苦，低热，舌红苔黄，脉弦数。

　　[治疗原则] 清热利湿，解毒杀虫。

　　[方药组成] 龙胆草10克，生地15克，黄芩10克，车前子15克，柴胡10克，丹皮10克，萆薢15克，土茯苓30克，千里光15克，萹蓄15克，蒲公英30克，苍术10克，元胡10克，地榆炭15克，虎杖15克。

　　[用法用量] 中药饮片水煎服（中药配方颗粒溶化），每日一剂，一剂分早晚各一次。

　　3. 公英消肿汤（秘方）加减治疗产后乳晕。

　　[病因病理] 多由肝气不畅，胃热壅滞，脾胃不和，乳络不畅，乳汁积滞，邪蕴化热，经络阻塞，气血凝滞而成产后乳晕（肝气郁结型）。

　　[主要症状] 乳房肿胀疼痛，连及腋下，皮色不红，触

之有硬块，乳汁分泌不畅，恶寒发热，胸闷，恶心口干，头晕心烦易怒，舌淡红，苔白，脉弦数或浮数。

[治疗原则] 和营清热，疏通乳络。

[方药组成] 蒲公英 30 克，全瓜蒌 15 克，连翘 15 克，青皮 15 克，陈皮 15 克，土贝母 10 克，甘草 10 克，柴胡 10 克，漏芦 12 克，路路通 10 克，赤芍 10 克，丹皮 10 克，花粉 15 克，黄芩 10 克，荆芥 15 克，防风 10 克。

[用法用量] 中药饮片水煎服（中药配方颗粒溶化），每日一剂，一剂分早晚各一次。

六十三、全蝎

【名字来源】出自《蜀本草》。

【性味归经】性平，味咸、辛，归肝经。

【功能主治】息风止痉，攻毒散结，通络止痛。用于痉挛抽搐的要药。用于治疗疮疡肿毒，瘰疬痰核，风湿顽痹和顽固性偏正头痛。

【适用禁忌】

1. 血虚生风者忌用。

2. 婴幼儿及孕妇慎用。

3. 过敏体质者慎用。

【用法用量】水煎服 2~5 克，外用适量。

【临证运用】

1. 补风活络汤（秘方）加减治疗中风后遗症（半身不遂）。

[病因病理] 多由于气虚不能运血，气不行则血不荣，使气血瘀滞，血脉痹阻而致半身不遂（气虚血瘀）。

[主要症状] 偏枯不用，肢软无力，面色萎黄或肢体麻

木，舌淡紫或有瘀斑，苔白，脉细涩

［治疗原则］益气活血通络。

［方药组成］黄芪 15 克，桂枝 15 克，赤芍 10 克，当归 15 克，川芎 10 克，钩藤 15 克，羌活 10 克，防风 10 克，牛膝 15 克，甘草 10 克，全蝎 5 克，蜈蚣 1 条，姜 3 片，红枣 3 枚。

［用法用量］中药饮片水煎服（中药配方颗粒溶化），每日一剂，一剂分早晚各一次。

2. 化瘀通络汤（秘方）加减治疗顽固性头痛。

［病因病理］曾受外伤，或久病入络，瘀血内停，阻塞脑络而致顽固性头疼（气滞血瘀型）。

［主要症状］头痛经久不愈痛处固定不移，痛如锥刺，或头部有外伤史，舌质紫，脉细或细涩。

［治疗原则］活血化瘀，通络止痛。

［方药组成］菊花 15 克，双钩 12 克，地龙 10 克，天虫 10 克，磁石 20 克，石决明 30 克，全蝎 5 克，赤芍 10 克，桃仁 10 克，红花 10 克，川芎 10 克。

［用法用量］中药饮片水煎服（中药配方颗粒溶化），每日一剂，一剂分早晚各一次。

3. 黄芪五物汤（《医方·治内外中风方》）加减治疗半身出汗。

［病因病理］多由中风气虚不能运血，气不行而血不荣，则气虚血瘀，故致半身出汗。

［主要症状］身体偏左或偏右，半身出汗，伴有神疲乏力，气短懒言或半身不遂，肢体瘫软，舌淡紫或有瘀点，苔白，脉沉细涩。

［治疗原则］益气活血。

［方药组成］黄芪 25～60 克，当归 12 克，赤芍 10 克，地龙 10 克，桃仁 10 克，红花 10 克，川芎 9 克，龙骨 30 克，牡蛎 30 克，桂枝 10 克，全虫 5 克，蜈蚣 1 条。

［用法用量］中药饮片水煎服（中药配方颗粒溶化），每日一剂，一剂分早晚各一次。

六十四、人参

【名字来源】出自《神农本草经》。

【性味归经】性微寒，味甘、苦，归肺、脾经。

【功能主治】大补元气，补脾益肺，生津止渴，安神增智。用于气脱证，肺气虚证，脾气虚证，心脾两虚证及消渴证。

【适用禁忌】

有实邪者忌用。

【用法用量】水煎服，5～10 克，大剂量 15～30 克。

【效验时方】

1. 人参 10 克，黄芪 15 克，白术 12 克，水煎服，主治气虚自汗，脱肛，脾虚食减，腹泻。

2. 人参 10 克，麦冬 15 克，五味子 6 克，水煎服，主治热病后呼吸短促，多汗口干。

【临证运用】

1. 人参兴阳汤（秘方）加减治疗阳痿。

［病因病理］素体虚弱，肾阳不足或房劳过度，损伤肾气或不知自惜，误犯手淫，则使肾阳虚弱，精气虚寒，难以振奋而引发阳痿。（精气虚寒，命火不足）。

［主要症状］阳痿，精液稀薄，精冷，面色㿠白，腰膝酸软，甚至冷痛，头晕目眩，神疲乏力，四肢欠温，舌淡，

苔白，脉沉细。

［治疗原则］补肾兴阳，温补卜元。

［方药组成］人参10克，山药10克，炒白术10克，茯苓10克，黄芪15克，制附子10克，肉桂10克，鹿角胶10克，淫羊藿20克，仙茅10克，巴戟天10克，蛇床子10克，锁阳10克，韭菜籽10克，菟丝子15克，阳起石20克。

［用法用量］中药饮片水煎服（中药配方颗粒溶化），每日一剂，一剂分早晚各一次。

2. 天王补心丹（《校注妇人良方》）和七宝美髯丹（《积善堂方》）加减治疗脱发。

［病因病理］由于肾阴不足或者病程较长，伤及肾阴，肾水不能上济心火，心火亢盛，心肾不交，肾藏阴精，其荣在发，发失滋养而致脱发。（心肾不交型）。

［主要症状］失眠多梦，心烦易怒，头晕耳鸣，口干舌燥，心悸，健忘，头发脱落稀疏，舌红，少苔，脉细数。

［治疗原则］滋阴降火，生精养发。

［方药组成］桔梗10克，人参10克，柏子仁10克，元参15克，麦冬10克，生地20克，当归15克，天冬20克，茯苓10克，五味子10克，丹皮10克，远志10克，枣仁20克，何首乌20克。

［用法用量］中药饮片水煎服（中药配方颗粒溶化），每日一剂，一剂分早晚各一次。药汁送服七宝美髯丸1袋。

3. 益气增乳汤（秘方）治疗产后乳少。

［病因病理］多由于脾胃虚弱，生化化源不足，因分娩失血过多，气随血耗，则气虚血少，无乳可下而致产后乳少。

［主要症状］产后乳少，甚则全无，或乳汁清晰，乳房

柔软无胀痛，面色少华，神疲食少，心悸健忘，自汗，苔白，脉细弱。

［治疗原则］益气增乳，养血通乳。

［方药组成］人参 10 克，黄芪 40 克，当归 30 克，麦冬 10 克，通草 10 克，桔梗 10 克。

［用法用量］中药饮片水煎服（中药配方颗粒溶化），每日一剂，一剂分早晚各一次。

4. 人参归脾汤（《校注妇人良方》）加减治疗崩漏。

［病因病理］由素体虚弱以及久病伤脾，中气不足，冲任不固，气不摄血而致崩漏（脾虚下陷）。

［病候表现］经血过多，色淡质稀如水，面色㿠白，精神疲倦，气短心悸，舌质淡，苔薄润，脉弱无力。

［治疗原则］补气摄血，健脾固冲。

［方药组成］人参 10 克，党参 15 克，黄芪 40 克，白术 10 克，陈皮 10 克，甘草 10 克，升麻 10 克，蒲黄 10 克，仙鹤草 15 克，柴胡 10 克，丹皮 10 克，海螵蛸 15 克，茜草 10 克，

［用法用量］中药饮片水煎服（中药配方颗粒溶化），每日一剂，一剂分早晚各一次。

六十五、桑寄生

【名字来源】出自《神农本草经》。

【性味归经】性平，味苦，归肝、肾经。

【功能主治】祛风湿，补肝肾，强筋骨，安胎。用于风湿痹痛，腰膝酸痛，胎漏下血，胎动不安。

【适用禁忌】

目翳者忌用。

【用法用量】水煎服 9～15 克。

【效验时方】

1. 桑葚子 15 克，杜仲 15 克，艾叶 15 克，水煎服，主治胎动不安。

2. 桑寄生 15 克，夏枯草 30 克，牛膝 10 克，豨莶草 10 克，水煎服，主治高血压病。

3. 艾叶 15 克，香附 15 克，熟地 20 克，当归 10 克，白芍 10 克，桑寄生 30 克，水煎服，主治妊娠腹痛（血虚）。

4. 补骨脂 12 克，桑寄生 30 克，续断 30 克，枸杞 30 克，骨碎补 15 克，茜草 15 克，赤芍 30 克，威灵仙 10 克，木瓜 10 克，薏苡仁 30 克，水煎服，主治腰背痛（风湿型）。

【临证运用】

1. 左归丸（《景岳全书》）加减治疗腰痛。

[病因病理] 多由于素体不足，或者久病体虚，或年老精衰，或房劳过度，则胃阴耗伤，筋脉失于濡养而致腰痛（肾阴不足型）。

[主要症状] 腰部酸痛，喜按喜揉，腿膝乏力，劳累后疼痛加重，卧则减轻，经常反复发作，常兼头晕，目眩，耳鸣，口燥咽干，心烦失眠，手足心热。舌红，苔少，脉细弦或细数。

[治疗原则] 滋阴补肾，壮腰止痛。

[方药组成] 熟地 25 克，山萸 10 克，山药 15 克，当归 15 克，川芎 10 克，白芍 10 克，黄芪 15 克，桑寄生 15 克，杜仲 15 克，牛膝 15 克，龟板 10 克，菟丝子 15 克。

[用法用量] 中药饮片水煎服（中药配方颗粒溶化），每日一剂，一剂分早晚各一次。

2. 独活寄生汤（《千金要方》）加减治疗妊娠腰痛

［病因病理］孕妇体虚血弱，风寒湿乘虚侵入，留着腰部，经脉受阻而致妊娠腰痛（风湿腰痛）。

［主要症状］腰部冷痛，并有沉重板着如物之感。转动不利，静卧其痛也不稍减，得温则舒，得冷则重，常伴头及全身痛，无汗，无恶寒发热，舌淡，苔白，脉细滑。

［治疗原则］补血安胎，祛风除湿。

［方药组成］独活 10 克，桑寄生 10 克，桂枝 10 克，防风 10 克，川芎 5 克，党参 15 克，当归 15 克，白芍 10 克，杜仲 15 克，生地黄 10 克。

［用法用量］中药饮片水煎服（中药配方颗粒溶化），每日一剂，一剂分早晚各一次。

3. 除温通络汤（秘方）加减治疗关节痛。

［病因病理］多由居外湿地，涉水冒雨或劳役过度。触冒风寒，则风寒湿邪直入肌肉、关节、经脉而致关节痛（风寒湿痹）。

［主要症状］肢体关节疼痛重着或肿胀，痛有定处，手足沉重，活动不便，肌肤麻木不仁。苔白腻，脉濡缓。

［治疗原则］除湿通络，祛风散寒。

［方药组成］独活 10 克，桑寄生 15 克，牛膝 15 克，当归 10 克，川芎 10 克，元胡 10 克，威灵仙 30 克，鸡血藤 20 克，杜仲 15 克，桂枝 15 克，防风 10 克，海风藤 20 克，乌蛇 30 克，薏苡仁 20 克，荆芥 15 克。

［用法用量］中药饮片水煎服（中药配方颗粒溶化），每日一剂，一剂分早晚各一次。

六十六、桑叶

【名字来源】出自《神农本草经》。

【性味归经】性寒，味苦、甘，归肺，肝经。

【功能主治】疏风清热，清肝明目，凉血止血。用于外感风热，发热，头昏头痛，咳嗽及咽喉肿痛，燥热伤肺，咳嗽痰稠，鼻咽干燥，肝经湿热，或风热所致，目赤涩痛，多泪，肝阴不足。目暗昏花，血热吐血之轻证。

【适用禁忌】

1. 腹部阴寒，内无湿热，大便溏泻，风寒咳嗽者忌服。

2. 低血糖或低血压者宜慎用。

【用法用量】水煎服6~12克，外用适量。

【效验时方】

1. 桑叶10克，菊花10克，连翘10克，杏仁10克，薄荷6克，芦根30克水煎服，主治感冒（风热）。

2. 桑叶10克，菊花10克，生地黄10克，蒺藜10克，蝉蜕6克，水煎服，主治风热眼红肿痛（急性眼结膜炎）。

【临证运用】

1. 清肺止血汤（秘方）加减治疗咳血。

[病因病理] 平时吃辛辣之品或平素阴虚或燥热犯肺，火热灼肺，损伤肺络而致咳血（风热型）。

[主要症状] 咳嗽痰中带血或反复咳血，咽干口燥，并有发热，头痛咽痛，舌红，苔黄而燥，脉细数。

[治疗原则] 清热润肺，宁咳止血。

[方药组成] 桑叶15克，杏仁10克，黄芩15克，丹皮10克，三七3克，生地黄15克，元参15克，侧柏叶15克，地骨皮15克，桑白皮15克，藕节15克，白茅根30克。

[用法用量] 中药饮片水煎服（中药配方颗粒溶化），每日一剂，一剂分早晚各一次。

2. 辛夷通窍汤（先父验方）加减治疗鼻塞。

[病因病理] 多由于肺胃郁热，复感风热之邪。热火循经入鼻窍而致鼻塞（风热型）。

[主要症状] 鼻黏膜红肿，鼻塞时轻时重，鼻痒气热，喷嚏，涕黄稠。兼见发热，恶风，头痛，咽痛，咳嗽，咳痰不爽，口渴喜饮，舌质红，或微黄，脉浮数。

[治疗原则] 疏风清热，辛凉开窍。

[方药组成] 桑叶 15 克，菊花 15 克，黄芩 10 克，石膏 20 克，杏仁 10 克，桔梗 10 克，辛夷 10 克，知母 15 克，苍耳子 8 克，牛蒡子 15 克。

[用法用量] 中药饮片水煎服（中药配方颗粒溶化），每日一剂，一剂分早晚各一次。

3. 百合固金汤（《医方集解》）加减治疗失音。

[病因病理] 多由于素体虚弱或劳累太过（多见于教师，售货员，演员，导游等），或病后失养，则肺肾阴亏，肺金清肃下行，肾阳无以上承而致失音（肺肾阴虚型）。

[主要症状] 以声音低沉费力，讲话不能持久，甚则嘶哑，因劳累、多讲话后症状加重，喉部微痛不适，喉痒，干咳痰少，常有"清嗓习惯"，当"吭、喀"动作后，喉间自觉舒适，声带微红肿，边缘增厚。喉底或红或不红，常兼有头晕耳鸣，虚烦少寐，腰酸膝软，手足心热，舌红，少苔，脉细数。

[治疗原则] 滋养肺肾，降火利喉开音。

[方药组成] 桑叶 15 克，甘草 10 克，沙参 15 克，麦冬 10 克，玉竹 10 克，百合 10 克，花粉 15 克，杏仁 12 克，枇杷叶 10 克，木蝴蝶 15 克，黄芩 10 克，土贝母 15 克，白芍 15 克，生地 15 克。

[用法用量] 中药饮片水煎服（中药配方颗粒溶化），

每日一剂，一剂分早晚各一次。

六十七、升麻

【名字来源】出自《神农本草经》。

【性味归经】性平，味甘、辛、微苦，归肺、脾、大肠经。

【功能主治】发表透疹，清热解毒。升阳举陷。用于外感风热所致头痛，麻疹初起，疹发不畅，热毒所致多种病症。包括阳明热邪引起头痛，牙龈肿痛，口舌生疮，风热上壅所致咽喉肿痛，热毒疮疡及皮肤瘙痒，温病发斑，中气虚弱或气虚下陷的气短，倦乏，久泻脱肛，子宫下垂，以及气虚不能摄血所致崩漏不止。

【适用禁忌】

1. 阴虚阳浮，肝阳上亢，上盛下虚，喘满气逆，麻疹已透，吐衄之人忌服，不宜过量使用。

2. 有胃炎及胃溃疡等胃肠疾病者应慎用，临床应用不当可致毒副反应，故应归为有小毒之品。

【用法用量】水煎服 5~15 克，切勿大于 30 克。

【效验时方】

1. 升麻 5 克，牛蒡子 10 克，葛根 5 克，甘草 6 克，水煎服，主治麻疹初期，疹出不快。

2. 升麻 6 克，黄芪 15 克，五倍子 10 克，水煎服，主治脱肛。

3.（1）升麻 5 克，生石膏 15 克，生地黄 10 克，玄参 10 克，水煎服，主治牙痛（胃火）。

（2）升麻 10 克，当归 6 克，黄连 6 克，生地黄 6 克，牡丹皮 5 克，水煎服，主治牙痛（虚火）。

4. 升麻 10 克，桑叶 10 克，菊花 10 克，连翘 10 克，薄荷 6 克，水煎服，主治感冒头痛。

5. 地骨皮 30 克，元参 20 克，龙胆草 10 克，白芷 10 克，升麻 10 克，水煎服，主治眼疾（火热侵袭）。

6. 荆芥 10 克，防风 10 克，黄柏 10 克，苦参 10 克，白鲜皮 15 克，黄芩 10 克，连翘 15 克，石膏 30 克，蝉蜕 10 克，升麻 10 克，甘草 10 克，水煎服，主治荨麻疹（风热型）。

7. 生白术 50 克，生地黄 50 克，升麻 5 克，水煎服，主治便秘。

8. 升麻 6 克，黄芪 20 克，炙黄精 15 克，何首乌 15 克，党参 15 克，焦白术 15 克，当归 9 克，佛手 9 克，木香 9 克，甘草 9 克。水煎服，主治胃下垂（脾阳虚型）。

【临证运用】

1. 水陆二仙汤（《证治准绳》）和补中益气汤《脾胃论》加减治疗遗精。

［病因病理］多由思虑不解或劳倦过度，病久伤脾，中气下陷，精液下注，或脾气虚衰，统摄不顾而致遗精（脾虚不固）。

［病候表现］遗精频繁发作，气短懒言，肢倦乏力，面白少华，头昏目眩，腹泻便溏，舌淡红，苔白，脉沉细。

［治疗原则］补中益气，健脾固精。

［方药组成］金樱子 15 克，芡实 30 克，山药 15 克，菟丝子 15 克，党参 15 克，白术 10 克，陈皮 10 克，柴胡 10 克，升麻 10 克，云苓 10 克，甘草 10 克，莲须 15 克，五倍子 10 克。

［用法用量］中药饮片水煎服（中药配方颗粒溶化），每日一剂，一剂分早晚各一次。

2. 温中止血汤（秘方）加减治疗崩漏。

［病因病理］多由于平日忧思过度，劳倦伤脾，或久病伤脾，中气虚衰。脾不统血，气不摄血，冲任不固而致崩漏（气虚型）。

［主要症状］崩漏下血，淋漓不尽，头目眩晕，小腹坠胀，喜暖气短，面色黄白，身重肢倦，手足不温，舌淡，苔白，脉细迟。

［治疗原则］补气摄血，固冲任。

［方药组成］升麻炭 15 克，阿胶珠 10 克，煅龙骨 30 克，煅牡蛎 30 克，党参 15 克，炮姜 10 克，当归 15 克，炒白术 10 克，炒艾叶炭 12 克，甘草 10 克，黄芪 20 克，海螵蛸 15 克。

［用法用量］中药饮片水煎服（中药配方颗粒溶化），每日一剂，一剂分早晚各一次。

3. 辛夷清肺汤（先父验方）加减治疗鼻渊。

［病因病理］多由于经常饮酒，或食肥厚腻之物，或辛辣大热之物，则湿热上壅于鼻，孔窍闭塞，离经之液腐败而致鼻渊（湿热型）。

［主要症状］鼻流浊气，鼻气不通，嗅觉减退，头痛在上午、中午或下午痛甚，痛部或在前额部、或在头顶部、也可发生在鼻下部及鼻根部，常伴有发烧，怕冷，全身不适，精神不振，倦怠无力，注意力不能集中，以及记忆力减退，舌红，苔微黄，脉弦数。

［治疗原则］清肺通窍，泄热除湿。

［方药组成］辛夷花 10 克，石膏 30 克，芝麻 15 克，栀子 10 克，黄芩 10 克，枇杷叶 10 克，百合 10 克，麦冬 10 克，升麻 10 克，甘草 10 克，苍耳子 10 克。

〔用法用量〕中药饮片水煎服（中药配方颗粒溶化），每日一剂，一剂分早晚各一次。

4. 补中益气汤（《脾胃论》）加减治疗淋证。

〔病因病理〕多由于思虑不解，或劳倦过度，病久伤脾，中气下陷，精微下注而致高淋（脾虚气陷型）。

〔主要症状〕小便如脂如膏，混浊如米泔，尿意不尽，欲解不利或量少而不利，小腹坠胀，小便不畅，神疲乏力，面色无华，舌淡苔白，脉虚弱。

〔治疗原则〕益气升清固涩。

〔方药组成〕黄芪20克，炒白术10克，陈皮10克，升麻10克，党参15克，当归10克，甘草10克，木通10克，茯苓10克，山药10克，龙骨30克，牡蛎30克，车前子15克，芡实30克，生姜3片，红枣3枚。

〔用法用量〕中药饮片水煎服（中药配方颗粒溶化），每日一剂，一剂分早晚各一次。

5. 益气聪明汤（《东垣试效方》）加减治疗耳鸣耳聋。

〔病因病理〕多有饮食不节，劳倦过度，损伤脾胃或忧愁思虑伤脾，或见于大病久泄后脾胃虚弱，中气不足，清气不能上承于耳，清窍失养而致耳鸣耳聋（脾胃虚弱型）。

〔主要症状〕耳鸣耳聋，劳而更甚，或在蹲下站起时较甚，耳内有突然空虚或凉感，耳鸣呈低音调，常伴有倦怠乏力，神疲，纳差，便溏，面色萎黄，舌淡，苔薄，脉细弱。

〔治疗原则〕益气健脾，升清开窍。

〔方药组成〕党参15克，黄芪20克，炒白术10克，当归10克，陈皮10克，升麻9克，柴胡10克，葛根30克，甘草9克，路路通30克，石菖蒲15克。

〔用法用量〕中药饮片水煎服（中药配方颗粒溶化），

每日一剂，一剂分早晚各一次。

六十八、生地黄

【名字来源】出自《神农本草经》。

【性味归经】味甘、苦，性寒，归心、肝、肾、小肠经。

【功能主治】清热凉血，养阴生津，用于热入营血，斑疹，吐衄，阴虚内热，潮热盗汗，津伤口渴，内热消渴。

【适用禁忌】

脾虚湿滞，腹满便溏，胸膈多痰者慎用。

【用法用量】水煎服 10～30 克。

【效验时方】

1. 生地黄 10 克，制何首乌 10 克，每日 1 剂，水煎代茶饮，连服 6 个月，主治青少年头发早白。

2. 生地黄 15 克，玄参 10 克，麦冬 10 克，金果榄 6 克，甘草 6 克，水煎服，主治咽喉肿痛口干。

3. 生地黄 15 克，赤芍 10 克，白茅根 30 克，牡丹皮 10 克，紫草 10 克，水煎服。或生地黄 15 克，赤芍 10 克，牡丹皮 10 克，玄参 12 克，紫草 10 克。水煎服，主治热病高烧吐血，衄血，皮下出血。

4. 生石膏 30 克，知母 10 克，地黄 15 克，牛膝 10 克，麦冬 10 克，白茅根 30 克，水煎服，主治鼻衄（胃热炽盛型）。

5. 生石膏 30 克，知母 10 克，熟地 15 克，麦冬 10 克，牛膝 10 克，升麻 10 克，黄连 5 克，元参 10 克，丹皮 10 克，竹叶 10 克，花粉 15 克，水煎服，主治口臭（胃热炽盛型）。

6. 生地 20 克，川芎 10 克，白芍 10 克，荆芥 15 克，防风 10 克，苍术 10 克，甘草 10 克，土茯苓 30 克，水煎服，外用青核桃切开果皮，擦患处，主治皮肤瘙痒（血虚风燥型）。

7. 龟板 15 克，鹿角胶 15 克，阿胶 10 克，熟地 24 克，山茱萸 10 克，山药 10 克，肉苁蓉 15 克，杜仲 15 克，枸杞子 10 克，石菖蒲 10 克，远志 10 克，陈皮 10 克，白术 10 克，远志 10 克，水煎服，主治老年痴呆（肾阴虚型）。

8. 生地黄 450 克，将生地水煎，浓熬至稠约 600 毫升。取人适量蜂蜜续熬成膏，待不烫后装于保存的玻璃容器内，每次服用 10 ~ 20 毫升，每日服用 2 次，主治面部干燥（驻颜乌发，肌肤补水，轻身延年）。

9. 沙参 15 克，麦冬 10 克，生地 10 克，玉竹 10 克，石斛 12 克，柿蒂 15 克，甘草 10 克，水煎服，主治呃逆（胃阴不足型）。

10.（1）小蓟 30 克，生地 15 克，蒲黄 10 克，藕节 15 克，木通 10 克，竹叶 10 克，栀子 10 克，滑石 15 克，甘草 10 克，水煎服，主治血淋（实证）。

（2）知母 15 克，生地 15 克，黄柏 15 克，山药 10 克，山茱萸 10 克，泽泻 10 克，丹皮 10 克，茯苓 10 克，旱莲草 15 克，小蓟 15 克，阿胶 10 克，水煎服，主治血淋（虚证）。

11. 黄芩 12 克，生地黄 30 克，升麻 6 克，黄连 10 克，丹皮 15 克，石膏 30 克，水煎服，主治牙龈肿痛（胃火炽盛）。

12. 熟地黄 25 克，白术 15 克，当归 15 克，枸杞子 15 克，蛇床子 10 克，制附子 15 克（先煎半小时），肉桂 10 克，山茱萸 10 克，仙茅 10 克，肉苁蓉 20 克，巴戟天 15 克，淫羊藿 30 克，杜仲 15 克，韭菜子 10 克，水煎服，主治阳痿（肾阳虚）。

13. 生地 24 克，山药 12 克，山茱萸 12 克，杜仲 10 克，枸杞子 10 克，川续断 10 克，补骨脂 10 克，制附子 5 克，肉桂 5 克，甘草 5 克，水煎服，主治男子不育症（肾阳不足）。

14. 生地 15 克，赤芍 15 克，萆薢 15 克，肉苁蓉 15 克，菟丝子 15 克，黄柏 10 克，丹皮 10 克，车前子 10 克，淫羊藿 20 克，枸杞子 12 克，水煎服，主治男子不育症（阴阳两虚）。

15. 熟地黄 15 克，山药 15 克，菟丝子 15 克，枸杞子 15 克，淫羊藿 12 克，泽泻 12 克，丹皮 10 克，枳实子 15 克，山茱萸 10 克，茯苓 10 克，水煎服，主治男子不育（肝肾不足）。

【临证运用】

1. 大生地汤（秘方）加减治疗关节灼热痛。

［病因病理］多由于平素内有蕴热或阴虚阳亢之体，当感受外邪或外邪入里，久而化热，流注经络关节，血运不畅，脉络不通而致关节灼热痛（风热型）。

［主要症状］关节疼痛，局部灼热红肿，得冷稍舒，痛不可触，可触及一个或多个关节，兼有发热、恶风、口渴、烦闷不安，小便色黄，舌苔黄燥，脉滑数。

［治疗原则］清热降温，通络止痛。

［方药组成］生地 20 克，当归 15 克，赤芍 15 克，黄芩 10 克，丹参 15 克，忍冬藤 30 克，牛膝 15 克，元胡 10 克，姜黄 10 克。

［用法用量］中药饮片水煎服（中药配方颗粒溶化），每日一剂，一剂分早晚各一次。

2. 六味地黄丸（《小儿药证直诀》）加减治疗消渴。

　　[病因病理] 多由于先天禀赋不足，肾虚精亏，肾阴自衰，若再食辛辣之物，热邪侵袭人体，加之情志失调，则加重肾虚，阴虚燥热而引发消渴（肺肾阴虚型）。

　　[主要症状] 口渴多饮，咽干舌燥，小便频多，尿如脂膏，头晕，腰膝酸软，口干，舌红，脉细数。

　　[治疗原则] 滋阴降火。

　　[方药组成] 熟地25克，山药15克，山萸肉15克，丹皮10克，茯苓10克，泽泻10克，石膏30克，知母15克，牛膝15克，麦冬10克，五味子10克，花粉15克。

　　[用法用量] 中药饮片水煎服（中药配方颗粒溶化），每日一剂，一剂分早晚各一次。

　　3. 北门治牙汤（民间验方）治疗顽固性牙痛。

　　[病因病理] 多由过食辛辣原味或胃气壅滞化热，胃热上冲而致顽固性牙痛（胃火牙痛）。

　　[主要症状] 牙齿被龋蚀成龋洞，遇冷、热、酸、甜等刺激时疼痛，甚则痛不可忍，牙周龈内红肿疼痛，口渴而有臭气，小便短赤，大便秘结，舌红苔黄腻，脉滑数。

　　[治疗原则] 清胃泻火。凉血止痛。

　　[方药组成] 元参30克，石膏30克，生地30克，全蝎5克，威灵仙15克，知母15克，山豆根15克。

　　[用法用量] 中药饮片水煎服（中药配方颗粒溶化），每日一剂，一剂分早晚各一次。

六十九、石膏

　　【名字来源】出自《神农本草经》。

　　【性味归经】味苦、辛，性大寒，归肺、胃、三焦经。

　　【功能主治】生石膏清热泻火，除烦止渴。用于外感热病，高热烦渴，肺热痰喘。胃火亢盛，头痛，牙痛。煅石膏能收湿生肌，敛疮止血，外治溃疡不敛，水火烫伤，外伤出血等。

【适用禁忌】

1. 本产品性大寒，脾胃虚寒及阴虚内热者忌服。

2. 无湿热者忌用。

3. 石膏含砷，不宜过大剂量和长期服用。

【用法用量】生石膏内服用一般在 15～60 克，临床中用量增到 250 克，未见毒副作用。煅石膏外用。

【效验时方】

1. 生石膏 15 克，麻黄 10 克，杏仁 10 克，甘草 3 克，水煎服，主治肺热咳喘。

2. 生石膏 15 克，知母 10 克，熟地黄 10 克，牛膝 10克，麦门冬 10 克，水煎服，主治口臭（胃热）。

3. 生石膏 15 克，玄参 15 克，灯芯草 15 克，淡竹叶 15克，水煎服，主治风火牙痛。

4. 生石膏 20 克，鲜芦根 30 克，制半夏 10 克，水煎服，主治呕吐（胃火）。

5. 生石膏 30 克，麦冬 10 克，金果榄 3 克，甘草 6 克，水煎服，主治咽部白喉，发热，口渴（虚火）。

6. 竹叶 10 克，石膏 20 克，麦冬 10 克，半夏 10 克，太子参 10 克，甘草 10 克，水煎服，主治发热（气阴两虚）。

7. 石膏 30 克，熟地 20 克，麦冬 10 克，知母 12 克，牛膝 15 克，白茅根 10 克，藕节 15 克，花粉 15 克，枸杞子 10克，水煎服，主治鼻衄（胃热）。

8. 麻黄 5 克，杏仁 10 克，石膏 50 克，甘草 10 克，桑白皮 15 克，黄芩 10 克，瓜蒌 15 克，海浮石 30 克，海哈壳

15 克，水煎服，主治热喘症（痰热郁肺）。

9. 炙甘草 10 克，人参 10 克，石膏 20 克（先煎），粳米 60 克，麦冬 10 克，半夏 10 克，柿蒂 30 克，水煎服，主治呃逆（胃火上逆）。

【临证运用】

1. 银花祛风汤（秘方）治疗牙痛。

［病因病理］多用于风火邪毒侵袭，或胃火上蒸伤及牙体及牙龈，或胃火素盛，又嗜辛辣，积火与热互结上冲牙龈，脉络不通而致牙痛（风热型）。

［主要症状］牙齿疼痛呈阵发性，痛风发作，患处得冷则痛减。受热则痛增，呈持续跳痛，咀嚼时痛更甚，牙龈红肿伴发热，发冷，口渴舌尖红，苔薄白或薄黄，脉浮数。

［治疗原则］疏风清热，解毒消肿。

［方药组成］银花 15 克，连翘 15 克，竹叶 10 克，薄荷 10 克，栀子 10 克，石膏 30 克，花粉 15 克，甘草 10 克。

［用法用量］中药饮片水煎服（中药配方颗粒溶化），每日一剂，一剂分早晚各一次。

2. 清燥救肺汤（《医门法律》）加减治疗鼻槁。

［病因病理］多由进食辛辣助阳生热之物，或吐利亡津，病后失养，或因气候干燥，或屡为风热燥邪，熏蒸鼻窍，则伤阴津，蚀及肌膜，鼻内干燥而致鼻槁（肺阴虚型）。

［主要症状］鼻内干燥较甚，鼻内肌萎缩，涕液秽浊，带黄绿色或少许血丝，痂皮多，咽痒时嗽，讲话乏力，舌红苔少，脉细数。

［治疗原则］养阴润燥，宣泄散邪。

［方药组成］桑叶 15 克，石膏 30 克，麻仁 10 克，麦冬 10 克，党参 10 克，甘草 10 克，杏仁 10 克，枇杷叶 15 克，

沙参 15 克，花粉 15 克，桔梗 10 克。

　　［用法用量］中药饮片水煎服（中药配方颗粒溶化），每日一剂，一剂分早晚各一次。

七十、柿蒂

　　【名字来源】出自《本草拾遗》。

　　【性味归经】味苦、涩，性温，归胃经。

　　【功能主治】降气止呕。用于呃逆呕吐症。

　　【适用禁忌】

　　胃热呕吐者忌用。

　　【用法用量】水煎服 6～12 克。

　　【效验时方】

　　1. 柿蒂 3 克，姜半夏 3 克，竹茹 3 克，代赭石 3 克，共研细粉分成 3 份，每次服 1 份，日服 3 次，每份加鸡蛋 1 只，蜜糖 1 小杯，用开水冲服，主治呃逆（顽固性）。

　　2. 柿蒂 10 克，灶心土 20 克，制半夏 10 克，刀豆种子 10 克，丁香 10 克，水煎服主治呃逆（胃寒）。

　　3. 柿蒂 10 克，代赭石 30 克，旋复花 10 克，刀豆壳 10 克，竹茹 15 克，水煎服，主治呃逆（胃热）。

　　4. （1）党参 15 克，白术 10 克，干姜 10 克，甘草 9 克，吴茱萸 10 克，丁香 10 克，柿蒂 15 克，水煎服，主治呃逆（胃中寒冷）。

　　（2）石膏 30 克，竹叶 10 克，太子参 15 克，麦冬 10 克，竹茹 18 克，柿蒂 15 克，半夏 10 克，黄芩 10 克，甘草 10 克，水煎服，主治呃逆（胃火上逆）。

　　（3）木香 10 克，乌药 15 克，枳壳 15 克，沉香 5 克，丁香 10 克，代赭石 15 克，郁金 15 克，柿蒂 15 克，甘草 10

克，水煎服主治呃逆（气机郁滞）。

（4）沙参 10 克，麦冬 10 克，玉竹 10 克，生地 15 克，石斛 15 克，陈皮 15 克，柿蒂 15 克，竹茹 10 克，白芍 15 克，甘草 10 克，水煎服，主治呃逆（胃阴不足）。

【临证运用】

1. 旋覆代赭汤（秘方）加减治疗呃逆。

［病因病理］多由恣啖生冷饮食，或过服寒凉药物，寒邪蕴结，胃中并循手太阴之脉上膈而袭肺，则使肺胃之气不得下降，反逆上冲，造成膈间不利而成呃逆（虚寒型）。

［症状表现］呃逆连声，沉缓有力，得热则减，得寒则甚，胸膈不舒，饮食减少，口不渴，舌淡，苔白润，脉沉迟或细小。

［治疗原则］温中祛寒，降逆平呃。

［方药组成］旋复花 10 克，代赭石 10 克，柿蒂 30 克，香附 15 克，半夏 15 克，陈皮 10 克，木香 10 克，乌药 12 克，丁香 10 克。

［用法用量］中药饮片水煎服（中药配方颗粒溶化），每日一剂，一剂分早晚各一次。

2. 黄芪建中汤（《金匮要略》）加减治疗嗳气。

［病因病理］多由于素体阳虚或过食生冷或寒邪所侵，则胃气上逆而致嗳气（脾胃虚寒）。

［主要症状］平时胃部有冷感，嗳气声低弱无力，气不得续，口吐清水，口不渴，面色苍白，手足不温，食少困倦，胃中反酸，大便溏泄，小便清，舌淡苔白润，脉细迟。

［治疗原则］温补脾胃，和中降逆。

［方药组成］黄芪 15 克，桂枝 15 克，白芍 15 克，党参 15 克，砂仁 10 克，吴茱萸 10 克，丁香 10 克，陈皮 10 克，

半夏 15 克，甘草 10 克，柿蒂 20 克，海螵蛸 15 克，乌药 15 克，瓦楞子 15 克，生姜 3 片，红枣 3 个。

［用法用量］中药饮片水煎服（中药配方颗粒溶化），每日一剂，一剂分早晚各一次。

七十一、土鳖虫

【名字来源】出自《神农本草经》。

【性味归经】味咸，性寒，归肝经。

【功能主治】通经，散瘀，镇痛。用于跌打损伤，骨折瘀血疼痛，子宫内膜炎，经闭，月经困难，痛经，瘀血腹痛，乳少乳胀。

【适用禁忌】

孕妇及无瘀者忌用。

【用法用量】水煎服 1.5 ~ 4.5 克外用适量。

【效验时方】

1. 土鳖虫 9 克，香附 15 克，益母草 30 克，桃仁 6 克，豆蔻 5 克，水煎服，主治妇女闭经痛经。

2. 土鳖虫 10 克，大黄 10 克，当归 10 克，水煎服，主治跌打损伤。

3. 全蝎、蜈蚣，乌蛇、僵蚕，地鳖虫各等份。用法：上药共研细末，每日 3 克，分 1 ~ 3 次，用温开水送服，7 天为一疗程，主治痹症（血瘀）。

4. 黄芪 20 克，党参 20 克，丹参 20 克，川芎 10 克，白芍 30 克，生地 15 克，威灵仙 20 克，桃仁 10 克，红花 10 克，香附 15 克，地龙 10 克，葛根 15 克，穿山甲 10 克，土鳖虫 10 克，水煎服，主治颈椎病（气虚血瘀）。

5. （1）当归 15 克，川芎 10 克，桃仁 10 克，红花 10

克，牛膝 15 克，地龙 10 克，五灵脂 10 克，没药 10 克，秦艽 10 克，羌活 10 克，五加皮 15 克，桂枝 10 克，丹参 20 克，威灵仙 15 克，土鳖虫 10 克，水煎服，主治腰痛（瘀血停蓄）。

（2）杜仲 15 克，淫羊藿 20 克，肉苁蓉 15 克，补骨脂 15 克，鹿角霜 15 克，当归 15 克，丹参 30 克，红花 10 克，土鳖虫 10 克，莱菔子 15 克，水煎服，主治腰痛（肾阳虚）。

（3）乌药 15 克，木香 15 克，青皮 10 克，槟榔片 10 克，川楝子 10 克，元胡 10 克，白芍 20 克，赤芍 15 克，丹皮 10 克，黄柏 10 克，土鳖虫 10 克，红花 10 克，水煎服，主治腰痛（气滞化火）。

【临证运用】

1. 理气活血汤（秘方）治疗肝区痛（右胁痛）。

[病因病理] 因情志不悦，肝失条达，气机阻滞，久病入络，气血不和，运血失职，瘀阻肝络而致肝区痛（右胁痛）（气滞血瘀型）。

[主要症状] 两胁刺痛，右胁重，昼轻夜重，痛位固定，日久不食，善太息，面色晦暗，舌质紫暗或有瘀斑，脉弦细。

[治疗原则] 疏肝理气，活血通络。

[方药组成] 柴胡 10 克，黄芩 10 克，陈皮 10 克，枳壳 15 克，川芎 10 克，赤芍 10 克，丹参 15 克，桃仁 10 克，当归 15 克，川楝子 15 克，葶苈子 15 克，土鳖虫 10 克，香附 15 克。

[用法用量] 中药饮片水煎服（中药配方颗粒溶化），每日一剂，一剂分早晚各一次。

2. 桃红四物汤（《医宗金鉴》）加味治疗闭经。

［病因病理］性情急躁，郁怒伤肝，肝气郁结，气机不利，或者因心胸狭窄，精神抑郁，则肝失调畅，久而不泄，血行不畅，胞脉阻闭而致闭经（气滞血瘀型）。

［主要症状］月经数月不行，少腹胀痛拒按，精神抑郁，烦躁易怒，胸胁胀痛。舌边紫暗或有瘀点，脉沉弦或沉涩。

［治疗原则］理气活血，祛瘀通经。

［方药组成］当归 15 克，川芎 10 克，赤芍 10 克，桃仁 10 克，红花 10 克，枳壳 15 克，元胡 10 克，五灵脂 10 克，丹皮 10 克，乌药 10 克，牛膝 15 克，土鳖虫 10 克，益母草 30 克。

［用法用量］中药饮片水煎服（中药配方颗粒溶化），每日一剂，一剂分早晚各一次。

3. 跌打岔气汤（民间验方）治疗外伤闪腰岔气。

［病因病理］因外伤跌打损伤，瘀留积气则气血流通受阻而致外伤闪腰岔气（气滞血瘀型）。

［主要症状］腰部疼痛不能转身，弯腰工作困难，弯腰稍久则疼痛加重，常使用双手捶腰以减轻疼痛，不能大声笑，全身无其他症状。

［治疗原则］行气活血。

［方药组成］当归 15 克，川芎 10 克，桃仁 10 克，红花 10 克，没药 10 克，五灵脂 10 克，香附 15 克，牛膝 15 克，大黄 10 克，青皮 10 克，莱菔子 15 克，土鳖虫 10 克。

［用法用量］中药饮片水煎服（中药配方颗粒溶化），每日一剂，一剂分早晚各一次。

七十二、菟丝子

【名字来源】出自《图经本草》。

【性味归经】味甘、辛，性平，归肝、肾经。

【功能主治】补肾固精，养肝明目，用于肾虚腰痛，遗精，带下，肝肾亏损，目昏不明。

【适用禁忌】

大便燥结，阴茎易勃起者忌用。

【用法用量】水煎服，10～15克。

【效验时方】

1. 菟丝子10克，枸杞子10克，淫羊藿10克，金樱子10克，锁阳10克，水煎服，主治阳痿（肾阴虚）。

2. 菟丝子10克，益智仁10克，山药10克，龙骨15克，水煎服，主治遗尿（肾气不固）。

3. 菟丝子10克，金樱子10克，桑螵蛸10克，五味子5克，水煎服，主治遗精（肾气不固）。

4. 菟丝子研细粉，每次吞服6克，日服3次，可连续服，主治脂溢性脱发。

5. 麻雀两只去毛及内脏，放入菟丝子25克、枸杞子25克共煮熟，弃药渣，食肉饮汤，每日1次。或菟丝子30克，枸杞子30克煎水送服，鹿茸末3克，每日一次，主治阳痿（肾阳虚）。

6. 淫羊藿30克，枸杞子30克，龟板30克，鹿角胶30克，巴戟天15克，黄柏15克，枣仁25克，牡蛎30克，菟丝子30克，党参15克，杜仲15克，补骨脂10克，肉苁蓉30克，水煎服，主治男性更年期（阴阳失调）。

7. 何首乌30克，补骨脂15克，菟丝子15克，丹参20克，旱莲草10克，枸杞子10克，水煎服，主治脱发斑秃（肾精不足）。

8. 熟地24克，龟板15克，龙骨30克，肉苁蓉20克，菟丝子 15 克，补骨脂 10 克，巴戟天 10 克，石菖蒲 10 克，远至 10 克，黄芪 20 克，何首乌 20 克，水煎服，主治老年痴呆（肾精不足）。

【临证运用】

1. 温肾兴阳汤（秘方）治疗阳痿

[病因病理] 多由色欲过度，房事不节，或由于禀赋虚弱，先天不足，而复犯房事之禁，或由于少年频繁手淫而伤肾阳而致阳痿（命门火衰）。

[主要症状] 阳事不举，或举而不坚，形寒肢冷，腰膝酸软，头晕耳鸣，精神不振，面色无华，尿清长，便溏泄，脱发，牙齿松动，阴部隐痛，苔白，舌淡暗，脉沉细。

[治疗原则] 温肾兴阳化瘀。

[方药组成] 制附子 10 克，巴戟天 10 克，肉苁蓉 20 克，菟丝子 15 克，蛇床子 15 克，锁阳 15 克，牛膝 15 克，杜仲 15 克，熟地 24 克，当归 20 克，丹参 15 克，仙茅 10 克，淫羊藿 20 克，雄蚕蛾 5 克。

[用法用量] 中药饮片水煎服（中药配方颗粒溶化），每日一剂，一剂分早晚各一次。

2. 知柏地黄丸（《景岳全书》）合男宝胶囊加减治疗性欲减退。

[病因病理] 青年早婚，房事过度，或少年无知，频繁手淫，肾气损耗，肾阴虚则出现阴虚火旺，肾阳虚则温煦生化功能不足，相互影响皆可导致性欲减退（阴阳两虚型）。

[主要症状] 性欲减退，精神萎靡不振，腰膝酸软，五心烦热，潮热盗汗，虚烦不寐，口渴咽干，健忘，脱发，头昏耳鸣，大便不爽，舌红，苔白，脉细。

[治疗原则] 阴阳两补。

［方药组成］熟地 24 克，山药 15 克，泽泻 10 克，丹皮 10 克，茯苓 10 克，枸杞子 15 克，菟丝子 15 克，知母 10 克，黄柏 10 克，何首乌 30 克。

［用法用量］中药饮片水煎服（中药配方颗粒溶化），每日一剂，一剂分早晚各一次。用药汁送服男宝胶囊 4 粒，1 日 2 次。

七十三、吴茱萸

【名字来源】出自《神农本草经》。

【性味归经】味辛、苦，性热，归肝、脾、胃、肾经。

【功能主治】散寒止痛，温中止呕，助阳止泻。用于寒性疼痛，呕吐，呃逆，泄泻，外用治口疮，湿疹，湿疮等。

【适用禁忌】

1. 阴虚火旺者忌服，血虚有火者忌用。

2. 孕妇慎用。

【用法用量】水煎服，1.5~6 克。

【效验时方】

1. 吴茱萸 2 克，砂仁 3 克，共研细粉，冲开水 1 次服，主治胃寒痛，呕吐酸水或清水。

2. 吴茱萸 5 克，肉桂 3 克，木香 5 克，水煎服，主治呕吐（寒邪入胃）。

3. 黄连，吴茱萸 6：1，水煎服，主治吐酸吞酸（肝胃郁热）。

4. 吴茱萸 10 克，肉桂 10 克，丹参 15 克，柴胡 10 克，枳实 15 克，郁金 15 克，车前子 15 克，茵陈 15 克，金钱草 10 克，甘草 10 克，生姜 3 片，红枣 3 枚，水煎服，主治胆囊炎（肝寒胆郁）。

5.（1）黄芪30克，白芍10克，桂枝10克，吴茱萸10克，陈皮10克，伏苓10克，生姜3片，红枣3枚，水煎服，主治胃痛（脾胃虚寒）。

（2）陈皮10克，白芍10克，丹皮10克，栀子10克，吴茱萸6克，黄连3克，香橼15克，佛手15克，青皮15克，水煎服，主治胃痛（脾胃郁热）。

6. 公丁香10克，柿蒂20克，良姜15克，吴茱萸10克，厚朴10克，陈皮10克，茯苓10克，甘草10克，水煎服，主治呃逆（胃中寒冷）。

7. 吴茱萸10克，当归15克，白芍10克，川芎10克，半夏10克，丹皮10克，桂枝10克，制附子15克（先煎半小时），艾叶10克，甘草10克，元胡10克，川楝子10克，茯苓10克，苍术10克，蒲黄10克，水煎服，主治痛经（寒湿内阻）。

【临证运用】

1. 温经汤（《金匮要略》）加减治疗痛经。

［病因病理］素体阳虚而生内寒，寒则脏腑气机不行，气血阻滞不通而致痛经（虚寒型）。

［主要症状］经期或经后小腹冷痛，得热痛减，面色苍白，形寒肢冷，舌淡，苔薄白，脉沉紧（血虚寒型）。

［治疗原则］温经暖宫，散寒止痛。

［方药组成］吴茱萸10克，当归15克，白芍10克，川芎10克，人参10克，麦冬10克，丹皮10克，制附子10克，艾叶10克，小茴香10克，元胡10克，川楝子10克，生姜3片。

［用法用量］中药饮片水煎服（中药配方颗粒溶化），每日一剂，一剂分早晚各一次。

2. 吴萸暖胃汤（秘方）加减治疗胃痛。

［病因病理］多由于素体脾胃虚弱，或久病脾胃受伤，或过用大寒药物，败伤胃阳，中焦阳虚，胃络失于温煦而致胃痛（脾肾虚寒型）。

［主要症状］胃脘隐痛，喜温喜暖，得食痛减，泛吐清水，纳差，神疲，大便溏薄，畏寒怕冷，舌淡，脉细弱。

［治疗原则］温中健脾，和胃止痛。

［方药组成］吴茱萸 10 克，丁香 10 克，炮姜 10 克，元胡 10 克，当归 10 克，桂枝 10 克，白芍 10 克，炒白术 10 克，乌药 10 克，瓦楞子 10 克，海螵蛸 15 克，砂仁 10 克。

［用法用量］中药饮片水煎服（中药配方颗粒溶化），每日一剂，一剂分早晚各一次。

3. 暖肝煎（《景岳全书》）加减治疗睾丸肿痛。

［病因病理］素体阳虚，复感外寒，或居外湿地涉水冒雨，则邪直入肝经，循经下行而致睾丸肿痛（寒滞肝脉型）。

［主要症状］睾丸疼痛，遇冷则剧，得热则减，下肢隐、冷痛，形寒肢冷，面青，苔白清，脉沉弦。

［治疗原则］温补肝肾，行气逐寒。

［方药组成］吴茱萸 10 克，小茴香 12 克，茯苓 20 克，肉桂 10 克，当归 15 克，川芎 10 克，沉香 10 克，乌药 10 克，枸杞子 10 克，橘核 12 克，荔枝核 15 克，香附 15 克，甘草 10 克，生姜 3 片。

［用法用量］中药饮片水煎服（中药配方颗粒溶化），每日一剂，一剂分早晚各一次。

七十四、五味子

【名字来源】出自《神农本草经》。

【性味归经】味酸而带甘，性温，归肺、肾、心经。

【功能主治】敛肺滋肾，生津敛汗，涩精止泻，宁心安神。用于久咳虚喘，自汗盗汗，遗精，滑精，久泻不止，心悸失眠，多梦等证。也可降低转氨酶。

【适用禁忌】

凡表邪不解，内有实热及麻疹初期咳喘者均当忌服。

【用法用量】水煎服，1.5～10克。

【效验时方】

1. 五味子6克，牡蛎15克，金樱子10克，桑螵蛸10克，水煎服，主治盗汗遗精（肾气不固）。

2. 五味子6克，补骨脂10克，吴茱萸3克，水煎服，主治脾肾阳虚，五更泄泻（脾肾阳虚）。

3. 五味子6克，山药15克，地黄15克，山茱萸15克，茯苓10克，水煎服，主治咳喘（肺气虚）。

4. 炙麻黄9克，橘红10克，五味子9克，炙甘草9克，水煎服，主治妊娠咳嗽（外感袭肺）。

5. 黄芪30克，五味子15克，水煎服，主治乳汁自出（气虚型）。

6. 酸枣仁50克，五味子10克，水煎服，外治：针灸内关、神门双穴，留针20分钟，每天下午5点以后针灸一次，主治失眠（顽固性）。

7. 党参15克，麦冬10克，五味子10克，黄芪10克，白芍15克，牡蛎30克，龙骨30克，浮小麦30克，白术10克，甘草10克，红枣3枚，水煎服，主治自汗（气阴两虚）。

8. 炙麻黄3克，杏仁5克，半夏5克，陈皮5克，茯苓5克，甘草5克，干姜5克，五味子5克，水煎服，主治小儿咳喘（风寒闭肺）。

9. 五味子 50 克，淫羊藿 50 克，黄狗肉 500 克，煮熟，每隔 3 天吃 1 次，主治阳痿（肾阴虚）。

10. 人参 6 克，桔梗 6 克，五味子 6 克，陈皮 10 克，半夏 10 克，黄芪 20 克，紫菀 10 克，炙甘草 6 克，水煎服，主治肺虚久咳（肺气虚）。

11. 菟丝子 15 克，枸杞子 15 克，覆盆子 15 克，车前子 15 克，五味子 15 克，女贞子 12 克，仙茅 15 克，当归 15 克，淫羊藿 15 克，黄芪 30 克，党参 30 克，熟地黄 30 克，川续断 18 克，水煎服，主治男子不育症（肾精不足）。

【临证运用】

1. 纳气平喘汤（秘方）治疗哮喘。

［病因病理］由于素有哮病之根，常感外邪或饮食不节而诱发哮喘（肾阳虚型）。

［主要症状］气息喘促，日久难愈。呼气多而吸气少，动则喘甚，心悸，咳吐泡沫痰，面色苍白，畏寒肢冷，腰膝酸软，便溏，口淡不渴，夜尿频多，舌淡红，苔白润，脉沉细无力。

［治疗原则］温补元阳，纳气平喘。

［方药组成］熟地 25 克，山药 30 克，茯苓 10 克，炙麻黄 10 克，杏仁 10 克，苏子 15 克，当归 10 克，丹参 15 克，五味子 10 克，破故纸 10 克，干姜 10 克，桂枝 10 克，款冬花 10 克。

［用法用量］中药饮片水煎服（中药配方颗粒溶化），每日一剂，一剂分早晚各一次。

2. 补中益气汤（《脾胃论》）加减治疗产后乳漏（中气不足）。

［病因病理］产后气血虚弱，中气不足，胃气不固，摄纳无权而致产后乳漏。

［主要症状］产后乳汁自出量少，质清稀，乳房柔软，无肿胀感，神疲气短，自汗，舌淡，苔薄白，脉细弱（脾气虚型）。

［治疗原则］补气固肾。

［方药组成］黄芪 20 克，甘草 10 克，人参 5 克，当归 10 克，陈皮 10 克，柴胡 8 克，炒白术 10 克，芡实 20 克，五味子 10 克。

［用法用量］中药饮片水煎服（中药配方颗粒溶化），每日一剂，一剂分早晚各一次。

七十五、香附

【名字来源】出自《别录》。

【性味归经】味甘、苦，性微寒，归肝、脾、三焦经。

【功能主治】疏肝理气，调经止痛。用于气滞胁痛，腹痛，肝郁，月经不调，痛经，乳房胀痛。

【适用禁忌】

1. 凡气虚无滞，阴虚血热者忌服。

2. 产妇慎用。

【用法用量】水煎服，6~12 克。

【效验时方】

1. 香附 10 克，益母草 15 克，水煎服，主治月经不调（血虚肝郁）。

2. 香附 20 克，益母草 30 克，墨旱莲 30 克，糖适量，水煎服，主治产后恶露不止（血虚肝郁）。

3. 香附 15 克，乌药 10 克，高良姜 6 克，水煎服，主治胃气痛（寒凝气滞）。

4. 香附 15 克，郁金 10 克，柴胡 10 克，陈皮 10 克，水煎服，主治气郁胸腹胀痛。

5. 香附 30 克，高良姜 15 克，共研细粉，每次服 3 克，日服 2 次，温开水送服，主治胃痛（寒凝气滞）。

6. 炙龟板 20 克，黄柏 10 克，炒黄芩 10 克，白芍 15 克，香附 15 克，椿根白皮 15 克，地榆炭 25 克，棕榈炭 20 克，藕节炭 20 克，水煎服，主治崩漏（阴虚血热）。

7. 当归 15 克，白芍 30 克，丹参 30 克，川芎 10 克，乌药 10 克，蒲黄 15 克，五灵脂 15 克，陈皮 10 克，香附 10 克，元胡 10 克，柴胡 10 克，川楝子 15 克，水煎服，主治痛经（气滞血瘀）。

8.（1）柴胡 10 克，黄芩 10 克，半夏 15 克，竹茹 18 克，郁金 15 克，香附 15 克，大腹皮 15 克，陈皮 10 克，藿香 10 克，黄连 5 克，甘草 10 克，水煎服，主治胃痛（胆胃不合）。

（2）元胡 10 克，川楝子 15 克，香附 15 克，五灵脂 15 克，赤芍 10 克，白芍 10 克，陈皮 10 克，枳壳 15 克，大腹皮 15 克，佛手 15 克，丹参 15 克，莪术 10 克，九香虫 10 克，水煎服，主治胃痛（气滞血瘀）。

（3）香附 15 克，陈皮 10 克，白芍 10 克，半夏 15 克，代赭石 10 克，旋复花 10 克，大黄 5 克，槟榔片 10 克，枳实 15 克，黄连 5 克，吴茱萸 1.5 克，水煎服，主治胃痛（肝胃不和）。

（4）沙参 10 克，麦冬 10 克，石斛 10 克，丹参 10 克，白芍 10 克，甘草 9 克，乌梅 10 克，香附 15 克，川楝子 10 克，太子参 10 克，元参 15 克，生地 15 克，水煎服，主治胃痛（脾胃虚弱）。

9. 陈皮、半夏、神曲、香附各 6 克，茯苓 9 克，白术 5 克，丁香 2 克，柿蒂 5 克，竹茹 12 克，黄连 2 克，甘草 5 克，生姜 5 片，水煎服，主治呃逆（气机郁滞）。

【临证运用】

坐胎汤和吐沫丸（民间验方）治疗久婚不孕。

［病因病理］多由于盼子心切，思虑过度，情绪忧郁，肝气不疏，气血不畅，冲任不调或妇女气血亏虚，冲任失养而致久婚不育（肾精不足，肝血亏虚型）。

［主要症状］久不受孕，月经期先后不准，血量多或少，色淡红或黯色有块，时有带下，腰酸身倦，目眩耳鸣，睡不安，面色晦黄，舌淡红，苔白，脉沉细弱。

［治疗原则］填精益血，调补冲任。

［方药组成］丹参 15 克，炒白术 10 克，茯苓 15 克，甘草 10 克，当归 10 克，川芎 10 克，熟地黄 20 克，白芍 15 克，香附 30 克，紫石英 30 克，川椒 10 克，菟丝子 15 克。

吐沫丸：丁香 10 克，枯矾 20 克，1 比 2 为细末。

［用法用量］中药饮片水煎服（中药配方颗粒溶化），每日一剂，一剂分早晚各一次。带经第 5 天连用 10 剂，3 个月一疗程。每次同房前取吐沫丸三克放在女性左手心用唾液为丸，女性放入阴道处。

七十六、辛夷花

【名字来源】出自《神农本草经》。

【性味归经】味辛，性温，归肺、胃经。

【功能主治】发散风寒，宣通鼻窍。

【适用禁忌】

阴虚火旺者忌服。

【用法用量】水煎服。3～9克

【效验时方】

1.（1）党参15克，黄芪15克，白术10克，防风10克，辛夷花10克，苍耳子10克，甘草9克，白芷15克，水煎服，主治鼻衄（肺气虚寒）。

（2）或黄芩10克，知母15克，桑白皮15克，枇杷叶15克，栀子10克，升麻10克，麦冬10克，百合12克，辛夷花10克，地龙10克，蝉蜕10克，水煎服，主治鼻衄（肝经郁热）。

2.辛夷花10克，苍耳子10克，白芷10克，水煎服，内服。外用辛夷花适量研末，每日用少许吹鼻中，以通透鼻窍，主治鼻疾。

3.（1）辛夷花10克，白芷10克，苍耳子10克，荆芥15克，防风10克，柴胡10克，葱白1根，水煎服，主治鼻塞（外感风寒）。

（2）辛夷花10克，白芷12克，苍耳子10克，金银花15克，菊花15克，防风10克，水煎服，主治鼻塞（外感风热）。

（3）辛夷花10克，白芷10克，苍耳子10克，金银花15克，蒲公英30克，黄芩10克，大青叶15克，鱼腥草10克，石膏20克，赤芍10克，丹皮10克，大黄10克，水煎服，主治鼻塞（热毒）。

（4）辛夷花10克，甘草10克，石膏15克，知母15克，栀子10克，黄芩10克，枇杷叶15克，升麻10克，百合10克，麦冬10克，水煎服，主治鼻塞（肺阴虚）。

4. 辛夷花 12 克，藁本 10 克，苍耳子 10 克，升麻 10 克，黄芩 15 克，防风 10 克，牛蒡子 10 克，蝉蜕 6 克，连翘 20 克，川芎 12 克，荆芥 8 克，红花 6 克，甘草 6 克，水煎服，主治鼻渊。

【临证运用】

1. 玉屏风散（《世医得效方》）加味治疗鼻鼽。

［病因病理］多由于久病亏耗或因气化不足，肝气虚，卫表不固，腠理疏松，风寒乘虚而入，犯及鼻窍而致鼻鼽。

［症状表现］突发性鼻痒，喷嚏，流涕清晰量多，鼻塞，嗅觉暂时减退，倦怠懒言，气短自汗，面色㿠白，舌淡，苔薄白，脉虚弱。

［治疗原则］益气固表，温肺止痒。

［方药组成］党参 15 克，黄芪 20 克，炒白术 10 克，防风 10 克，辛夷花 10 克，蝉蜕 10 克，诃子肉 10 克，牡蛎 30 克。

［用法用量］中药饮片水煎服（中药配方颗粒溶化），每日一剂，一剂分早晚各一次。

2. 白芷通窍汤（秘方）加减治疗慢性鼻渊。

［病因病理］多由平素恣饮酒浆辛热燥血之物，热积于胃，脾胃失和，运化失调，湿浊内停，郁而化热，湿热循经上犯，熏蒸鼻窍而致鼻渊（脾胃湿热型）。

［症状表现］鼻塞流涕，黄浊而量多，头痛较剧，或前额或眉弓，或枕后或双侧太阳穴痛，嗅觉减退，鼻黏膜红肿，常伴体倦，脘腹胀闷，食欲不振，小便黄，舌质红，苔黄腻，脉滑数。

［治疗原则］清脾泻热，利湿通窍。

［方药组成］藁本 10 克，桔梗 10 克，苍耳子 10 克，辛

夷花 10 克，白芷 10 克，黄芩 10 克，菊花 15 克，鱼腥草 25
克，石菖蒲 10 克，藿香 15 克，川芎 10 克。

[用法用量] 中药饮片水煎服（中药配方颗粒溶化），
每日一剂，一剂分早晚各一次。

3. 辛夷通窍汤（秘方）加减治疗急性鼻渊。

[病因病理] 多由气候多变，风热侵袭伤肺，肺失清肃，
肺气不宣，邪毒停聚鼻窍而致鼻渊（风热袭肺）。

[症状表现] 鼻内肌红肿，鼻塞时轻时重，鼻痒气热，
喷嚏、涕黄稠，发热，恶风，头痛，咽痛，咳嗽，咳痰不
爽，口渴喜饮，舌质红，苔白或微黄，脉浮数。

[治疗原则] 辛凉通窍，疏风清热。

[方药组成] 鱼腥草 25 克，辛夷花 10 克，黄芩 10 克，
栀子 10 克，知母 12 克，麦冬 10 克，白芷 10 克，苍耳子 10
克，石膏 30 克，金银花 15 克，连翘 10 克，牛蒡子 10 克，
薄荷 10 克。

[用法用量] 中药饮片水煎服（中药配方颗粒溶化），
每日一剂，一剂分早晚各一次。

七十七、益母草

【名字来源】出自《神农本草经》。

【性味归经】味辛、苦、甘，性微寒，归肝、心、膀
胱经。

【功能主治】活血调经，利水消肿，清热解毒。用于月
经不调，产后瘀痛，癥瘕积聚，跌打损伤，瘀血肿痛，水
肿，小便不利，疮痈肿毒，皮肤痒疹。

【适用禁忌】

孕妇及血虚无瘀者不宜使用，阴虚血少者忌服。

【用法用量】水煎服，9~18克，大剂量可用30克。

【效验时方】

1. 益母草30克，香附20克，墨旱莲30克，水煎，加糖适量调服，主治妇女月经不调，闭经痛经，产后恶露不净（血虚肝郁）。

2. 益母草60克，夏枯草30克，当归10克，水煎服，主治，产后高血压病。

3. 益母草10克，白果10克，莲须3克，水煎服，主治赤白带下。

4. 益母草30克，牛膝15克，水煎服，主治慢性肾炎。

5. （1）益母草15克，当归10克，赤芍10克，木香5克，水煎服，主治慢性附件炎性包块（气滞血瘀）。

（2）益母草30克，加糖适量，水煎代茶饮，或煮鸡蛋服，主治因气血虚弱而致的久不受孕（气血两虚）。

6. 益母草30克，鸡血藤30克，红糖少许，水煎服，主治闭经（血虚）。

7. 益母草15克，天麻10克，钩藤15克，石决明30克，牛膝15克，栀子10克，黄芩10克，泽泻10克，水煎服，主治眩晕（肝阳上亢）。

【临证运用】

1. 搜风祛湿汤（秘方）加减治疗热痹。

［病因病理］多有风寒湿邪侵入肌肉关节，筋脉，易于化热，或阴虚阳亢之体，复感热邪，使气血运行不畅，流注经络关节而致热痹（风热型）。

［主要症状］肢体关节疼痛，游走不定，时而流窜上肢，时而流注下肢，关节屈伸不力，关节肿大或兼见寒热表证，舌苔白腻而黄，脉浮数。

［治疗原则］搜风祛湿，消肿止痛。

［方药组成］生麻黄 6～10 克，地丁 30 克，益母草 60 克，桂枝 10 克，牛膝 15 克，木瓜 15 克。

［用法用量］中药饮片水煎服（中药配方颗粒溶化），每日一剂，一剂分早晚各一次。

2. 四物汤（《仙授理伤续断秘方》）加味治疗月经后期。

［病因病理］多由于营血亏损或阳虚生化失调，则血海不能按时满溢而致月经后期（血虚寒型）。

［主要症状］月经延后，量少色黯有血块，小腹冷痛，喜暖喜按，畏寒肢冷，腰膝冷痛，大便溏薄，舌淡胖大，苔白，脉弱无力。

［治疗原则］养血温肾调经。

［方药组成］熟地 25 克，当归 15 克，白芍 15 克，川芎 10 克，生艾叶 15 克，肉桂 10 克，益母草 30 克。

［用法用量］中药饮片水煎服（中药配方颗粒溶化），每日一剂，一剂分早晚各一次。

3. 祛寒暖肝汤（秘方）加减治疗痛经。

［病因病理］多由感风受凉或坐卧湿地，或冒雨涉水，寒湿伤于肝经，循经客于胞脉，经血不畅，而致痛经（寒湿凝滞型）。

［主要症状］经前数日或经期小腹冷痛，得热痛减，按之痛甚，畏寒身痛，经血色黯黑有块，大便溏薄，小便清长，苔白腻，脉沉紧。

［治疗原则］温经暖肝，祛寒化瘀止痛。

［方药组成］柴胡 10 克，当归 10 克，白芍 10 克，川芎 10 克，炮姜 10 克，橘核 12 克，荔枝核 12 克，艾叶 12 克，肉桂 10 克，乌药 15 克，香附 15 克，五灵脂 10 克，小茴香

10 克，炒山楂 10 克，益母草 15 克。

　　［用法用量］中药饮片水煎服（中药配方颗粒溶化），每日一剂，一剂分早晚各一次。

七十八、益智仁

　　【名字来源】出自《本草拾遗》。

　　【性味归经】味甘，性微寒，归脾、膀胱、肾经。

　　【功能主治】温脾开胃摄涎，温肾固精缩尿，用于泄泻，脘腹冷痛，口多唾涎，肾虚遗溺，遗精，崩中漏血。

　　【适用禁忌】

　　1. 阴虚火旺者忌服。

　　2. 遗滑崩带者忌服。

　　【用法用量】水煎服 3 ~ 10 克。

　　【效验时方】

　　1. 益智仁 20 克，补骨脂 10 克，肉桂 5 克，甘草 5 克，桑螵蛸 10 克，水煎服，主治小儿尿床（肾阳不足）。

　　2. 桑螵蛸 12 克，金樱子 12 克，芡实 12 克，益智仁 12 克，乌药 12 克，石菖蒲 12 克，山药 30 克，水煎服，主治小儿遗尿（脾肺气虚）。

　　【临证运用】

　　1. 益气生清汤（先父验方）加减治疗膏淋。

　　［病因病理］多由于思虑不解或劳倦过度，病久伤脾，中气下陷，精微下注者所致膏淋（中气下陷）。

　　［病候表现］尿浊反复发作，尿色浑浊如白浆，小腹坠胀，神疲乏力，面色无华，气短懒言，纳差，劳累或食油腻后病情加重，舌淡苔白，脉虚弱。

　　［治疗原则］益气升清。

［方药组成］党参 15 克，白术 15 克，茯苓 10 克，益智仁 15 克，萆薢 15 克，乌药 15 克，石菖蒲 10 克，五味子 10 克，甘草 10 克，枸杞子 10 克，山药 15 克，芡实 30 克，龙骨 30 克，牡蛎 30 克，柴胡 10 克，升麻 10 克，水煎服。

［用法用量］中药饮片水煎服（中药配方颗粒溶化），每日一剂，一剂分早晚各一次。

2. 温肾止带汤（秘方）加减治疗水样白带。

［病因病理］多由于肾阳不足，寒湿内停，任脉不固，带脉失约，津液滑脱而致水样白带（肾阳虚型）。

［主要症状］带下如清水，绵绵不止，腰膝酸软，四肢畏寒，大便溏，小便清长，面色晦暗，舌淡，苔白，脉沉迟。

［治疗原则］温肾培元，固涩止带。

［方药组成］人参 10 克，山药 15 克，益智仁 15 克，海螵蛸 15 克，桑螵蛸 10 克，金樱子 15 克，泽泻 10 克，茯苓 10 克，小茴香 10 克，肉桂 10 克，薏苡仁 20 克。

［用法用量］中药饮片水煎服（中药配方颗粒溶化），每日一剂，一剂分早晚各一次。

3. 提神固尿汤（秘方）加减治疗小儿尿床。

［病因病理］多由于脾肺气虚，上虚不能制下而致小儿尿床（脾肺气虚型）。

［主要症状］小孩睡中小便自遗，醒后方觉，睡眠甜，呼之不醒，少气懒言，神疲乏力，面色萎黄，易自汗，舌质淡胖，苔薄白，脉软无力。

［治疗原则］补脾提神，益气固尿。

［方药组成］补骨脂 10 克，金樱子 10 克，黄芪 15 克，党参 15 克，防风 5 克，藁本 5 克，生麻黄 8 克，桂枝 10 克，

益智仁 10 克，桑螵蛸 10 克，甘草 6 克。

[用法用量] 中药饮片水煎服（中药配方颗粒溶化），每日一剂，一剂分早晚各一次。

七十九、远志

【名字来源】出自《神农本草经》。

【性味归经】味苦，性温，归心、肾、肺经。

【功能主治】宁心安神，祛痰开窍，消散痈肿。用于治惊悸失眠，健忘，癫痫发狂，咳嗽痰多，痈疽疮毒，乳房肿痛。

【适用禁忌】

1. 心肾有火，阴虚阳亢者忌服。

2. 胃炎及胃溃疡患者慎用，此外本品有兴奋子宫及溶血作用，妊娠期及血液病患者使用本品应注意。

【用法用量】水煎服，6~12 克外用适量。

【效验时方】

1. 远志 6 克，紫菀 10 克，杏仁 10 克，桔梗 6 克，甘草 6 克，水煎服，主治支气管炎，咳嗽痰多。

2. 远志 6 克，丹参 10 克，麦冬 10 克，酸枣仁 10 克，石菖蒲 3 克，水煎服，主治神经衰弱，心悸不眠，健忘。

3. 远志 10 克，石菖蒲 10 克，枣仁 20 克，水煎服，主治失眠（心虚胆怯）。

4. 远志 10 克，茯苓 10 克，半夏 15 克，陈皮 10 克，桔梗 10 克，水煎服，主治咳嗽（痰湿壅盛）。

5.（1）黄连 10 克，麦冬 15 克，朱砂 1.5 克（冲服），黄芩 10 克，栀子 10 克，石菖蒲 15 克，茯神 20 克，大黄 10 克，远志 10 克，炒枣仁 25 克，生地 15 克，水煎服，主治狂症（痰火上扰）。

（2）百合 30 克，生地 15 克，白蒺藜 15 克，知母 12 克，麦冬 10 克，柏子仁 15 克，郁金 15 克，合欢皮 15 克，远志 10 克，枣仁 10 克，朱砂 1.5 克（冲服），主治狂症（火盛伤阴）。

6. 陈皮 10 克，半夏 15 克，茯苓 10 克，石菖蒲 10 克，远志 10 克，全蝎 5 克，竹茹 18 克，僵蚕 10 克，地龙 10 克，胆南星 10 克，丹参 15 克，钩藤 15 克，水煎服，白金丸 2 丸，主治，全身麻木抽搐（风痰痹阻型）。

【临证运用】

1. 知柏地黄丸（《景岳全书》）合酸枣仁汤（《金匮要略》）加减治疗失眠。

［病因病理］多由于平素肾阴不足，心火独亢，心肾不交或情志抑郁，肝气失于条达，郁而化火，肝阴暗耗，肝肾阴虚，虚火内生，扰乱心神，心神不安而致失眠（阴虚火旺型）。

［主要症状］失眠多梦，头晕眼花，心悸，烦躁易怒，男子遗精腰疼，女子月经不调，健忘，脱发，盗汗，晨尿黄，舌红，无苔，脉弦细而数。

［治疗原则］滋阴降火，宁心安神。

［方药组成］知母 15 克，黄柏 15 克，熟地 25 克，泽泻 10 克，丹皮 10 克，茯苓 10 克，菊花 15 克，酸枣仁 20 克，远志 10 克，何首乌 20 克，夜交藤 30 克，龙骨 30 克，牡蛎 30 克。

［用法用量］中药饮片水煎服（中药配方颗粒溶化），每日一剂，一剂分早晚各一次。

2. 益气镇心汤（秘方）加减治疗心悸。

　　[病因病理] 忧愁思虑或悲伤过度，则心脾两伤，心藏神而主血脉，心气受伤，营血渐耗，心失所养，神失所藏，脾伤则气血生化来源不足，气血两虚不能养心而致心悸。

　　[主要症状] 心悸，胆小，悲伤哭泣，精神焦躁，头晕神乏，失眠，健忘，面色苍白，纳差，舌淡苔白，脉细无力。

　　[治疗原则] 补脾养血益气，镇心。

　　[方药组成] 丹参 18 克，党参 15 克，香附 15 克，佛手 15 克，远志 10 克，龙骨 30 克，牡蛎 30 克，合欢皮 15 克，龙齿 20 克，酸枣仁 20 克，琥珀 10 克，郁金 15 克，朱砂 0.5 克（冲服）。

　　[用法用量] 中药饮片水煎服（中药配方颗粒溶化），每日一剂，一剂分早晚各一次。

八十、栀子

　　【名字来源】出自《神农本草经》。

　　【性味归经】味苦，性寒，归心、肺、三焦经。

　　【功能主治】泻火除烦，清热利湿，凉血解毒。用于热病烦闷，肺热咳嗽，黄疸，热淋，血热，热毒疮痈。

　　【适用禁忌】

　　脾胃虚寒，无湿热郁火者及大便溏泄者忌用。

　　【用法用量】水煎服，6~18 克。

　　【效验时方】

　　1. 栀子 5 克，茵陈 10 克，甘草 3 克，水煎服，连服 3 日，可预防肝炎。

　　2. 栀子 15 克，白茅根 30 克，水煎服，主治目赤，鼻衄，热病吐血。

3. 龙胆草 10 克，栀子 10 克，黄芩 10 克，车前子 15 克，泽泻 10 克，萆薢 10 克，生地 15 克，白鲜皮 15 克，徐长卿 15 克，水煎服，主治皮肤痒（湿热邪毒）。

4. 桑叶 15 克，地肤子 15 克，茯苓 30 克，苍术 10 克，栀子 10 克，苦参 10 克，蝉蜕 10 克，甘草 10 克，薏苡仁 30 克，徐长卿 15 克，水煎服，主治荨麻疹（湿热）。

5. 金银花 25 克，连翘 15 克，黄芩 10 克，栀子 10 克，知母 15 克，天花粉 15 克，牛蒡子 15 克，白芷 10 克，桔梗 10 克，野菊花 15 克，甘草 10 克，水煎服，主治疔疱（初期）。

6. 金银花 20 克，连翘 15 克，竹叶 10 克，杏仁 10 克，通草 10 克，滑石 20 克，牛蒡子 10 克，栀子 10 克，丹皮 10 克，甘草 10 克，大黄 10 克，水煎服，主治浮肿（湿热症）。

7. 茯苓 10 克，泽泻 10 克，车前子 15 克，茵陈 20 克，黄柏 15 克，栀子 10 克，丹皮 10 克，赤芍 15 克，牛膝 15 克，土茯苓 30 克，水煎服，主治带下症（湿毒）。

8. 半夏 15 克，陈皮 10 克，竹茹 18 克，枳实 10 克，黄连 10 克，大黄 5 克，枳实 10 克，茯苓 10 克，甘草 10 克，石菖蒲 10 克，牡蛎 30 克，龙骨 30 克，远志 10 克，水煎服，主治失眠（痰热扰心）。

9. 荆芥 10 克，防风 10 克，连翘 15 克，茵陈 15 克，栀子 15 克，泽泻 10 克，木通 10 克，车前子 10 克，黄芩 10 克，地龙 10 克，甘草 10 克，水煎服，主治荨麻疹（肠胃湿热）。

10. 龙胆草 10 克，泽泻 10 克，车前子 15 克，生地 15 克，当归 15 克，栀子 10 克，黄芩 10 克，甘草 10 克，丹皮 10 克，黄连 10 克，钩藤 15 克，龙骨 30 克，牡蛎 30 克，水煎服，主治狂症（肝郁火旺）。

11. 滑石 15 克，车前子 15 克，栀子 15 克，地肤子 15 克，瞿麦 10 克，蒲公英 30 克，土茯苓 30 克，大黄 8 克，木通 6 克，甘草 4 克，水煎服，主治热淋症（湿热下注）。

【临证运用】

1. 栀子疗目汤（民间验方）治疗红眼病（风热型）。

［病因病理］平素肺胃有积热，外感风热之邪而致红眼病（外感风热）。

［主要症状］突发白睛红肿热痛，眼眵多，热泪如汤，白睛红肿，血红显露，甚至眼睑肿胀，或见于过敏加重，舌苔白，脉浮数（风热并重型）。

［治疗原则］祛风清热，表里双解。

［方药组成］栀子 15 克，菊花 15 克，连翘 10 克，薄荷 10 克，黄芩 10 克。

［用法用量］中药饮片水煎服（中药配方颗粒溶化），每日一剂，一剂分早晚各一次。

2. 栀子清肺汤（先父验方）加减治疗肺热咳嗽。

［病因病理］多由肝气郁结，气郁化火，循经上行，灼肺伤筋，肺气肃降而致肺热咳嗽（肝火犯肺型）。

［主要症状］气逆咳嗽，连胁作痛，烦热口渴，大便干结，面红目赤，头晕目眩，咳痰微黄，痰黏不易咳出。舌红，苔黄，少津，脉弦数。

［治疗原则］清肝泻火，利肺止咳。

［方药组成］黄芩 10 克，黄柏 10 克，栀子 10 克，桔梗 10 克，花粉 10 克，知母 15 克，大黄 10 克，桑白皮 15 克，全瓜蒌 15 克，鱼腥草 15 克，竹茹 15 克，石膏 20 克。

［用法用量］中药饮片水煎服（中药配方颗粒溶化），

每日一剂，一剂分早晚各一次。

3. 丹栀逍遥丸（《方剂学》）加减治疗经来头痛。

[病因病理] 多由于妇女平素抑郁易怒，情志不舒，肝失条达，气滞不顺，血行不畅，经脉壅阻不利而致经来头痛。

[主要症状] 经来头痛，头部两侧胀痛，胸胁苦闷，时欲叹息，目涩眩晕，心烦易怒，乳房胀痛，舌淡红，脉弦数。

[治疗原则] 疏肝理气，活血止痛。

[方药组成] 柴胡 10 克，茯苓 10 克，丹皮 10 克，栀子 10 克，白芍 10 克，当归 10 克，菊花 15 克，香附 15 克，川芎 10 克，白术 10 克，甘草 10 克。

[用法用量] 中药饮片水煎服（中药配方颗粒溶化），每日一剂，一剂分早晚各一次。

八十一、知母

【名字来源】出自《神农本草经》。

【性味归经】味苦、甘，性寒，归脾、胃，肺、肾经。

【功能主治】清热泻火，生津润燥。用于外感热病，高热烦渴，肺热烦咳，内热消渴，肠燥便秘。

【适用禁忌】

1. 脾胃虚弱，大便溏泄者忌用。

2. 孕妇不宜大量长期服用。

【用法用量】水煎服，3~15 克。

【效验时方】

1. 知母 10 克，鳖甲 15 克，青蒿 10 克，地骨皮 10 克，水煎服，主治午后低烧（阴虚）。

2. 知母10克，熟地黄15克，龟板12克，黄柏6克，水煎服，主治肾阴虚，遗精早泄，头晕，耳鸣（肾阴虚）。

3. 知母12克，天花粉12克，麦冬12克，黄连5克，水煎服，主治糖尿病口渴。

4. 知母10克，桑白皮10克，黄芩10克，茯苓10克，麦冬10克，桔梗3克，甘草3克，水煎服主治慢性支气管炎（热型）。

5. 黄柏10克，知母15克，生地15克，元参15克，大黄10克，火麻仁15克，水煎服，主治大便干结不通（热秘）。

6. 石膏30克，薏苡仁30克，知母15克，花粉15克，忍冬藤30克，桑枝10克，秦艽　克，桂枝10克，连翘10克，羌活10克，防风10克，水煎服，主治痛风（风湿热型）。

7.（1）生地20克，牛膝15克，石膏30克，知母15克，麦冬10克，白芷10克，代赭石30克，水煎服。主治牙痛（胃火）。

（2）生地20克，牛膝15克，白芷10克，知母15克，升麻10克，槟榔片10克，代赭石10克，甘草10克，水煎服，主治牙痛（阴虚内热）。

8. 沙参15克，麦冬10克，石斛10克，知母10克，甘草10克，粳米12克，水煎服，主治呕吐（胃阴不足）。

9. 地骨皮9克，鳖甲9克，知母9克，银柴胡9克，秦艽9克，贝母6克，当归6克，水煎服，主治盗汗（肾阴虚）。

10. 地骨皮20克，知母12克，炙鳖甲30克，银柴胡10克，甘草6克，青蒿15克，秦艽10克，黄连6克，水煎服，主治低热（阴虚内热）。

11.（1）石膏 30 克，知母 15 克，甘草 10 克，丹参 10 克，沙参 12 克，生地 15 克，玉竹 10 克，花粉 30 克，水煎服，主治消渴（肺胃燥热）。

（2）生地 15 克，熟地 15 克，山药 10 克，茯苓 10 克，山萸肉 10 克，丹皮 10 克，泽泻 10 克，知母 15 克，石膏 20 克，麦冬 10 克，牛膝 10 克，五味子 10 克，水煎服，主治消渴（肾阴亏损）。

（3）黄芪 15 克，山药 10 克，生地 15 克，山萸肉 10 克，丹皮 10 克，知母 15 克，天花粉 15 克，元参 15 克，黄柏 10 克，肉桂 5 克，麦冬 10 克，五味子 10 克。水煎服，主治消渴（阴损及阳）。以上方剂做水丸剂久服。

【临证运用】

1. 桂枝芍药知母汤（《金匮要略》）加味治疗饭疙瘩。

［病因病理］多由于寒湿内生，风邪骚扰，蕴积肌肤，营卫不和，而治饭疙瘩（风寒型）。

［主要症状］风团与皮色一致或较淡，遇冷或风吹而发，得暖可缓解，舌苔薄白，脉浮紧。

［治疗原则］温散风寒，调和营卫。

［方药组成］桂枝 12 克，生白芍 15 克，知母 15 克，防风 10 克，制附子 10 克，麻黄 10 克，炒白术 12 克，甘草 10 克，生姜 3 片。

［用法用量］中药饮片水煎服（中药配方颗粒溶化），每日一剂，一剂分早晚各一次。

2. 银苏止咳汤（先父验方）加减治疗咳嗽。

［病因病理］多由于内热咳嗽，日久耗伤肺气，复感外邪或气候突变，极易受外，邪肺失肃降而致咳嗽（风热犯

肺）。

［主要症状］久咳不愈，咳痰不爽，痰黄，黏稠难出，口渴咽痛，恶风，发热汗出，头痛身痛，咳嗽加重，舌苔白，脉浮数。

［治疗原则］辛凉清解，化痰止咳。

［方药组成］苏叶 12 克，杏仁 10 克，前胡 10 克，知母 15 克，银花 10 克，连翘 10 克，枳壳 15 克，甘草 10 克，桔梗 10 克，桑叶 15 克，芦根 5 克。

［用法用量］中药饮片水煎服（中药配方颗粒溶化），每日一剂，一剂分早晚各一次。

八十二、枳壳

【名字来源】出自《神农本草经》。

【性味归经】味苦、辛、酸，性微寒，归脾、胃经。

【功能主治】用于胃肠热结气滞证，胸脘痞满，胸痹结胸，本品可用治胃扩张，下垂、子宫脱垂、脱肛等脏器下垂病证。

【适用禁忌】

1. 脾胃虚弱，非气滞邪实者忌用。

2. 孕妇忌用。

【用法用量】水煎服，3～10 克。

【效验时方】

1. 柴胡 10 克，黄芩 10 克，大黄 5 克，枳壳 10 克，半夏 10 克，姜枣为引，水煎服，主治小儿积食（肝火犯胃）。

2. 柴胡 10 克，白术 15 克，枳壳 15 克，川楝子 15 克，陈皮 10 克，青皮 15 克，广木香 10 克，郁金 15 克，大黄 10 克，甘草 10 克，水煎服，主治胆囊炎（肝气郁结）。

3. 菊花 15 克，羌活 10 克，防风 10 克，薄荷 10 克，枳壳 15 克，旋复花 10 克，蔓荆子 10 克，甘草 10 克，水煎服，主治荨麻疹（风热型）。

4. 木香 10 克，乌药 15 克，枳壳 15 克，沉香 10 克，代赭石 15 克，川楝子 10 克，郁金 10 克，栀子 10 克，水煎服，主治呃逆（气机郁滞型）。

5. 木香 6 克，香附 6 克，川芎 6 克，当归 6 克，青皮 6 克，枳壳 6 克，生地 10 克，丹皮 10 克，莪术 8 克，生姜 8 片，水煎服，主治痛经（气滞血瘀）。

【临证运用】

1. 柴平枳壳汤（秘方）加减治疗胁痛（肝气郁结）。

[病因病理] 情志抑郁，暴怒伤肝，肝失条达，疏泄不利，气阻经络，络脉不通而致胁痛。

[主要症状] 胃脘胀痛，胁痛，胸胁闷满，头晕目眩，心烦口苦，喜叹息，面色黯暗，脉弦数。

[治疗原则] 疏肝理气止痛。

[方药组成] 枳壳 15 克，柴胡 10 克，黄芩 10 克，陈皮 10 克，半夏 10 克，神曲 10 克，槟榔片 10 克，云苓 10 克，花粉 10 克，甘草 10 克，生姜 3 片，红枣 3 个。

[用法用量] 中药饮片水煎服（中药配方颗粒溶化），每日一剂，一剂分早晚各一次。

2. 柴平枳壳汤（秘方）加减治疗乳肿胀症（肝郁化火）。

[病因病理] 情志不调，肝郁日久，久而化火，循行上乳房，壅阻不通而致乳腺胀症。

[症状表现] 乳房胀痛，乳房内有块或有条线样，头晕目眩，口苦咽干，胸胁不适，胃痛，面呈褐色或烟煤状颜

色，舌边尖红，舌苔黄，脉弦。

［治疗原则］疏肝解郁，理气通络。

［方药组成］柴胡 10 克，黄芩 10 克，陈皮 10 克，半夏 15 克，神曲 10 克，槟榔片 10 克，枳壳 15 克，天花粉 10 克，甘草 10 克，瓜蒌 15 克，丹参 15 克，路路通 20 克，昆布 15 克。

［用法用量］中药饮片水煎服（中药配方颗粒溶化），每日一剂，一剂分早晚各一次。

3. 补肾益气汤（秘方）加减治疗小便淋证（肾阳不足）。

［病因病理］平素阳气不足或者患寒证日久，伤及阳气，或因用寒凉药物，损伤脾肾之阳，气化不利，开盖失司或升运无力而致小便淋症。

［症状表现］补肾温阳，益气生清。

［治疗原则］尿有余沥，排尿无力。小便艰涩，遇劳加重，气短懒言，四肢发冷，腰瘦腿软，面色㿠白，食差，舌淡，苔白，脉沉细弱。

［方药组成］制附子 10 克，肉桂 10 克，山药 10 克，山萸肉 10 克，枳壳 30 克，升麻 10 克，柴胡 10 克，党参 15 克，益智仁 10 克，桑螵蛸 10 克。

［用法用量］中药饮片水煎服（中药配方颗粒溶化），每日一剂，一剂分早晚各一次。

第三章　辨证使用中成药

　　中成药就是用中药复方制成的具有固定剂型的成药，我国劳动人民用中成药来治疗疾病的历史很悠久，由于中成药使用方便，不仅为医生乐用，而且深受广大人民群众欢迎。

　　中成药一般都是用于常见病、多发病，具有良好的疗效，病人可以根据病情随时购药或作为家庭备用药，但是许多患者自己选购服用中成药后，所得的结果却不相同，有的说这种成药效果很好，也有的说效果不好。这是什么原因呢？简单地说就是没有对证选药，要正确无误地选用中成药。就必须对中医学辨证论治，同异治疗有初步认识。对中药的功效、主治、使用注意事项等有所了解。例如，感冒病人，如有恶寒重，发热轻，无汗，头痛、身痛，鼻塞流清涕，咳吐稀白痰，口不渴或喜热饮等症状，这是风寒感冒；如果是感冒病人有发热重，微恶风，头胀痛有汗，咽喉红肿，疼痛咳嗽，痰黏或黄，鼻塞黄涕，口渴喜饮，那就是风热感冒。前者是风寒，当用辛温解表的中成药，后者是风热，当用辛凉解表的中成药，否则不但无效还可能有害，或错服还会加重病情。这就是说选用中成药治疗，首先要辨证，在辨证明确的基础上选用相适应的中成药治疗，例如临床常用的银翘解毒丸为辛凉解表药，治风热感冒为适宜。如属风寒感冒，用银翘解毒丸就没有疗效了，另外还要注意中成药的同异治疗，比如附子理中丸治疗脾胃虚寒证，也就是说脾胃虚寒所致的疾病都可以用附子理中丸，像泄泻、胃痛、呃逆等。

为了使中成药更好地发挥其作用，必须按照中医的病症综合辨证论治的原则，现选用临床内科常见中成药制剂的辨证使用做一整理，仅供大家参考。

一、感冒类中成药制剂

1. 小柴胡颗粒

【药物组成】柴胡、黄芩、党参、炙甘草、半夏、生姜、红枣。

【功能主治】解表散热，疏肝和胃。主治外感病，邪犯少阳证，症见寒热往来、胸胁苦满、食欲不振、心烦喜呕、口苦咽干。

【辨证依据】（1）感冒：用于感受外邪，见少阳证者，寒热往来，胸胁苦满，心烦喜呕，食欲减退，口苦咽干，头晕目眩，舌苔薄白，脉弦。（2）妇人伤寒热入血室，以及疟疾、黄疸等杂病。（3）呕吐：用于脾胃不和，症见胸胁苦满，食欲减退，头晕目眩，呕吐，舌苔薄白，脉弦。

2. 九味羌活丸

【药物组成】羌活、防风、苍术、细辛、川芎、白芷、黄芩、甘草、地黄。

【功能主治】疏风解表，散寒除湿，用于外感风寒挟湿所致的感冒，症见恶寒发热，无汗头痛，头重而痛，肢体酸痛。

【辨证依据】（1）感冒外感风寒湿邪，四时感冒，以表实无汗而兼内热之症：恶寒发热，头痛无汗，肢体酸楚疼痛，口苦微渴，舌淡苔白，脉浮紧。（2）痹症：风寒湿痹证见关节疼痛，腰酸痛。（3）除治疗表证外：以体表疼痛为主的如急性肌炎，炎性齿痛，虹膜睫状体炎，急性副鼻窦炎，面神经炎，腱鞘炎，偏头痛，腰肌劳损等。

3. 玉屏风颗粒

【药物组成】黄芪、炒白术、防风。

【功能主治】益气、固表、止汗。用于表虚卫外不固所引起自汗，恶风，面色㿠白，或体虚易感风邪者。

【辨证依据】（1）自汗，表虚不固证，症见自汗恶风，气短乏力，舌淡脉虚弱。（2）感冒：表虚卫阳不固而兼有外感所致，正虚为主，外邪为次。见面色㿠白，自汗恶风，脉浮虚软。

4. 藿香正气口服液

【药物组成】苍术、陈皮、厚朴、白芷、茯苓、大腹皮、生半夏、甘草浸膏、广藿香油、紫苏叶油。

【功能主治】解表化湿，理气和中。用于外感风寒，内伤湿滞，及夏伤暑湿所致的感冒，症见头痛昏中，胸膈痞闷，脘腹胀痛，呕吐泄泻，胃肠型感冒见上述证候者。

【辨证依据】（1）感冒：外感风寒，内伤湿滞所引起的恶寒，发热，头痛，胸膈满闷，脘腹疼痛，恶心呕吐，肠鸣泄泻。舌淡，苔腻。（2）呕吐：外邪内扰胃府，浊气上逆所引起，突然呕吐，胸脘满闷，发热恶寒，头身疼痛，苔白腻，脉濡缓。（3）泄泻：寒湿困脾，清浊不分所引起大便清稀，甚至如水一样，脘闷食少，腹痛，肠鸣，恶寒发热，鼻塞，头痛，肢体酸痛，苔薄白，或白腻，脉濡缓。

5. 防风通圣丸

【药物组成】麻黄、荆芥穗、防风、薄荷、大黄、芒硝、滑石、栀子、石膏、黄芩、连翘、桔梗、当归、白芍、川芎、白术（炒）、甘草。

【功能主治】解表通里，清热解毒。用于外寒内热，表里俱实，恶寒壮热，头痛咽干，小便赤短，大便秘结，瘰疬初起，风疹湿疮等。

【辨证依据】（1）感冒：外感风邪，内有蕴热证的恶寒发热，头痛眩晕，目视睛痛，口苦咽干，咽喉不利，胸膈痞闷，咳喘，大便秘结，舌质红，苔黄而干，脉浮数。（2）风疹：湿热内郁肠胃，风邪复袭肌表证，皮肤突然出现红色周围瘙痒，脘腹疼痛，舌红苔黄，脉浮数。（3）瘰疬：风热邪毒败血阻滞证。

6. 风热感冒颗粒

【药物组成】金银花、板蓝根、连翘、桑叶、菊花、荆芥、薄荷、牛蒡子、桔梗、杏仁、芦根。

【功能主治】清热解毒，宣肺利咽，主治外感风热，或温热所致的感冒，风热乳蛾，痄腮等病症，症见发热重，恶寒轻，微少汗，头痛，肢体酸楚，口干咽痛，鼻塞，流黄涕等。

【辨证依据】（1）外感风热证：发热重，微恶风，头胀痛，有汗，咽喉红肿疼痛，咳嗽，痰黏或黄，鼻塞流黄涕，口渴喜饮，舌尖边红，苔薄白，脉浮数。（2）乳蛾：风热证，症见喉核红肿，咽喉肿痛，口干舌燥，吞咽作痛，苔黄，脉数。（3）咳嗽：风热犯肺，肺失清肃证，咳嗽频剧，气粗或声音嘶哑。痰黏或黄稠，咯痰不爽，可伴见风热犯表证，舌苔薄黄，脉浮数。（4）急喉痹：风热上蒸证，症见喉核红肿，咽喉红肿，口干舌燥，吞咽作痛，苔黄，脉数。

7. 桑菊感冒片

【药物组成】桑叶、菊花、连翘、薄荷、苦杏仁、桔梗、甘草、芦根。

【功能主治】疏风清热，宣肺止咳，用于风热感冒初期头痛，咳嗽，口干咽痛。

【辨证依据】（1）感冒：外感风热证，发热微恶风寒，头痛咳嗽，流涕口渴，咽痛，舌红，苔黄，脉浮数。（2）咳嗽：风热犯肺症，症见咳嗽，气粗或声音嘶哑，痰黏或黄稠，可伴见风热犯表证，舌苔薄黄，脉浮数。

8. 银翘解毒丸

【药物组成】金银花、连翘、薄荷、荆芥、淡豆豉、桔梗、炒牛蒡子、淡竹叶、甘草、芦根、板蓝根、白茅根。

【功能主治】辛凉解表，清热解毒，用于外感风热或温病初起，发热微恶寒，头咽痛，咳嗽口干。

【辨证依据】（1）感冒：外感风热证，发热微恶寒，头痛咳嗽，口干口渴，咽喉肿痛，苔白微黄，脉浮数。（2）疮疖：火毒炽盛证，症见初起皮肤局部红肿疼痛，伴发热或恶寒，口干口渴，尿赤，便秘，舌红，苔黄，脉数。（3）风温：邪袭肺卫证，症见发热头痛，口干口渴，咽喉肿痛，苔白微黄，脉浮数。

9. 羚翘解毒颗粒

【药物组成】羚羊角粉、金银化、桔梗、淡竹叶、淡豆谷、甘草、荆芥、连翘、薄荷。

【功能主治】疏风，清热，解毒。用于风热感冒，症见恶寒发热，咳嗽，头晕目眩，咽痛，两腮赤肿等症。

【辨证依据】（1）感冒：外感风热证，恶寒发热，咳嗽，头晕目眩，咽痛，苔黄，脉浮数。（2）痄腮：温毒在表，轻微发热或无热，一侧或两侧耳下腮部漫肿疼痛，咀嚼不便，咽红，舌红，苔薄白，脉浮数。

10. 麻杏石甘合剂

【药物组成】麻黄、杏仁、石膏、甘草。

【功能主治】辛凉宣肺，平喘止咳，用于外感表邪，内清里热，症见身热喘咳，气息，鼻翼翕动，口渴，有汗或无汗。

【辨证依据】（1）感冒：外感风热证，形寒身热，口渴面赤，咳嗽痰黄黏稠，苔黄腻，脉浮数。（2）热喘：肺热壅盛证见喘促气粗，甚则鼻翼翕动，身热，胸闷烦躁，伴有口渴，面赤，舌红，苔黄腻，脉浮数。（3）麻疹：麻毒内陷，肺热炽盛，身热，烦渴，汗出或无汗，咳嗽气粗。

11. 五积散

【药物组成】苍术、桔梗、枳壳、陈皮、桂枝、麻黄、川厚朴、半夏、干姜、茯苓、甘草、白芷、当归、白芍、川芎。

【功能主治】散寒解表，祛风除湿，温中消积，理气活血。用于外感风寒，内伤生冷引起的寒湿气血五积之证，头痛身痛，项背拘急，发热无汗，脘腹痞满，恶心呕吐以及妇女气血不和，月经不调等症。

【辨证依据】（1）感冒：外感风寒证见头痛身偏，发热无汗，胸脘满闷，恶心呕吐，腹痛腹泻，舌苔白，脉濡滑或濡缓。（2）泄泻：寒湿困脾证，大便清稀甚至如水样，脘闷食少，腹痛肠鸣，恶寒发热，肢体酸痛，无汗，苔薄白，或白腻，脉濡缓。（3）呕吐：外邪内扰胃府，突然呕吐，胸脘满闷，发热恶寒，头身疼痛，苔白腻，脉濡缓。（4）痛经：寒湿凝滞，面色清白，四肢欠温，胸闷恶心，纳差，白带多质清希，小腹冷痛，得热则舒，经行量少，色黯有血块，苔白腻，脉沉紧。（5）痹证：风寒湿邪证，关节疼痛，腰酸痛，项背拘急，遇寒加剧，舌质淡，脉沉缓。

12. 川芎茶调散

【药物组成】川芎、白芷、羌活、细辛、防风、荆芥、薄荷、甘草。

【功能主治】疏风止痛，用于风邪头痛，或有恶寒，发热鼻塞。

【辨证依据】（1）头痛：外感风邪所致的偏正头痛，巅顶作痛，或见恶寒发热，目眩，鼻塞流涕，舌苔薄白，脉弦浮。（2）行痹证：风寒痹阻证，四肢关节屈伸不利，肢体关节无红肿，恶风寒，四肢不温，疼痛部位游走不定，舌淡，脉弦紧。（3）风疹：外感风寒证，皮肤瘙痒痛无定处，遇风遇寒加重。

13. 人参败毒丸

【药物组成】人参、独活、羌活、茯苓、前胡、川芎、桔梗、柴胡、枳壳、甘草、生姜。

【功能主治】益气解表，散寒祛湿，用于气虚、外感风寒湿邪所致的恶寒发热，无汗口不渴，头痛，肢体酸痛沉重，令人咳嗽，鼻塞流清涕，舌苔白腻，脉浮无力。

【辨证依据】感冒：内伤体虚，外感风寒，湿邪所致发热，头痛，咳吐白痰，倦怠无力，气短懒言，头目眩晕，肢体酸痛沉重，或已发汗而发热不退，鼻塞流清涕，舌苔白腻，脉浮无力。

14. 通宣理肺丸

【药物组成】紫苏叶、前胡、桔梗、苦杏仁、麻黄、甘草、半夏、茯苓、枳壳、黄芩、陈皮。

【功能主治】解表散寒，宣肺止嗽。用于风寒束表，肺气不宣所致的感冒咳嗽，症见发热，恶寒，咳嗽，鼻塞，流涕，头痛无汗，肢体酸痛。

【辨证依据】(1) 感冒：风寒束表肺胃失和证，恶寒发热，无汗头痛，肢体酸痛，鼻塞，咳嗽，吐痰清稀，色白，脉浮或浮紧。(2) 咳嗽：风寒袭肺证，咳嗽声重气急，咳痰稀薄色白，可伴见风寒束表证，舌苔薄白，脉浮或浮紧。(3) 喘证：风寒上受，肺气不宣证，喘咳气急，胸部胀闷，痰多稀薄起沫，色白质黏，头痛恶寒或伴发热，无汗，口不渴，苔薄白而润滑，脉浮紧。

15. 芎菊上清丸

【药物组成】川芎、菊花、黄芩、栀子、炒蔓荆子、黄连、薄荷、连翘、荆芥、羌活、藁本、桔梗，防风，甘草，白芷。

【功能主治】清热解表，散风止痛。用于外感风邪引起的恶风，身热，偏正头痛，牙疼喉痛。

【辨证依据】（1）感冒：风热犯表，肺胃失和证，发热不恶寒，或微有恶风，有汗或少汗，头痛，鼻塞，流浊涕，口干渴，咽部红肿而痛，咳嗽痰黏，舌边尖红，苔薄白而干或微黄，脉浮数。（2）头痛：风热上扰阻于脉络证，头痛而胀，甚则头痛如裂，便秘溲黄，发热或恶风，面红目赤，口渴欲饮，舌质红，苔黄，脉浮数。

16. 小青龙合剂

【药物组成】麻黄、白芍、细辛、干姜、桂枝、半夏、五味子、炙甘草。

【功能主治】解表化饮，止咳平喘。用于感受风寒引起的恶寒发热，头身疼痛，鼻塞流涕，无汗咳嗽，咯痰清稀。

【辨证依据】外感风寒，痰饮内停之咳喘，症见恶寒发热，口不渴无汗，咳嗽痰白清稀，微喘或喘息不得卧，胸痞干呕，身体疼痛或浮肿，苔薄白而润，脉浮。

17. 午时茶颗粒

【药物组成】苍术、柴胡、羌活、防风、白芷、川芎、广藿香、前胡、连翘、陈皮、山楂、枳实、炒麦芽、甘草、桔梗、六神曲、紫苏叶、厚朴、红茶。

【功能主治】外感风寒、内伤食积证，症见恶寒发热、头身痛楚、胸脘满闷、恶心呕吐、腹痛腹泻。

【辨证依据】（1）感冒：外感风寒，症见恶寒发热，头身痛楚，胸脘满闷，食欲减少，舌苔白厚，脉濡滑。（2）泄泻：寒湿证，腹泻呕吐，腹痛，胸闷，恶心不思饮食，恶寒发热，头痛，苔白或薄腻，脉濡缓。（3）食积脾胃寒湿证，胃脘部饱胀不适，呃逆，嗳腐吞酸，或有隐痛，或腹泻酸臭，不欲饮食，舌淡，苔白腻，脉浮滑。（4）胃痛：脾胃虚寒湿证，胃脘部疼痛，得寒则甚，食少口不干，腹胀便溏，或伴恶心呕吐，舌淡，苔白或腻，脉濡。

18. 保济丸

【药物组成】钩藤、菊花、白蒺藜、川厚朴、木香、苍术、天花粉、广藿香、葛根、化橘红、白芷、薏苡仁、稻芽、薄荷、茯苓、广神曲。

【功能主治】解表，祛湿，和中。用于暑湿感冒，症见发热，头痛，腹痛，腹泻，恶心，呕吐，肠胃不适，亦可用于晕车，晕船。

【辨证依据】（1）胃肠型感冒：外感表邪，胃失和降证，发热，头痛，腹痛，恶寒，腹泻，噫食嗳酸，恶心呕吐，脘腹胀满，不思饮食，下利清稀，舌质淡，苔腻，脉浮。（2）呕吐：外邪内扰胃府，浊气上逆证，突然呕吐，胃疼，胸脘满闷，发热恶寒，头身疼痛，苔白腻，脉濡缓。

二、肺疾病类中成药制剂

1. 清肺抑火丸

【药物组成】黄芩、栀子、知母、浙贝母、黄柏、苦参、桔梗、前胡、花粉、大黄。

【功能主治】清肺止咳，化痰通便。用于痰热阻肺所致的咳嗽、痰黄稠黏、口干咽痛、大便干燥。

【辨证依据】（1）咳嗽：痰热阻肺，肺失清肃证，咳嗽气急，痰多，质黏或稠黄，或带血或味腥，咯痰不爽，发热面赤，或不发热，口干黏欲饮，或胸胁胀满引痛，苔薄黄腻，舌红，脉滑数。（2）喘证：痰热壅肺，肃降无权证，喘咳气涌，胸部胀痛，痰多，黏稠，色黄，胸中烦热，身热有汗，渴喜冷饮，面红咽干，苔黄或腻，脉滑数。（3）便秘：肠胃积热，津伤便结证，大便干结，胸腹胀满，口干口臭，小便短赤，身热面赤，舌质红，苔燥，脉浮数。

2. 蛤蚧定喘丸

【药物组成】蛤蚧、瓜蒌子、紫菀、麻黄、醋鳖甲、黄芩、甘草、麦冬、黄连、百合、紫苏子、石膏、杏仁。

【功能主治】滋阴清肺，止咳平喘。用于肺肾两虚，阴虚肺热所致的虚劳久咳，年老哮喘，气短烦热，胸满郁闷，自汗盗汗。

【辨证依据】（1）喘证：肺肾阴虚，肾失摄纳证，咳嗽日久，咳而兼喘，气息喘促，呼气多而吸气少，动则喘甚，兼见咽红口干，盗汗或五心烦热，喘促则面红迟冷，头晕目眩，腰膝酸软，舌红，脉细数。（2）咳嗽：肺气阴虚，肺失肃降证，咳嗽多呈气喘兼咳，咳声无力，干咳少痰，咳痰带血，口燥咽干，兼见喉痒声嘶，五心烦热，颧红盗汗，舌红，少津，脉细数。

3. 止咳橘红丸

【药物组成】化橘红、陈皮、半夏、茯苓、甘草、紫苏子、苦杏仁、紫菀、款冬花、麦冬、瓜蒌皮、知母、桔梗、地黄、石膏。

【功能主治】清肺润燥，止咳化痰。用于肺热燥咳，痰多气短，口苦咽干。

【辨证依据】咳嗽：燥热伤肺，肺失清润证，干咳少痰而黏，不易咳出，痰中带血，咽干咽痛，发热恶风，舌红，少津，苔薄黄，脉浮数。

4. 止咳口服液

【药物组成】紫菀、炙百部、白前、桔梗、荆芥、甘草、陈皮。

【功能主治】止咳祛痰，疏风理肺。用于风邪犯肺，咳嗽咽痒，痰不易咳出。

【辨证依据】咳嗽：风邪犯肺证，咳嗽频剧，气粗或声音嘶哑，痰黏或黄稠，咯痰不爽，咽痒，或伴见风热犯表证，苔薄黄，脉浮数。

三、脾胃疾病类中成药制剂

1. 越鞠保和丸

【药物组成】栀子、六神曲、醋香附、川芎、苍术、木香、槟榔。

【功能主治】疏肝解郁，开胃消食。用于气食郁滞所致的胃痛，脘腹胀痛，嘈杂，纳呆食少，大便不调，消化不良。

【辨证依据】(1) 胃痛：肝气犯胃证，胃脘胀闷，脘痛连胁，嗳气频繁，纳少，大便不畅，易恼怒，舌苔白，脉沉弦。(2) 腹痛：食滞内停证，脘腹胀满，嗳腐吞酸，恶心呕吐，或有痛泄，或便秘，舌苔腻，脉滑实。

2. 槟榔四消丸

【药物组成】槟榔、酒大黄、炒牵牛子、猪牙皂、香附、五灵脂。

【功能主治】消食导滞，行气泄水。用于食积痰饮，消化不良，脘腹胀满，嗳气吞酸，大便秘结。

【辨证依据】（1）胃痛：饮食不洁，胃失和降证，脘腹胀满，嗳气吞酸，吐食，大便不爽，口臭难闻，舌苔厚腻，脉滑。（2）便秘：肝脾气机郁滞，肠道传导失职证，大便秘结，欲大便又不得便，经常嗳气，胸胁痞满，腹中胀满而痛，舌苔薄腻，脉滑。

3. 人参健脾丸

【药物组成】人参、白术、茯苓、山药、陈皮、木香、砂仁、黄芪、当归、枣仁、远志。

【功能主治】健脾益气，和胃止泻。用于脾胃虚弱所致的饮食不化，胸闷嘈杂，恶心呕吐，腹痛便溏，不思饮食，体弱倦怠。

【辨证依据】泄泻，脾胃虚弱，运化失权证，大便溏泄，水谷不化，胀闷不舒，饮食减少，体弱倦怠，舌淡苔白，脉细弱。

4. 良附丸

【药物组成】高良姜、醋香附。

【功能主治】温胃理气。用于寒凝气滞，脘腹吐酸，胸腹胀满。

【辨证依据】（1）胃痛：寒邪客胃证，胃疼突发，脘腹疼痛，恶寒喜暖喜热，遇冷痛重，尿清便溏，苔薄白，脉弦紧。（2）呃逆：寒积于中，胃气上逆证，呃逆吞酸，胃脘不适，口不渴，舌苔白润，脉迟缓。

5. 附子理中丸

【药物组成】附子、党参、炒白术、干姜、甘草。

【功能主治】温中健脾。用于脾胃虚寒，脘腹冷痛，呕吐，泄泻，手足不温。

【辨证依据】（1）胃痛：脾胃虚寒，胃失温养证，胃脘隐痛，泛吐清水，纳差神疲，大便溏薄，舌淡，脉软弱。（2）呃逆：脾胃虚寒，胃气上逆，呃声低弱无力，气不得续，手足不温，苔白，舌淡，脉沉细弱。（3）泄泻：脾胃虚弱，运化无权证，大便溏泄，水谷不化，呕吐清水，脘腹胀闷不舒，饮食减少，四肢不温，舌淡，苔白，脉细弱。

6. 猴头健胃灵胶囊

【药物组成】猴头菌培养物、海螵蛸、醋延胡索、酒白芍、醋香附、甘草。

【功能主治】疏肝和胃，理气止痛。用于肝胃不和，胃脘、胁肋胀痛，呕吐吞酸，慢性胃炎，胃及十二指肠溃疡见上述证候者。

【辨证依据】（1）胃痛：肝气郁结、横逆犯胃证，胃脘胀满，脘痛连胁。嗳气频繁，大便不畅，苔白，脉沉弦。（2）呕吐：肝气不舒，胃失和降证，呕吐吞酸，嗳气频繁，胸胁闷痛，舌淡青，苔薄腻，脉弦。

7. 温胃舒胶囊

【药物组成】党参、附片（黑顺片）、炙黄芪、肉桂、山药、肉苁蓉（酒蒸）、白术（清炒）、南山楂（炒）、乌梅、砂仁、陈皮、补骨脂。

【功能主治】温中养胃，行气止痛。用于中焦虚寒所致的胃痛，胃冷痛，腹胀嗳气，纳差，畏寒无力，慢性萎缩性胃炎、浅表性胃炎见上述证候者。

【辨证依据】胃痛：脾胃虚寒，胃络失于温养证，胃脘隐痛，喜温喜按，得食痛减，泛吐清水，纳差神疲，大便溏薄，舌淡，脉软弱。

8. 麻仁软胶囊

【药物组成】火麻仁、苦杏仁、大黄、枳实（炒）、厚朴（姜制）、白芍（炒）。

【功能主治】润肠通便，用于肠热津亏所致的便秘，证见大便干燥难下，腹部胀满不舒，习惯性便秘见上述证候者。

【辨证依据】便秘，胃肠燥热证，大便干结难下，腹部胀满不舒，小便短赤，心烦，口咽干燥，舌红，苔黄，脉滑数。

9. 小建中颗粒

【药物组成】白芍、大枣、桂枝、炙甘草、生姜。

【功能主治】温中补虚，缓急止痛。用于脾胃虚寒，脘腹疼痛，喜温喜按，嘈杂吞酸，食少心悸及腹泻与便秘交替的慢性结肠炎，胃及十二指肠溃疡。

【辨证依据】（1）胃痛：脾胃虚寒，胃痛隐隐，喜温喜按，空腹痛甚，进食则缓，劳累或遇冷后发作，或痛甚食少，神疲乏力，大便溏薄，手足不温，舌淡苔白，脉虚弱或迟缓。（2）吞酸：脾胃虚弱，胃脘疼痛，呕吐吞酸，夜间尤甚，喜温喜按，大便不调或溏薄，面色无华，舌淡苔白，脉细弱。

四、肝胆疾病类中成药制剂

1. 龙胆泻肝丸

【药物组成】龙胆草、生地黄、当归、柴胡、泽泻、车前子、木通、黄芩、甘草、栀子。

【功能主治】清热利湿。用于月经湿热证的胁痛、头痛，口苦目赤，耳聋耳肿以及妇科阴痒阴肿，女子带下症。

【辨证依据】（1）胁痛：肝胆湿热证，胁痛、灼痛或跳痛，胸闷纳呆，口苦目赤，舌苔黄腻，脉弦滑数。（2）耳鸣耳聋：肝胆火热证，突然耳鸣耳聋，头痛面赤，口苦咽干，心烦易怒，舌质红，苔黄，脉弦数。（3）带下：湿热内蕴证，带下量多色黄，或黄白，或豆腐渣状，阴痒，舌苔黄，脉濡数。

2. 当归龙荟丸

【药物组成】当归、龙胆草、大栀子、黄连、黄柏、黄芩、大黄、芦荟、青黛、木香、麝香。

【功能主治】泻火通便。用于肝胆火旺，心烦不宁，头晕目眩，耳鸣耳聋，胸胁疼痛，脘腹胀痛，大便秘结。

【辨证依据】（1）便秘：肠胃积热，津伤便结证，大便干结，腹部胀满，口干口臭，身热面赤，舌质红，苔燥，脉数。（2）耳鸣耳聋：肝胆之火上扰证，突然耳鸣耳聋，头痛面赤，头晕目眩，心烦易怒，胸腹胀闷，大便干结，舌质红，苔黄，脉弦数。

3. 天麻钩藤颗粒

【药物组成】天麻、钩藤、石决明、栀子、黄芩、牛膝、杜仲（盐制）、益母草、桑寄生、首乌藤、茯苓。

【功能主治】肝阳上亢所引起的头痛、眩晕、耳鸣、眼花、震颤、失眠；高血压见上述症状者。

【辨证依据】（1）头痛：肝阳上亢，头痛偏在两侧，头晕目眩，心烦易怒，睡眠不宁，面红目赤，口苦泛恶欲吐，舌质红，苔薄黄或少苔，脉弦而有力。（2）眩晕：肝阳上亢，眩晕耳鸣，头痛而胀，面色潮红，急躁易怒，少寐多梦，口苦，舌质红，苔黄，脉弦数。

4. 复方石林通片

【药物组成】广金钱草、石韦、海金沙、滑石粉、忍冬藤。

【功能主治】清热利湿，通淋排石。用于肝胆湿热证，石淋涩痛，尿路结石、泌尿系统感染，属肝胆膀胱湿热者。

【辨证依据】（1）胁痛：肝胆湿热证，右胁肋灼痛或绞痛，胸闷纳呆，口干口苦，呕吐，或发热或黄疸，舌红苔黄腻，脉弦滑数。（2）结石：肝胆膀胱湿热证。

5. 舒胆片

【药物组成】木香、厚朴、枳壳、郁金、栀子、茵陈、大黄、虎杖、芒硝。

【功能主治】清热化湿，利胆排石，行气止痛。用于肝胆湿热，黄疸胁痛，发热口苦，尿赤便燥；胆囊炎、胆道感染、胆石症见上述症状者。

【辨证依据】（1）胆囊炎感染，胆石湿热证见胁痛较剧，突然发作，呈持续绞痛，阵发性加剧，口苦咽干，恶心呕吐，不思饮食，伴有发热，黄疸，尿短而赤，便秘，舌红苔黄或厚腻，脉弦滑或弦数。（2）胁痛：湿热证，右胁疼痛，发热或黄疸，口苦胸闷，纳呆恶心呕吐，小便黄赤，舌苔黄腻，脉弦滑数。

6. 鸡骨草胶囊

【药物组成】三七、人工牛黄、猪胆汁、牛至、鸡骨草、白芍、大枣、栀子、茵陈、枸杞子。

【功能主治】疏肝利胆，清热解毒。用于急、慢性肝炎和胆囊炎属肝胆湿热证者。

【辨证依据】（1）胆囊炎：肝胆湿热证，胁肋胀满疼痛连及肩背或胃脘，发热，寒战，恶心呕吐，食欲不振，腹胀，小便黄少，大便秘结或溏薄，舌苔黄腻，脉滑数。（2）黄疸：目黄身黄，黄色鲜明，腹部胀滞，心中懊恼，口干而苦，恶心欲吐，或有发热，大便秘结，小便短少黄赤，舌苔黄腻，脉弦数。

7. 逍遥散

【药物组成】柴胡、当归、白芍、白术、茯苓、甘草、薄荷、炮姜。

【功能主治】肝郁血虚所致的两胁作痛，头痛目眩，口燥咽干，神疲食少，或见往来寒热，或月经不调，乳房作胀，舌淡红，脉弦而虚。

【辨证依据】（1）月经不调：肝郁血虚证，月经不调或失或后，经量或多或少，色紫红有块，经行不畅，苔薄白或薄黄，脉弦。（2）胁痛：肝郁气滞证，胁痛以胀痛为主，走窜不定，疼痛因情志变化加重，胸闷不舒，饱食减少，嗳气频伴，舌苔薄白，脉弦。

8. 久强脑立清

【药物组成】磁石、代赭石、牛膝、清半夏、酒曲、薄荷脑、冰片、猪胆粉、朱砂。

【功能主治】清热平肝，降逆止痛。用于肝热上升引起的头疼脑胀，眩晕耳鸣，烦躁易怒，失眠多梦，高血压。

【辨证依据】（1）眩晕：肝热上升，见头目眩晕，项强头胀，失眠多梦，烦躁不安，目赤口苦，烦躁易怒，耳鸣耳聋，舌质红，苔黄少津，脉弦数，无力。（2）头痛，肝热上升见头胀痛，项背强痛，目赤口苦，烦躁易怒，舌红苔黄，脉弦数。

五、心脑疾病类中成药制剂

1. 解郁安神颗粒

【药物组成】柴胡、大枣、石菖蒲、姜半夏、炒白术、浮小麦、制远志、炙甘草、炒栀子、百合、胆南星、郁金、龙齿、炒酸枣仁、茯苓、当归。

【功能主治】疏肝解郁，安神定志。用于情志不畅，肝郁气滞所致的失眠，心烦，焦虑，健忘；神经官能症、更年期综合征见上述证候者。

【辨证依据】（1）失眠：肝火上炎，扰乱心神证，失眠多梦，目赤耳鸣，急躁易怒，便秘，舌红，苔黄，脉弦。（2）郁证：痰火上扰，心神逆乱证，头痛失眠，性情急躁，两目怒视，面红目赤，舌质红绛，苔多黄腻，脉弦滑数。

2. 天王补心丸

【药物组成】丹参、当归、石菖蒲、党参、茯苓、五味子、麦冬、天冬、地黄、玄参、远志（制）、酸枣仁（炒）、柏子仁、桔梗、甘草、朱砂。

【功能主治】滋阴养血，补血安神，用于心阴不足，心悸健忘，失眠多梦，大便干燥。

【辨证依据】（1）失眠：阴虚火旺证，心悸心烦，腰膝酸软，盗汗，头晕耳鸣，健忘遗精，舌红苔少，脉细数。（2）心悸：阴虚火旺证，心悸不安，心烦少寐，手足心热，头晕目眩，耳鸣腰酸，舌质红，苔少或无苔，脉细数。（3）便秘：阴虚火旺，肠失濡润证，大便秘结，头晕目眩，心悸，手足心热，盗汗，舌质红，苔少，脉细数。

3. 乌灵胶囊

【药物组成】乌灵菌粉。

【功能主治】心肾不交所致的失眠、健忘、心烦心悸、神疲乏力、腰膝酸软、头晕耳鸣、少气懒言、脉细或沉无力；神经衰弱见上述证候者。

【辨证依据】失眠健忘，心悸心烦，神疲乏力，腰膝酸软，舌质红，苔少，脉细或沉无力。

4. 柏子养心丸

【药物组成】柏子仁、党参、炙黄芪、川芎、当归、茯苓、制远志、酸枣仁、肉桂、醋五味子、半夏曲、炙甘草、朱砂。

【功能主治】补气，养血，安神。用于心气虚寒，心悸易惊，失眠多梦，健忘。

【辨证依据】（1）心悸：心气虚寒证，心悸不安，易惊失眠多梦，形寒肢冷，面色苍白，胸闷气短，舌质淡，脉沉迟或结代。（2）失眠：心气虚寒证，心悸易惊，失眠多梦健忘，心悸气短，自汗肢冷，舌淡，脉细弱。

5. 归脾丸

【药物组成】党参、白术、黄芪、甘草、茯苓、远志、枣仁、龙眼肉、当归、木香、大枣。

【功能主治】益气健脾，养血安神。用于心脾两虚，气短心悸，失眠多梦，头晕头昏，肢倦乏力，食欲不振，崩漏便血。

【辨证依据】(1) 失眠：心脾两虚，心失所养证，多梦易醒，心悸健忘，神疲食少，面色少华，四肢倦怠，舌淡，脉细。(2) 心悸，心血不足，心神失养症，面色不华，倦怠无力，头晕目眩，舌质淡红，脉细。(3) 崩漏便血：脾虚气陷、统摄无权证，经血排时，崩中继而淋漓，血色淡而质薄，便血紫暗或成黑便，腹部隐痛便溏，气短神疲，舌淡，苔白，脉沉弱。

6. 心宝丸

【药物组成】洋金花、人参、肉桂、附子、鹿茸、冰片、人工麝香、三七、蟾酥。

【功能主治】温补心肾，益气助阳，活血通脉。用于治疗心肾阳虚，心脉瘀阻引起的慢性心功能不全：窦房结功能不全引起的心动过缓、病窦综合征，及缺血性心脏病引起的心绞痛及心电图缺血性改变。

【辨证依据】(1) 心悸：心阳虚弱、血型不畅、心神失养证，心悸不安，头昏自汗怕冷，四肢不温，心胸憋闷气短，面色苍白，舌淡，苔白，脉沉迟或结代。(2) 胸痹：寒痹胸阳，每当受寒心胸剧痛，胸闷如重物压迫，甚则胸痛牵引后背，舌苔白腻，脉弦滑。

7. 复方丹参片

【药物组成】丹参、三七、冰片。

【功能主治】活血化瘀，理气止痛。用于气滞血瘀所致的胸痹，症见胸闷、心前区刺痛；冠心病心绞痛见上述证候者。

【辨证依据】胸痛：气滞血瘀，胸痛胸闷，心悸气短，头晕，舌紫暗或瘀斑点，脉弦涩或结代。

8. 速效救心丸

【药物组成】川芎、冰片。

【功能主治】行气活血，祛瘀止痛，增加冠脉血流量，缓解心绞痛。用于气滞血瘀型冠心病，心绞痛。

【辨证依据】胸痹：胸闷憋气，心胸隐痛，甚或猝痛，如刺如绞，心悸气短，舌紫暗，苔薄白，脉弦涩。

六、肾疾病类中成药制剂

1. 六味地黄胶囊

【药物组成】熟地黄、酒萸肉、牡丹皮、山药、茯苓、泽泻。

【功能主治】滋阴补肾。常用于治疗肾阴亏损，头晕目眩，腰膝酸软，盗汗遗精，骨蒸潮热。可治疗的疾病有高血压，糖尿病，慢性前列腺炎，慢性肾炎，食管上皮细胞重度增生，神经衰弱，更年期综合征，甲状腺功能亢进，功能性子宫出血等。

【辨证依据】（1）腰痛：肾阴不足，阴虚火扰证，腰痛以酸软为主，喜按喜揉，心烦失眠，口燥咽干，手足心热，面色潮红，舌红少苔，脉弦细数。（2）消渴：阴虚内热证，口渴喜冷饮，多食易饥，多尿而浊或赤，咽干口渴，消瘦乏力，舌红苔少，脉细数。（3）耳鸣耳聋：肾精亏虚证，腰酸膝软，手足心热，头晕目眩，舌红，脉细弱。（4）眩晕：肾精亏虚，眩晕耳鸣，神疲健忘，腰膝酸软，遗精多梦，手足心热，舌质红，脉弦细。（5）遗精：肾精亏虚，精气不固证，遗精频作，甚至滑精，腰膝酸软，形瘦盗汗，手足心热，头晕目眩，舌红，少苔，脉细数。

2. 补中益气丸

【药物组成】黄芪（蜜炙）、党参、甘草（蜜炙）、白术（炒）、当归、升麻、柴胡、陈皮、生姜、大枣。

【功能主治】脾胃虚弱、中气下陷所致的食少腹胀、体倦乏力、动辄气喘、身热有汗、头痛恶寒、久泻、脱肛、子宫脱垂等症。

【辨证依据】（1）泄泻：脾虚下陷之证，久泻不止，气短懒言，小腹坠胀，甚至脱肛，舌淡，苔白，脉细弱。（2）阴挺：脾气虚，子宫下移或脱出于阴道口外，劳则加剧，小腹下坠，带下量多，四肢乏力，少气懒言，面色少华，舌淡苔薄，脉虚细。

3. 益气养血口服液

【药物组成】人参、黄芪、党参、麦冬、当归、白术（炒）、地黄、制何首乌、五味子、陈皮、地骨皮、鹿茸、淫羊藿。

【功能主治】益气养血。用于气血不足所致的气短心悸，面色不华，体虚乏力。

【辨证依据】脾气不足，气血两虚证，面色无华，气短懒言，眩晕心悸，神疲乏力，失眠健忘，舌质淡，苔薄白，脉细弱。

4. 济生肾气丸

【药物组成】熟地、山茱萸、丹皮、山药、茯苓、泽泻、肉桂、制附子、牛膝、车前子。

【功能主治】温肾化气，利水消肿。用于肾阳不足、水湿内停所致的肾虚水肿、腰膝酸重、小便不利、痰饮咳喘。

【辨证依据】（1）水肿：肾气衰败、精气不足证，面浮身肿，腰部冷痛酸重，怯寒神疲，尿量减少，面色灰滞，心悸气喘，舌淡苔白，脉沉细或沉迟无力。（2）喘证：肺虚肾气失摄证，喘促，动则为甚，呼多吸少，气不得续，咳痰无力，色白稀薄或质黏而少，肢冷自汗，舌红少津，脉沉弱或细数。（3）腰痛：肾阳虚弱，津脉失于温煦，腰痛以酸软为主，喜按喜揉，少腹拘急，面色㿠白，手足不温，少气乏力，舌淡，脉沉细。

5. 左归丸

【药物组成】熟地、山药、山茱萸、茯苓、枸杞子、炙甘草。

【功能主治】滋肾补阴。用于真阴不足，腰酸膝软，盗汗，神疲口燥。

【辨证依据】肾阴不足所致腰酸腿软，盗汗遗精，口燥咽干，口干欲饮，舌红苔少，脉细数。

6. 男宝胶囊

【药物组成】鹿茸、海马、牡丹皮、黄芪、驴肾、人参、当归、杜仲、肉桂、枸杞子、菟丝子、附子、巴戟天、肉苁蓉、熟地黄、茯苓、白术、山茱萸、淫羊藿、补骨脂、覆盆子、葫芦巴、麦冬、锁阳、仙茅、川续断、牛膝、玄参、甘草。

【功能主治】壮阳补肾。用于肾阳不足引起的性欲淡漠，阳痿滑泄，腰腿酸痛，肾囊湿冷，精神萎靡，食欲不振等症。

【辨证依据】（1）阳痿：肾阳虚证，身体虚弱，精神疲乏，腰膝酸软，阳事不举，畏寒肢冷，精冷，性欲减退，舌淡苔薄，脉沉迟或细。（2）滑泄：肾阳亏虚证，梦遗日久，或滑精或余沥不尽，形寒肢冷，舌淡有齿痕，苔薄白，脉沉细。（3）腰痛：肾阳不足，腰膝酸软，四肢怕冷，肾囊湿冷，精神萎靡，夜尿频多，舌淡，脉沉细。

7. 金锁固精丸

【药物组成】盐沙苑子、芡实、莲须、煅龙骨、煅牡蛎、莲子。

【功能主治】固肾涩精。用于肾虚不固，遗精滑泄，神疲乏力，四肢酸软，腰痛耳鸣。

【辨证依据】（1）遗精：肾虚不固，精关不固，见神疲乏力，腰酸腿软，遗精滑泄，舌淡苔薄，脉细弱。（2）腰痛：肾气虚见腰酸膝软，神疲乏力，耳鸣耳聋，健忘，舌红少苔，脉细弱。

第四章　医案精选

一、咳嗽（肝火犯肺）

【医案】患者，女，54 岁，农民，2005 年 11 月 17 日初诊。

自诉：每年进入冬季反复感冒咳嗽，输液打针，服用感冒止咳化痰药，多日才可暂时缓解。前几日由于受凉感冒又起咳嗽，到医院检查，血象正常，胸透片未见异常，医院诊断为上呼吸道感染。症见：咳痰不爽，痰黄黏稠难出，兼见恶风发热，汗出口渴，咽痛、头痛、身痛，舌红，苔黄，脉浮数，证属风热咳嗽，当宜疏风清热，清宣止咳之法。方以桑菊饮加减主之。

处方：桑叶 15 克，菊花 15 克，杏仁 10 克，桔梗 10 克，连翘 10 克，薄荷 10 克，竹叶 10 克，甘草 10 克，芦根 15 克，黄芩 10 克，全瓜蒌 15 克，天花粉 15 克。水煎服，6 剂，取汁分服。

复诊：感冒症状减轻，咳嗽未减，咳嗽频发，自感痰液滞于喉中难出，痰黄稠黏，咳引胁痛，口干苦，烦热口渴，大便干结，舌苔黄，脉弦。患者素有肝气郁结，此次发病乃因外感风邪，内郁肝火，上逆犯肺。初诊风邪、内火未疗，治宜清肺化痰，通便。宜用清肺抑火丸加减。

处方：黄芩 10 克，栀子 10 克，知母 15 克，浙贝母 10 克，黄柏 10 克，苦参 10 克，桔梗 15 克，前胡 10 克，天花粉 15 克，大黄 10 克，虎杖 15 克，瓜蒌 30 克，桑叶 15 克，芦根 30 克。水煎服，5 剂，取汁分服。

三诊：诸症大减，大便已通，咳嗽清利，原方减栀子、虎杖、苦参加陈皮 10 克，半夏 15 克，再服用 5 副之后。用清肺抑火丸巩固，随访 3 年未见复发。

【按语】感受外邪所致的咳嗽，称为外感咳嗽，由于脏腑功能失调引起的咳嗽，叫作内伤咳嗽。二者之间并非毫不相关，二者在病理上常常相互转化，外感咳嗽失治或误治，日久不愈，耗伤肺气，清肃功能难以平复，常可发展成为内伤咳嗽。而内伤咳嗽患病日久，脏腑损伤，正气不足，卫气不固，遇寒冷季节或气候突变，极易感受外邪，使咳嗽难愈，本患者咳嗽乃宿疾久病，常迁延不愈，多属于肝郁犯肺，外邪侵肺，以辛凉清解，泻肺通便，宣肺止咳化痰为主，使久病而愈。

二、心悸（痰热内扰）

【医案】陈某，男，50 岁，餐馆老板，2008 年 11 月 1 日初诊。

自诉：自觉心悸憋闷，喉头似堵，呼吸极度困难反复发作，经医院检查血脂，血糖，尿常规，胸透 x 片均正常，心电图示室性心律不齐，阵发性二联律，诊为冠心病室性早搏，曾服用心律平、ATP、丹参片、养心氏片、稳心颗粒以及中药瓜蒌薤白半夏汤等无明显疗效，经店员介绍求治中医汤剂，症见：形体肥胖，气短，喉中有痰音，心悸胸闷，上堵咽喉部，自汗易怒，每遇食肥腻大热之品时胸闷痰多加重，头昏困倦，失眠多梦，大便不利，小便少。舌红苔黄腻，脉滑数。证属痰热内扰，心神不安，治宜清热化痰，宁心安神，以温胆汤加减主之。

处方：陈皮10克，半夏15克，茯苓10克，竹茹18克，枳壳15克，甘草10克，黄连10克，栀子15克，黄芩10克，花粉15克，枣仁15克，远志10克，全瓜蒌15克，胆南星15克。6剂，水煎，取汁分服。

二诊：心悸，喉堵有痰明显好转，继服6剂。

三诊：服后余症日渐减轻，服用一个月，检查心电图已大致正常，根据原方加减以利湿化痰，减肥轻身为原则，处方：陈皮10克，半夏15克，茯苓20克，竹茹18克，枳壳15克，薏苡仁30克，荷叶15克，葛根30克，丹参30克，赤芍15克，虎杖15克，桑叶15克。6剂，水煎，取汁分服，一个月减轻12千克。

【按语】本案例不拘于西医的"病"，大胆掌握辨证要点，以温胆汤主之，此方在临床运用非常广泛，其所治病证包括现代各种神经官能症、心脏循环、肺呼吸道、胃消化等属于痰热内扰，皆可立功见效，另外每每遇到痰热肥胖之人，利湿化痰，减肥轻身也有效，大家不妨试用。

三、心悸（心血虚）

【医案】1. 王某，女，50岁，农民，2008年5月1日初诊。

自诉：因子宫肌瘤，行手术治疗后在家休息调养，近日家庭烦恼事多，引发心跳不安，昏倒汗出，经医院诊断为心脏神经官能症，服用西药效果不显著，其儿子陪同来诊所求用汤剂治疗，症见：胸闷气短，心悸不安，稍有劳累即发作，心慌昏倒，汗出，头晕目眩，失眠健忘，面色及唇甲均显苍白，四肢无力，食少便溏，四肢倦怠。舌淡苔白，脉细而弱。此属血亏气弱，心脑失养，治宜益气补血，养血安神，以归脾汤加减主之。

处方：党参 15 克，白术 10 克，黄芪 20 克，当归 15 克，茯苓 10 克，枣仁 25 克，远志 10 克，龙眼肉 15 克，木香 10 克，甘草 10 克，龙骨 30 克，牡蛎 30 克，夜交藤 15 克，合欢皮 15 克，生姜 3 片，红枣 3 枚。6 剂，水煎，取汁分服。

二诊：6 剂后，心悸睡眠明显好转，效不改方，继服 6 剂，配用人参归脾丸巩固疗效。

【医案】2. 李某，女，52 岁，农民，2007 年 9 月 10 日初诊。

自诉：3 年前出门办事，目睹一场车祸，惊悸虚脱，虽症状暂时好转，但每逢外界刺激时常常发作，经久反复不愈，病情逐年加重，经多家医院诊为心脏神经官能症，服用西药效果不佳，有丈夫陪同，特意求治，用汤剂治疗。症见：善惊易怒，有点声响，心里就激动不安，心跳慌乱，经常心里害怕，饮食不香，失眠多梦，头昏健忘，舌苔薄白，脉虚弦。证属心胆虚怯，治宜镇惊定志，养血安神，以平补镇心丹合磁朱丸加减主之。

处方：龙齿 30 克，磁石 30 克，朱砂 1.5 克（冲服），麦冬 10 克，天冬 10 克，炒枣仁 30 克，远志 10 克，茯苓 15 克，人参 10 克，五味子 10 克，甘草 10 克，石菖蒲 10 克。6 剂，水煎，取汁分服。

二诊：睡眠好转，能做些家务活，继服 6 剂。

三诊：精神好转，活动尤如常人，唯有饮食不香，改用越鞠保和丸。原方加减调治一个月而愈，3 个月后随访未复发，正准备给儿子办婚事。

【按语】心悸是指病人自觉心跳不安，严重时难以自主的一种病症，古代医家把心悸分惊悸和怔忡，惊悸多由于惊恐恼怒等外因而引起，病情较为轻浅，时发时止，不能受到外界刺激。怔忡多由体虚、血亏、阳衰等内因而成，由于体质消耗或劳累即发作，身体状况比较差，病情比较重，发作持续时间比较长，恢复起来较慢，以上两案例分属于惊悸和怔忡，在病因症状及病情上有所差异，但其主症均为心中悸动，治疗上辨证得法，对证治疗，药到病除。

四、失眠（心肾不交）

【医案】患者，男，18岁，高三学生，2008年3月5日初诊。

家长代诉：半年前无明显诱因出现失眠多梦，曾进行心理治疗，并求多家医院治疗、诊所按神经衰弱症，服用各种镇静安眠药以及中成药，甜梦口服液，五味子糖浆，安神健脑片，安眠乐，朱砂安神丸等未见缓解，近日因周考成绩下降，失眠症状反复加重，故来中医诊所治疗，症见：心烦不寐，入睡困难，心悸，多梦遗精，头晕耳鸣，腰膝酸软，记忆力减退，脱发，大便干燥，五心烦热，易哭易惊，精神萎靡，咽干少津，舌红少苔，脉细数。此患者证属心肾不交，心胆不宁，当宜滋阴降火，安神定志。

处方：牛黄清心丸，每天2次，一次1丸。

天王补心丸（浓缩丸），一天3次，每次8丸。

知柏地黄丸（浓缩丸），一天3次，一次8丸。

复诊：用药7天后已能入眠，余症好转，继续服用7天。7天后家长带学生纸条上面写：神医，谢谢！我的失眠症好了，精力充沛，成绩直线上升，就连我脱发也治好了，我决定报考中医院校，你收我当徒弟吗？

医嘱：用莲子心 10 克，菊花 2 克，当茶饮用。

【按语】患者高考压力大，脑力劳动过量，睡眠不足，生活节奏过快，熬夜过多，肝血耗损，肝气不畅，郁久化火，阴阳俱损，心肾不交，心胆不宁。用牛黄清心丸以清心化痰，镇惊，治疗心烦易哭易惊。天王补心丸滋阴养血，补血安神，治疗心烦多梦，心悸健忘，大便干燥，知柏地黄丸，治疗潮热盗汗，头晕耳鸣，多梦遗精，腰膝酸软，精神萎靡，口干咽燥。三种成药合用是我多年来治疗学生失眠有效之法。

注：若是女学生，多偏于肝郁血虚，月经不调，乳房胀痛，心烦易怒，头痛，口渴，神疲乏力，上述方去知柏地黄丸加用丹栀逍遥丸，效果也挺好。

提示：因牛黄清心丸、天王补心丸两者含有朱砂，不宜长期服用。

五、失眠（肝气郁结）

【医案】患者王某某，35 岁，女干部，2017 年 5 月 1 日出诊。

患者于两天前因与人争吵而心情抑郁，精神受刺激而渐成失眠之疾，轻时入睡难眠或时寐时醒，重时可彻夜失眠，曾到处求医，多方治疗，均未获显效，近日因琐事争吵而病情加重，经朋友介绍来我诊所就诊，症见：性躁易怒，心悸不眠，精神不快时更甚，头晕目眩，口苦咽干，上腹部胀，日不思食，多叹息，舌淡红，两旁苔黄腻，脉细弦，此属肝郁化火，心神受扰，治宜疏肝解郁，安神定志之法。方以镇心安神汤。

处方：龙骨30克，牡蛎30克，丹参15克，香附15克，佛手15克，枣仁25克，远志10克，柏子仁10克，茯苓10克，朱砂1.2克（冲服），琥珀1.2克（冲服）。5剂，水煎服。

用法：下午或傍晚服用第二煎药，头煎要留在睡前服用，或临睡服用，二煎药等睡醒后服用。

针灸：每天下午5点之后，针内关、神门穴，均留针半小时，每天1次。

复诊：晚入睡好转，精神稳定，唯独大便不解，上方加何首乌30克，水煎服，5剂。

三诊：睡眠明显改善，去朱砂、琥珀，用原方5剂继续服用，调理月余而愈。

【按语】患者因与人争吵，怒伤肝，肝郁久化火，耗伤阴液，扰乱心神，心肝火有余便神不守舍而失眠，丹参补血养心，使心血足而神安。党参、茯苓益心气而安神，柏子仁、远志宁心安神，酸枣仁养肝血安心神，佛手疏肝解郁，不耗阴；龙骨、牡蛎为重镇安神，还加用琥珀、朱砂，往往使失眠症状迅速控制，然后逐渐减量或停用，并选用特殊服药方法，加用针灸治疗对这一顽症奏效更显著。

六、眩晕（肝阳上亢）

【医案】梁某某，男，28岁，街道办工作，于2005年7月8日初诊。

自诉：反复发作眩晕两年余，近两月因加班熬夜，眩晕加重，血压稍偏高，休息两天，服用中西药未见好转，家人陪同来找中医大夫医治，症见：身体肥胖，头晕目眩，目赤耳鸣，心中烦热，颜面赤红如醉，心神扰乱，失眠多梦，潮热盗汗，口苦口干，大便不爽，小便尿赤，易怒健忘，舌红，苔微黄，脉弦有力。证属肝肾阴虚，肝阳上亢。当补益肝肾，平肝潜阳，养血安神，以天麻钩藤饮和酸枣仁汤加减。

处方：石决明 30 克，钩藤 15 克，牛膝 15 克，天麻 10 克，夜交藤 15 克，枣仁 30 克，知母 15 克，茯苓 10 克，泽泻 10 克，丹皮 10 克，玉竹 10 克，菊花 15 克，白蒺藜 15 克，白芍 15 克，生地 20 克，麦门冬 10 克。6 剂，水煎服。

二诊：6 剂药后，眩晕减轻，睡眠尚可，血压平稳，继服 6 剂。

三诊：症状基本消失，以中成药天麻钩藤颗粒、天王补心丸以巩固。连服一个月，随访一年未复发。

【按语】"病机十九条"之"诸风掉眩，皆属于肝"之说，眩晕以"风、痰、虚、火"为主，以肝为中心，肝上连目系，肝体阴而用阳，故眩为肝阳上亢，综合本案列患者主要症状，系肾阴不足，水不涵木，肝失所养，肝阳上亢之证，以天麻钩藤饮，平肝熄火，清热活血，补益肝肾，平肝潜阳，酸枣仁汤养血安神，清热除烦，更加生地、麦冬滋阴，血压平稳，头晕失眠诸证皆消。

注：本案例肝阳上亢，偏于肝火，故用天麻钩藤饮，若肝阳上亢偏于肝风内动，症见高血压，头晕目眩，视物模糊，行走欲倒或肢体渐觉不力，口角渐行歪斜，甚或眩晕颠仆皆不知人，或醒后不能复原，精神，手足，或中风，舌质干，脉弦紧，以镇肝熄风汤主之为佳。

七、眩晕（痰热内盛）

【医案】王某某，男，54 岁，农民，2005 年 8 月 10 日初诊。

自诉：头晕耳鸣，反复发作有 1 年余，前几天饮食不注意，吃了些辛辣肥腻食物，先有胃脘不舒，后出现头眩晕，呕吐，西医诊为梅尼埃病，输液数天无效，特来求治中医。症见：肥胖，头重如裹，头晕耳鸣，脘闷泛恶，心烦不眠，口苦尿黄，大便不爽，苔白腻，脉濡滑，证属痰热内盛，清阳不升，治宜燥湿化痰，宣畅气机，以钩藤温胆汤合半夏白术天麻汤加减。

处方：黄连 10 克，竹茹 15 克，牛膝 15 克，地龙 10 克，甘草 10 克，白术 10 克，天麻 10 克，茯苓 10 克，白蒺藜 15 克，钩藤 15 克，菊花 15 克，半夏 15 克，陈皮 10 克，蔓荆子 10 克，荷叶 20 克。6 剂，水煎分服。

复诊：继服 6 剂，头晕呕吐明显减轻，胃脘饱胀，纳差，去黄连加藿香 15 克，蔻仁 10 克。再服 6 剂。

三诊：眩晕呕吐消失，纳差增加，唯心烦失眠，耳鸣，上方减黄连、竹茹加石菖蒲 10 克，夜交藤 30 克，合欢皮 15 克，6 剂，病人诸症消失，偶有头晕身倦，以本方为主，随症加减，又调治月余，诸症皆除，体重减少 12 千克。

【按语】眩是眼花，晕时如坐舟车，旋转不定，二者常同时发作，故统称眩晕，轻者闭目即止，重者恶心呕吐，甚至跌倒等症状。引起眩晕病因诸多，本案例辨证时抓住形体肥胖，胃脘饱胀，舌脉证候。从"无痰不作眩"之主论，以钩藤温胆汤，燥湿化痰，健脾和胃，更加半夏白术天麻汤，平肝熄风，健脾利湿。荷叶升清除浊减肥，全方配伍合理巧妙，痰与湿得除，清阳复升，使痰与热自去则诸证可愈。

注：本案例体质肥胖，选用钩藤温胆汤，体质弱，偏瘦，选用羚角钩藤饮为佳。

八、头痛（肝肾阴虚）

【医案】1. 高某某，男，46 岁，干部，2008 年 10 月 10 日初诊。

自诉：头痛两年余，经西医内科，脑外科以及精神科治疗均未见效，中药先后服用过镇脑宁、正天丸、羊角颗粒等似效非效。由于熬夜看奥运球赛而头痛加重，特来我诊所服汤药治疗，症见：头痛头晕，重则不能起立，时有失眠多梦，烦躁易怒，咽干口苦，每日郁怒，劳累、精神紧张而诱发耳鸣耳聋，大便不爽，小便尿黄，舌红少津，苔白，脉弦数。证属肝风内动，宜平肝降火，息风通络。

处方：菊花 15 克，双钩 10 克，夏枯草 15 克，地龙 10 克，天虫 10 克，磁石 30 克，石决明 30 克，蜈蚣 1 条，白蒺藜 15 克。6 剂，水煎分服。

复诊：6 剂后头痛大减，唯睡眠差（是旧疾），加用天王补心丹，效不改方，继服本处方 6 剂。

三诊：头痛偶有发作，但病情较轻微，再继服 6 剂，随访一年未复发。

【医案】2. 孟某，男 58，派出所所长，2007 年 10 月 10 日初诊。

自诉：头痛失眠三年，头痛反复发作，经医院检查，未见异常，因前日饮酒，心情不畅而头痛加重，经朋友介绍求治于我，症见：头痛头晕，午后及夜间疼痛难忍，心烦健忘，失眠多梦，盗汗潮热，腰膝酸软，耳鸣，大便干结，小便尿黄，舌质红，苔少，脉细数，证属阴虚内热，治宜滋阴降火，补益肝肾，以知柏地黄丸加减。

处方：知母 15 克，黄柏 15 克，地黄 15 克，山药 15 克，泽泻 15 克，枸杞子 10 克，丹皮 10 克，远志 10 克，枣仁 20 克，菊花 15 克，白芍 10 克，龙骨 30 克，牡蛎 30 克，夜交藤 15 克。5 剂，水煎，分服。

复诊：药后头痛发作次数减少，睡眠尚可，余症好转，继服 10 剂。

三诊：头痛止，嘱其原方再服 5 剂，以知柏地黄丸巩固疗效。

【按语】两例共同为肝肾阴虚，高某偏于肝阳上亢，肝风内动，取菊花、石决明、夏枯草以平肝潜阳，配合钩藤泻火熄风，更能增强清肝效果，地龙、天虫、蜈蚣熄风解痉，通痹止痛。白蒺藜平肝阳，常配伍钩藤、石决明疗效更佳。磁石益肾平肝潜阳，诸药合用以平肝降火，息风通络止痛。孟某用知柏地黄丸滋阴降火，更加重用白芍柔肝止痛，远志、枣仁养血安神，龙骨、牡蛎镇肝安神，与枣仁、远志、夜交藤合用，增强安神之效，诸药合用使肾水得补，水涵肝木，肝阴平潜，阴阳平衡，头痛大减，诸证渐平。两例辨证精细，用药适宜，常能奏效。

九、偏头痛（肝经郁热）

【医案】王某，女，35 岁，工人，2008 年 5 月 10 日出诊。

自诉：5 年来，连日右侧头痛，头顶病情逐年加重，曾先后经医院各项检查，未见异常，医院诊断为神经性头痛，经中西药治疗无明显疗效，来请我诊治，症见：右头痛如劈，眼眶如裂，头顶如锥刺，心情不畅加重病情，可每日发作数次，常伴心烦急躁，口苦纳差，失眠多梦，二便正常，舌红苔白，脉弦，此属肝经郁热，风痰上扰，治宜平肝熄风，通窍止痛，方以散偏汤加味主之。

处方：川芎 30 克，生白芍 15 克，香附 15 克，柴胡 10
克，甘草 10 克，白芥子 10 克，薏苡仁 10 克，白芷 10 克，
白蒺藜 15 克，钩藤 15 克，石决明 30 克。6 剂，水煎，取汁
分服。

二诊：6 剂后头痛即可缓解，偶有发作，但很轻微，不
影响工作，病好多半，为巩固效果，防止再发，改用处方：
川芎 10 克，白芍 15 克，生地 15 克，菊花 15 克，钩藤 15
克，白蒺藜 15 克，白芷 10 克，当归 15 克，石决明 30 克。
15 剂后痊愈，随访一年，未见复发。

【按语】偏头痛是一种常见而难愈的顽固性疾病，本案
例主要抓住肝主升发，其经脉上巅络脑，连于目，具有风的
特点，反复不愈，久病入络，又具有瘀的特点，选方为散偏
汤加味，川芎为君，性辛温升散，上行头目，善治头痛，有
"头痛必用川芎"之说。白芷辛窜，善行头面，助川芎祛风
之痛。本方药多为辛温燥热，善于走窜之品，故加白芍、郁
李仁柔润收敛之药以佐之，再配用香附、柴胡舒肝开郁，白
芥子以消痰，白蒺藜、钩藤、石决明平肝熄风，甘草以调和
诸药。6 剂大见成效，又因川芎用量较大，中病即止，以防
辛温升散太过伤正，后改用滋补肝肾而恢复气血，阴阳失
调，疗效方可巩固，随访一年未复发。

十、痰饮（外寒内饮）

【医案】李某某，女，66 岁，退休干部，2007 年 11 月
15 日初诊。

自诉：患慢性支气管炎、过敏性鼻炎、肠胃炎多年，每
年冬季频频感冒，输液打针暂时缓解，由儿子陪同特请中医

治疗。症见：胸部胀满，咳嗽而喘，喘咳吐稀痰而多，遇寒冷或气候突变，极易感冒受邪使咳喘加剧，兼见鼻痒、喷嚏，流清涕，头痛，恶寒发热，四肢不温，无汗。胃脘痞闷，纳呆，饮水易吐，肠鸣便溏，舌淡苔白，脉浮紧。此证属外有风寒，内有痰饮，治宜解表散寒，温化水饮方，以小青龙汤加减主之。

处方：麻黄10克，桂枝10克，白芍10克，五味子10克，半夏20克，干姜10克，白芍15克，紫菀10克，甘草10克，生姜3片。6剂，水煎，取汁分服。

二诊：服用6剂以后感冒症状明显好转，余症同前，仍在原方基础上加茯苓15克，党参15克。

三诊：不再鼻痒，喷嚏，流清涕，咳嗽减少，夜间咳喘几声，唯有胸闷便溏，胃脘痞闷，纳呆同前，望舌切脉，辨证为客邪犯肺，肺气失通调水道，脾失运化水液以致水液不走膀胱而下注大肠，故用小青龙汤加利湿药主之。处方：麻黄5克，桂枝5克，白芍10克，五味子10克，半夏15克，干姜5克，甘草5克，茯苓15克，车前子15克，泽泻10克，生姜3片。6剂，水煎，取汁分服。

四诊：6剂后小便多，泄泻止，为巩固疗效，以温肾化气，八味肾气丸加人参、蛤蚧、赭石恢复体力，控制复发。

【按语】小青龙汤出自《伤寒论》，原为太阳经表实兼水饮内停证而设，主治伤寒表不解，心下有水气，干呕发热而咳或渴，或利或噎或小便不利，少腹满或喘及饮，身体重痛，肌肤悉肿等症。本案例有恶寒，发热，无汗头痛，脉浮紧表证，又见胸部胀满，咳嗽，喘，吐痰稀多，内有痰饮，宜解表化饮，用小青龙汤，又见喷嚏，鼻痒，流清涕，鼻塞，肺脾气虚，水湿内停，当以温阳化气除湿，用小青龙汤。还见有胃脘痞闷，纳呆，饮水易吐，肠鸣便溏，痰饮行留中焦，当宜宣肺散寒利湿，用小青龙汤主之。

如此多种症候，同用一方是针对外散风寒，内逐水饮，表里双解。痰饮病是因水液的运化输布失常而停聚于体内某一部位的病患，它多与肺、脾、肾三脏功能失调有密切相关，治疗不论病情多复杂，只要属于表寒内饮症，就可用小青龙汤治疗。

十一、郁症（郁伤心神）

【医案】高某，女，30岁，超市组长，2007年10月10日初诊。

丈夫代诉：上月因与顾客发生争吵后精神恍惚，心神不安，经医院检查，未发现异常，医生诊断为自主神经功能紊乱，经服谷维素、中成药解郁安神颗粒、牛黄清心丸等均未见好转，特意请我诊治，症见：精神恍惚，心神不安，失眠多梦，头昏健忘，情绪低落，悲伤哭泣，经常呵欠伸懒腰，喜欢独坐，不愿见人，月经不调，乳房胀痛，大便不利，小便黄，舌淡，苔薄白，脉弦细。证属郁伤心神，治宜疏肝解郁，养血安神。方以甘麦大枣汤合酸枣仁汤加减主之。

处方：甘草15克，大红枣12枚，小麦60克，炒枣仁30克，知母15克，川芎10克，茯苓10克，龙骨30克，牡蛎30克，琥珀3克（冲服），朱砂1.5克（冲服），白芍15克，龟板15克，生地15克，6付，水煎，取汁分服。另服丹栀逍遥丸，一天2次，1次1袋。

二诊：服药后，患者由初诊抗拒治疗变成接受治疗，余症同前，继服6付。

三诊：丹栀逍遥丸服用第8天，月经来潮有黑血块，自

觉精神好转，能做些简单的家务活，用原方减去朱砂加远志
10 克，柏子仁 15 克，调治 40 余天后基本能操持家务活，出
门购物，要求恢复上班，用安神胶囊以巩固疗效。

【按语】本案例是由情志所伤，忧思过度，脏阴不足，
实属郁伤心神，也称为脏躁症。组方以甘草大枣汤缓急润燥
养血安神，酸枣仁汤养血安神，清心除烦，合方配伍养血滋
阴的龟板、生地，重镇安神，养血滋阴，琥珀、朱砂、龙
骨、牡蛎诸方药合用，切中病机，故而获效。

十二、郁症（郁怒伤肝）

【医案】吴某，女，28 岁，教师，2008 年 5 月 1 日
初诊。

母亲代诉：平常性格内向，产后第 3 天与婆婆争吵，出
现心烦欲哭，失眠多梦，不饥不食，精神抑郁，经西医服用
安定、黛力新、柏子养心丸、维生素 B6 等未见明显改善，
特就诊于中医。症见：情绪不稳定，头晕头痛，胸闷胀痛，
善叹息，嗳气，纳少，惊悸烦躁，失眠多梦，甚至彻夜不
眠，口干口苦，大便秘结，恶露停留不下，少腹胀痛，舌红
苔黄，脉弦数。此证属郁怒伤肝，治宜行气解郁，养血安
神。方以丹栀逍遥丸、越鞠丸、甘草大枣汤加减主之。

处方：丹皮 10 克，柏子仁 10 克，柴胡 10 克，当归 10
克，白芍 15 克，益母草 30 克，川芎 10 克，香附 15 克，郁
金 15 克，白蒺藜 15 克，菊花 15 克，浮小麦 30 克，大枣 6
个。6 剂，水煎，取汁分服。

二诊：病情有所好转，恶露已通，色黑稠，减去益母
草，继服 6 付。

三诊：12 剂后心情喜悦，唯有不思饮食，胸胁苦闷呕

吐，不大便，苔黄腻，脉弦。方改为大柴胡汤加减，处方：柴胡 10 克，黄芩 10 克，陈皮 10 克，半夏 15 克，神曲 10 克，山楂 10 克，槟榔 10 克，天花粉 10 克，枳壳 15 克，甘草 10 克，莲子心 20 克，大黄 10 克。6 剂，水煎，取汁分服。

四诊：饮食尚可，诸症缓解，调治半月而愈。

【按语】本案例是由于精神受刺激，肝气失于调达，肝气乘脾犯胃，郁伤心神，专属六郁中的气郁。组方丹栀逍遥丸、越鞠丸、甘草大枣汤化裁而成，以行气解郁，养血安神为原则。吴某正在产后，伤于七情，恶露停留不下，故配用辛开苦泄的益母草，行气郁并行血郁，诸方药合用，切中病机，故而获效。

十三、郁证（肝郁化火）

【医案】王某，男，17 岁，学生，2008 年 4 月 10 日初诊。

自诉：近日父母离婚，心情不悦，又遇与同学为琐事争吵，出现头胀痛，耳鸣如潮，无食欲，烦躁易怒，上课精神不集中，失眠多梦，成绩下降，由母亲陪同，寻找中医治疗。症见：急躁易怒，胸闷胁胀，头胀痛，口干口苦，嘈杂吞酸，纳少不重，失眠多梦，耳鸣如潮，面红目赤，大便秘结，尿赤，舌红，苔黄糙，脉弦数，此证属肝郁化火，治宜清肝泻火，疏肝和胃。方以四逆散合越鞠保和丸加减主之。

处方：柴胡 10 克，白芍 15 克，枳壳 15 克，甘草 10 克，川芎 10 克，香附 15 克，黄芩 10 克，苍术 10 克，川厚朴 10 克，炒麦芽 20 克，神曲 10 克，山楂 10 克，栀子 10 克，大黄 10 克。6 剂，水煎，取汁分服。

二诊：诸证减半，唯有失眠多梦，另服解郁安神颗粒，继服原方6付。

三诊：其服12剂汤药，诸症痊愈，精神转好，改用越鞠保和丸巩固。

【按语】本案里由肝气郁结，化火上炎而致郁证，此属肝郁化火，组方以四逆散疏肝解郁，越鞠丸理气解郁，宽中除满，方中厚朴燥湿健脾，助苍术治湿郁，黄芩清热泻火，助栀子治火邪，麦芽、山楂消食和胃，助神曲治食郁，大黄清肠热，通便，四逆散治气郁证，越鞠丸治郁，两成方活用，通过随症加减，才会速效痊愈。

十四、郁证（痰气郁滞）

【医案】高某，女，43岁，饭店职员，2008年10月11日初诊。

丈夫代诉：长期夫妻不和，经常争吵，出现头痛，头晕，失眠多梦，痰多恶心，喉咙堵塞，多方治疗，只能暂时缓解。近日因饭店琐事与人争吵受到刺激，病情加重，经朋友推荐，由丈夫陪同寻求服用汤药治疗。症见：头痛头晕，失眠多梦，心烦欲哭，头昏健忘，嗳气，叹息，心悸怔忡，胸闷堵塞，咽中似有异物，咯之不出，咽之不下，大便偏少不利，小便黄，舌红，苔微黄，脉弦细。此证属痰气郁结，胃失和降，治宜理气化痰，宣郁散结，以半夏厚朴汤加减主之。

处方：半夏15克，川厚朴15克，紫苏15克，茯苓15克，香附15克，柴胡10克，郁金15克，瓜蒌15克，桔梗10克，白蔻仁10克，生姜3片。6剂，水煎，取汁分服。

二诊：胸闷痰多，喉咙堵塞好转，余症同前，辨证审因，当宜开郁降逆，清热化痰，以温胆汤加减主之。处方：陈皮 15 克，半夏 15 克，茯苓 15 克，甘草 10 克，枳壳 15 克，竹茹 20 克，郁金 15 克，黄芩 10 克，黄连 8 克，川贝母 10 克，全瓜蒌 18 克，丹皮 10 克，栀子 10 克。6 剂，水煎，取汁分服。

三诊：头痛头晕，心烦欲哭，嗳气胸闷等症已有明显改善，病情稳定，继续调治一个月而愈，随访一年，未见复发。

【按语】本案例多由于怒、忧、思，七情所伤，以致肝气郁结，肺胃宣降失常，痰涎凝聚与气相搏，上逆而成郁证，故用半夏厚朴汤理气化痰，宣郁散结，初见成效，余症同前，辨证审因痰热上扰，胃失和降，出现头痛，头晕失眠，多梦心烦欲哭等症。当清热化痰，开郁降逆，温胆主之，而收全效。

以上四案例属于郁证初期，起因由情志刺激，因此郁证不能只靠药物，要重视精神心理治疗，医生、家人、朋友应关心病人，善于说服劝导，使之心情舒畅，精神愉快，这样就能早日康复。

十五、鼻鼽（风热侵肺）

【医案】王某某，女，30 岁，教员，2007 年 9 月 10 日初诊。

自诉：鼻塞，鼻痒，打喷嚏，流清涕，遇热气或食辛热食物（如热汤面，热玉米粥）时症状加重，近一年来曾用中西药治疗，收效不大，要求中医开汤药治疗。症见：鼻塞酸痒不适，喷嚏频，鼻流清水，无自汗，发热恶寒，有咳嗽，咽痒，口干，燥热，头痛，大便干结，舌质红，苔白黄，脉浮大。证属肝经郁热，风邪侵卫，治宜辛凉清解，宣肺透热，用蔓荆祛风汤主之。

处方：菊花15克，连翘10克，竹叶10克，薄荷10克，蔓荆子10克，旋复花10克，羌活10克，防风10克，甘草10克，蝉蜕10克，黄芩10克，升麻10克，大黄10克。3剂，水煎，分服。

复诊：3剂后病情大有好转，原方去大黄，继服3剂。

三诊：诸症消失，嘱患者忌食辛辣、厚腻等饮食，以银翘解毒丸巩固疗效。

【按语】鼻鼽（过敏性鼻炎）多见于晨起，或遇冷空气加重，易出汗，面色㿠白，畏寒，四肢困倦，大便溏薄，舌质淡或淡胖，舌边有齿印，脉濡弱。肺主皮毛，如卫气不固，抵御外邪能力减弱，风寒之邪趁机侵入肺脏、脑髓则致病，而本案例则属于肺经郁热，风邪侵卫，邪气壅客于鼻，遂发生鼻塞、喷嚏、流涕，要点是遇热，或食辛热食物而加重，故宜辛凉清解，宣肺透热，速见其效，病得痊愈。

十六、鼻渊（肺经热盛）

【医案】李某，男，18岁，学生，2005年10月1日初诊。

自诉：患慢性鼻炎多年，平素容易感冒，曾经在医院穿针，输液以及服用中成药千柏鼻炎片、鼻炎丸等药物治疗效果不明显，现在影响到了学习求助于中医，经某家长推荐找我除根治疗。症见：鼻塞，鼻涕多，色黏白或黄稠，头昏，记忆力减退，耳鸣，流泪，头痛剧烈，眉间及颧部扣压痛明显，无发热恶寒，口干欲饮，大便干结，小便，舌质红，苔黄，脉滑数。证属肺经热盛，肺失清肃，热邪循经上乘于鼻，当宜清肺泻热，宣通肺窍，方以辛夷鼻渊汤主之。

处方：辛夷花 15 克，黄芩 10 克，栀子 10 克，知母 15 克，麦冬 10 克，白芷 10 克，苍耳子 10 克，石膏 30 克，银花 15 克，鱼腥草 30 克（后下）。六剂，水煎，分服。

复诊：诸证好转，大便通畅，头痛未减，原方加川芎 10 克，菊花 15 克，蔓荆子 10 克。继服 6 剂。

三诊：因洗浴而感冒，诸症加重，并见发热、恶寒、咳嗽、头痛、鼻痒、喷嚏、流涕、体倦无力，舌红，苔白黄，脉浮数，此乃肺经伏热，外感风热，治宜疏风清热。处方：菊花 15 克，连翘 10 克，竹叶 10 克，薄荷 10 克，羌活 10 克，防风 10 克，蔓荆子 10 克，旋复花 10 克，甘草 10 克，桑叶 15 克，芦根 30 克，白芷 10 克。3 剂，水煎，分服。

四诊：感冒症状基本消失，现症鼻流大量黏涕，色黄，鼻塞较重，嗅觉减退，头痛，上午痛，多在头顶，治宜疏风清热，宣通肺窍。辛夷鼻渊汤加味主之，处方：辛夷花 10 克，黄芩 10 克，栀子 10 克，知母 10 克，麦冬 10 克，白芷 10 克，苍耳子 10 克，石膏 30 克，金银花 10 克，鱼腥草 30 克（后下），藁本 10 克，羌活 10 克，蔓荆子 10 克，桑叶 10 克。5 剂，水煎，分服。药后诸症改善明显，又在辛夷鼻渊汤基础上加大黄 8 克，服 10 剂后，自觉症状基本消失。

【按语】本案例鼻渊久治不愈，反复感冒而加重病情，平素喜食肥腻、辛辣、大热之物，肺经壅热，失清肃之职。热邪徇经上乘于鼻，鼻病从肺论治，顽疾才能除根，疾苦得解除。

十七、胃脘痛（肝胃不和）

【医案】王某，女，35 岁，小学教员，2008 年 8 月 10

日初诊。

自诉：反复胃脘疼痛三年余，经某医院胃镜检查，为慢性胃窦炎，曾服用奥美拉唑、维生素胃蛋白酶等药物未见效果，要求中医诊治。就诊时频频叹息，除胃脘痛外，喉咙亦有梗塞感，晚上经常吐胃酸呛醒，一个月前与邻居吵架而诱发加重，症见：胃脘胀痛，连及胸胁，气喘攻撑，伴有嗳气，大便不畅，食少，头昏，乏力，舌质红，苔薄白，脉弦，证属肝胃不和，治当疏肝和胃，理气止痛，方以四逆散加减主之。

处方：柴胡 10 克，白芍 15 克，枳壳 15 克，甘草 10 克，川楝子 10 克，郁金 10 克，香附 15 克，乌药 15 克，元胡 10 克，佛手 10 克，瓦楞子 15 克，海螵蛸 10 克，砂仁 10 克。6剂，水煎，分服。

复诊：自诉胃脘胀痛、胸闷大减，矢气多，要求根除痛疾，以汤作丸药加用一个月巩固，随访一年，未复发。

【按语】本案例病在胃，而实与肝有关。肝主疏泄，脾主运化，胃主受纳，情志失调，肝郁日久，肝气犯胃，脾胃失和，诸证俱发。以四逆散疏肝理气，加用川楝子疏肝行气止痛，郁金行气解郁，香附疏理肝胃气滞，与乌药配伍属理气。佛手理气消滞，元胡为止痛要药，瓦楞子、海螵蛸制胃酸止痛，群药之合调胃肠气机，升降正常而诸症自愈。

十八、胃脘痛（脾胃虚寒）

【医案】于某某，男，40 岁，经商，2008 年 8 月 10 日初诊。

自诉：每次饮酒，吃冷食后加重，胃喜暖喜按，曾在医院做纤维胃镜检查：十二指肠球部溃疡，浅表性胃炎。近日应酬，饮酒复发，经朋友介绍来诊所就诊，症见：胃脘隐痛，绵绵不止，得热食而稍缓，喜热饮，泛吐清水，烧心，打嗝吐酸，大便溏薄，有时发黑，神疲乏力，四肢不温，舌淡，苔白，脉沉细。证属中焦虚寒，脾胃失和，治宜温中散寒，健脾和胃，以黄芪建中汤合温经汤加减。

处方：吴茱萸 10 克，当归 10 克，川芎 10 克，白芍 10 克，人参 10 克，桂枝 15 克，阿胶 10 克，甘草 10 克，半夏 15 克，桂枝 10 克，黄芪 20 克，乌药 15 克，瓦楞子 15 克，海螵蛸 20 克，姜枣为引。6 剂，水煎分服。

复诊：胃腹疼痛减轻，仍泛清水，加良姜 10 克，丁香 10 克，柿蒂 20 克，继服 6 剂。

三诊：诸症解除，患者诉父亲患胃癌已故，要求汤剂改作丸剂，以防他变。一个月后胃镜复查，十二指肠球部溃疡已愈合，随访 1 年，病情稳定。

【按语】胃脘痛是指上腹部近心窝处发生的疼痛，现代医学的消化性溃疡，急慢性胃炎，胃下垂，胃神经官能症，都属胃脏痛范畴。本例是由中焦受损，运化失权，阳虚寒凝，或因过食生冷，或寒邪所侵，或素体阳虚所引起。取黄芪小建中汤温中补虚。温经汤中，吴茱萸、桂枝温经散寒兼通血脉，当归、川芎活血化瘀，养血调经，阿胶止血，当归和肝养肝，人参、甘草、生姜、半夏益气和胃，以资生化之源，瓦楞子、海螵蛸制酸止痛，乌药理气止痛。各药合剂以奏温中补虚，降逆止呕，缓急解痉之功效。

十九、痛经（寒凝气滞）

【医案】张某，女，学生，18 岁，2008 年 10 月 10 日初诊。

母亲诉患者痛经时不吃不喝，卧床，每次痛经打针吃药，近几个月来只能用曲马多才能缓解疼痛，影响孩子学习，来诊所求治。症见：经行腹痛，经血暗红有块，痛时呕吐，出冷汗，腹部喜暖喜按，舌质暗红，苔白，脉沉迟。证属寒湿内客胞宫，气血受阻，治宜温经散寒，暖宫止痛，用温经汤加味。

处方：吴茱萸10克，当归10克，白芍10克，川芎10克，人参10克，香附15克，乌药10克，制附子10克，艾叶10克，小茴香10克，元胡10克，川楝子15克，半夏15克，炮姜10克，甘草10克。服用方法：每月临经前期，经期连用7剂，3个月为1个疗程。

复诊：上月连服7剂后，腹痛缓解，余症也有改善，家长取走下两星期药，3个月后家长说痛经治好了。

【按语】本例为寒凝气滞，痛经多由于素体阳虚，阴寒内盛，冲任虚寒，行经不畅，内流胞中，经血凝滞不畅而发，方中艾叶、小茴香、吴茱萸、炮姜、制附子性温暖，温经脉，逐寒湿止痛。艾叶与香附配伍治寒湿，当归、甘草为活血养血，川芎行气活血，调经止痛，配当归，白芍养血活血，半夏、吴茱萸止呕，乌药、元胡、川楝子、香附以行少腹之气滞，通则不痛。人参补五脏，甘草调和诸药。诸药合用，可使邪得去，血得通，寒得散，痛得止，效果甚好。

二十、带下（湿热下注）

【医案】李某，30岁，女，教师，2006年10月1日初诊。

自诉：白带量多色黄浓，有异味，少腹及腰骶部疼痛，曾经用抗生素治疗，效果不明显，B超提示，左侧附件炎性包块，盆腔内有少许积液，又服用桂枝茯苓丸、止疼化癥胶囊无效，经家长推荐求中医服用汤剂治疗，症见白带量多色黄浓，有异味，少腹及腰骶部疼痛，发热，心烦易怒，口干口苦，面红气粗，欲冷饮，大便干结，小便黄，舌质红，苔黄，脉显有力，证属湿热下注，治宜健脾利湿，清热解毒，处以龙胆泻肝汤加减。

处方：龙胆草 10 克，栀子 10 克，黄柏 10 克，车前子 10 克，蒲公英 30 克，鱼腥草 30 克，土茯苓 30 克，败酱草 30 克，元胡 10 克，川楝子 10 克，薏苡仁 30 克，蛇床子 10 克，柴胡 10 克，白术 10 克，海螵蛸 15 克，大黄 10 克。6 剂，水煎，分服。

复诊：服 6 剂后带下减少，量稀白，其他症状减轻，加虎杖 15 克，继服 6 剂。

三诊：按上方治疗，一个月余，诸症消失，复查 B 超，左侧附件炎性包块消失。

【按语】本例多由于肝火亢盛，脾虚失运，脏腑失调，湿热下注而致黄疸，肝胆湿热过剩，热毒壅结化脓。治用龙胆泻肝汤，胆实火降，下焦湿热，栀子助龙胆草泻肝火，车前子、泽泻清利湿热，薏苡仁健脾利湿，白术健脾燥湿，柴胡疏肝理气，元胡活络止痛，川楝子行气止痛，蒲公英、败酱草、鱼腥草、土茯苓清热解毒，消肿排脓；黄柏利湿祛火，大黄泻便祛火，海螵蛸为治带要药，能固托带脉，有固精止带之功，全方有健脾利湿，清泻肝胆湿热，解毒排脓之效，故连服 1 月余而愈。

二十一、闭经（肝郁血虚）

【医案】张某，女，21 岁，学生，2008 年 11 月初诊。

母亲代诉：因考研精神紧张，熬夜学习，吃饭不及时，闭经1年余，B超检查，子宫发育良好，未见异常，乳房检查有多个小结节物，曾用黄体酮后才来月经，量少色黑，有小血块，家长特意要求中医治疗。症见：闭经半年，时常出现乳房胀痛，少腹不疼痛，腰酸，但月经迟迟不见，伴有心烦易怒，头昏目眩，纳差，多梦易惊，面部烘热，舌红苔薄白，脉弦细。证属肝气郁结，郁久化热，冲任不调，治宜行气解郁，和血调经，处方丹栀逍遥丸与得生丹合用。连用10天后，月经来潮，乳房及小腹症状消失，月经色暗红，有血块。来潮7天后，余症皆消。因在外地上学，嘱患者每次月经前7天服药。患者经三个月调理，月经按时来潮，经前乳房及小腹胀痛消失，病愈停药。

【按语】闭经是妇科疾病中常见的症状，可以由各种不同的原因引起，本案例患者有内伤情志，肝失疏泄，郁结化热，气滞血瘀，胞脉闭阻，而经血不得行，饮食不调，损伤脾气，化源不足，冲任不充而致继发性闭经。以丹栀逍遥丸合得生丹以行气解郁，和血调经，如此调治3个月，随访月经正常。

二十二、泄泻（上热下寒）

【医案】张某，男，55岁，工人，2008年10月10日初诊。

自诉：每天早晨腹痛必泻，便稀，已10年余，曾服黄连素、四神丸、止泻固肠丸、补脾益肠丸等中西药，效果不佳，特来诊所求助中医服汤药治疗。症见：体质肥胖，胃喜食，饮冷，经常牙痛，咽痛，口腔溃疡，口臭，头昏自汗，脘腹胀闷，肠鸣失气，大便溏薄无脓血，早晨腹痛，泻便每日3～4次，舌红，苔黄，脉沉。证属脾虚胃热，治宜通阳散寒，通上达下，方以黄连汤加味主之。

处方：黄连10克，甘草10克，干姜10克，桂枝15克，人参6克，升麻15克，石膏20克，乌梅10克，茯苓10克，白术10克，肉豆蔻15克，补骨脂15克，荷叶20克。6剂，水煎分服。

复诊：大便已明显好转，每天两次，大便已成形，唯口腔溃疡未愈，上方加竹叶10克，继服6剂。

三诊：诸症渐趋消失，将汤剂改成丸剂，连服1个月调理巩固，随访一年，未见复发。后要求减肥，服温胆汤加减，减掉8千克。

【按语】泄泻的外因，风寒暑湿，湿是基本病因，内因关联脾、肝、肾，而以脾为关键，本案例是湿从寒化伤肠道，湿从热化伤胃腑，脾虚胃热，虚实互见，寒热错杂，须谨审病机，细查寒热虚实，以黄连汤加减。方中用黄连之苦寒以清在上之热，干姜辛温，祛在下之寒，辛开苦降以通畅中焦之气机，配伍桂枝通阳散寒，人参、茯苓、白术、甘草健脾、补中、燥湿，肉豆蔻、补骨脂温肾以止泻，乌梅敛肠止泻，荷叶以升清降浊，使阳气复而阴寒散，升麻能解毒止痛，与黄连配伍清上彻下，降浊升清，石膏泻胃火。诸药合方，清上泻下，健脾温肾，止泻清热，使阳气复生，阴寒消散，顽疾得除。

二十三、痢疾（湿热型）

【医案】曹某，男，50岁，前院邻居，2007年8月20日初诊。

自诉：前天晚上突然恶寒发热，腹痛，泻水样便，紧接着下痢脓血兼有白冻，里急后重，反复如厕，打 120 入院治疗。检查体温 39℃，白细胞 12×10^9/L，中性粒细胞 80%，淋巴细胞 20%，大便化验有大量脓细胞及红细胞，诊为急性菌痢。给予对症治疗，并配合输液禁口后，治疗两天无好转。8 月 20 日我到医院看望患者，患者本人要求转服汤剂治疗。症见：发热恶寒，腹痛，下痢赤白相杂，里急后重，肛门灼热，头痛身热，舌淡，苔白，黄腻，脉浮数。证属湿热痢疾，治宜清肠化湿，调气和血，佐以解表，以白头翁合芍药汤加减主之。

处方：生白芍 30 克，黄连 10 克，黄芩 10 克，大黄 10 克，槟榔 10 克，白头翁 10 克，秦皮 10 克，甘草 10 克，银花 10 克，神曲 10 克，山楂 10 克，木香 10 克，葛根 15 克，枳壳 15 克，藿香 15 克，白芷 10 克，防风 10 克。3 剂，水煎，取汁分服。

二诊：3 剂后体温正常，腹痛、下痢、里急后重消失，唯有大便次数不减，泻下粪便有溲酸臭味，处以葛根芩连汤加减。处方：葛根 15 克，黄芩 10 克，白芍 15 克，黄连 10 克，大黄 6 克，薏苡仁 30 克，茯苓 10 克，甘草 10 克，砂仁 10 克，肉蔻仁 10 克。3 剂，大便好转，要求出院，用香砂六君子汤调治，巩固效果。

【按语】观其脉证，该例证为湿热痢疾初起兼有表证。因热重湿轻，方药选用白头翁汤清热止痢，理气止痛。配合芍药汤，行血调气，佐以葛根、藿香、白芷、防风解表退热。诸药合用，便下血赤白，里急后重，腹痛止，发烧退，唯有湿重热轻而泄泻，改为葛根黄连汤，清热解毒，利湿止泻，加用薏苡仁、茯苓利湿，砂仁、肉蔻仁芳香化湿，祛湿止痛，病情稳定，出院调治，后康复。

二十四、痢疾（虚寒型）

【医案】李某，女，35 岁，护工，2008 年 10 月 20 日初诊。

自诉：2 年前患过急性痢疾之后，饮食不慎或吃不清洁的食物，或多吃生冷瓜果，或吹空调电扇就会复发加重，经医院检查诊断为溃疡性结肠炎。用西药以及中成药（补脾益肠丸）治疗暂时缓解，病情逐年加重，现在不能工作，在家休息，特从外地而来求治。症见：下痢稀薄，带有黏末，小腹隐痛，里急后重，甚则滑脱不禁，伴有饮食减少，精神疲倦，腰酸肢冷，身体消瘦，口唇苍白，气短懒言，舌淡苔白，脉沉细无力，证属虚寒痢，治宜温中补虚，涩肠止泻，方以真人养脏汤加味主之。

处方：人参 10 克，白术 15 克，甘草 10 克，诃子肉 10 克，罂粟壳 15 克，肉豆蔻 10 克，肉桂 10 克，木香 10 克，当归 10 克，白芍 10 克，补骨脂 15 克，黄芪 15 克，升麻 10 克。6 剂，水煎，取汁分服。

二诊：6 剂后，诸症好转，继服 6 剂。

三诊：病情大有好转，下痢，黏冻，腹痛，滑脱不禁症已消失，唯有心烦内热，咽干口燥，口舌生疮，梦多易醒。上方加阿胶 10 克，当归 10 克，干姜 10 克，6 剂，水煎，取汁分服。

四诊：心烦内热，咽干口燥，口舌生疮已得到缓解。处方：人参 10 克，白术 10 克，甘草 10 克，诃子肉 10 克，罂粟壳 15 克，肉豆蔻 10 克，肉桂 10 克，当归 10 克，白芍 10 克，补骨脂 15 克，木香 10 克。6 剂后，制成水蜜丸以巩固疗效，随访一年，未见复发，体重增加 5 千克，已正常上班。

【按语】本案例为泻痢日久不愈，脾肾虚寒之证，真人养脏汤当宜主之。方中人参、白术益气，健脾，补中，以止泻痢，配伍辛热的肉桂、肉豆蔻、补骨脂温肾暖脾，补火以生土，合用诃子肉、罂粟壳涩肠止泻，当归、白芍养血和营，以防痢反伤阴血，木香、甘草理气和中，行气导滞，黄芪、升麻益气补中提升。诸药合用，具有温中补虚，涩肠止泻之功，用于泻痢日久而伤及脾肾者，重在补益，并佐收涩，才使顽疾痊愈。

二十五、痢疾（寒湿型）

【医案】邢某，女，35 岁，教师，2007 年 8 月 10 日初诊。

自诉：患痢疾已 1 年余，曾经西药治疗，始终不除根，近日因天气转冷未加衣而加重疼痛泻痢，特意求助中医服汤剂治疗。证见下痢赤白黏冻，白多赤少，腹中痛，里急后重，不思饮食，胃脘满闷，恶心呕吐，头重身困，四肢不温，每遇生冷瓜果而加重，舌淡红，苔白，脉濡缓，证属寒湿型，治宜温中化湿，行气散寒，以胃苓汤加味主之。

处方：苍术 10 克，川厚朴 10 克，陈皮 10 克，半夏 10 克，茯苓 10 克，甘草 10 克，白术 10 克，泽泻 10 克，当归 10 克，木香 10 克，桂枝 15 克，炮姜 10 克，枳壳 10 克，藿香 15 克，生姜 3 片，红枣 3 个。6 剂，水煎，取汁分服。

二诊：大便无黏液，便血，余症好转，继服 6 剂。

三诊：大便仍稀，上方加补骨脂 15 克，肉蔻仁 15 克，继服 6 剂。

经方剂加减调理 1 个月余，病渐痊愈，配以四神丸合参苓白术散，巩固疗效。

【按语】痢疾病位在肠，与胃密切相连，故亦称在胃肠，其发病关键为肠中有滞。本案例寒湿之邪壅滞肠中，与气血相搏结，使肠道传导失司，脉络受伤，气血凝滞，腐败化为脓血而痢下白多赤少，气机阻滞，腑气不通则腹痛，里急后重，故治则为温中化湿，行气散寒。方中白术、茯苓健脾，苍术、川厚朴燥湿。肉桂温中，泽泻利湿，陈皮化痰理气，木香、枳壳、炮姜以助散寒行气之力。藿香、半夏、生姜祛湿止呕以和胃降逆。诸药合用，调理 1 个月余，诸症渐除，疾病痊愈。

二十六、便秘（阴虚血亏）

【医案】杨某，男，78 岁，退休干部，2008 年 10 月 11 日初诊。

自诉：大便燥结，排便难，3～5 日一次，已 20 年，曾经医院诊为不完全肠梗阻，胃肠神经官能症，服中药、中成药无效，现每天服用果导片（一天 10 片）方能排出。儿子陪同特来中医诊所治疗，症见：面色萎黄无华，身热心烦，口舌生疮，腹部胀满，左侧下腹拒按，有条索状物，微痛，嗳气，心悸失眠多梦，头昏目眩，大便干燥难排，每 3～5 日一次。舌质淡红，舌光无苔，脉细数。证属阴虚血亏，治宜养血、润燥、行气导滞，方以麦冬润便汤主之。

处方：生地 30 克，麦冬 15 克，元参 30 克，当归 20 克，川芎 10 克，白芍 10 克，木香 10 克，枳实 10 克，杏仁 15 克，火麻仁 30 克，郁李仁 15 克，莱菔子 30 克，草决明 30 克，大黄 10 克，槟榔 10 克。3 剂，水煎，取汁分 4 次服用。

复诊：腹有肠鸣声，余症同前，继服 3 剂。

三诊：蒋先生放弃，儿子劝阻，肠有蠕动，继服 3 剂。

四诊：9 剂药后，大便排出黑色便球，矢气增多，效不改方，继服 3 剂，共计服用 21 剂，左侧下腹条索状物消失，黑便渐少，已停用果导片，继服一个月，大便正常，以槟榔四消丸，麻仁软胶囊巩固疗效。

【按语】患者老年，顽疾久长，实属阴血不足并有积滞，以增液汤滋阴清热润肠，通便又配大黄、枳实取承气汤之意，四物汤补血调血，合用当归润肠，木香、枳实、槟榔行肠胃之气化滞，大黄改逐积滞助槟榔降泻，杏仁、火麻仁、郁李仁、莱菔子润肠通便下气。诸药有机结合，则推动有力，润肠有液，便秘得以通解。

二十七、便血（脾肾阳虚）

【医案】王某，27 岁，男，木工，2008 年 4 月 10 日初诊。

自诉：平日经常五更泄泻，大便溏薄，腹痛肠鸣，近日大便有血样紫暗，经服用中西药后能缓解，但每遇疲劳饮冷又常发作，故求治于中医，症见：大便稀，便血紫暗，脘腹隐隐作痛，喜温喜按，面色㿠白，心悸气短，神疲体倦，恶寒肢冷，纳呆，头发稀疏，腰膝酸软，性欲减退，溲频，阳痿早泄，舌淡，苔白，脉沉无力。此证属脾肾阳虚，脾不摄血，治宜黄土汤加味主之。

处方：灶心黄土 30 克，甘草 10 克，熟地黄 15 克，炒白术 15 克，肉蔻仁 10 克，炮姜 10 克，阿胶 10 克，黄芪 30 克，制附子 15 克（先煎半小时），黄芩 10 克，白及 15 克，海螵蛸 15 克。6 剂，水煎，取汁分服。

二诊：6 剂后便血止，精神尚可，余症同前，改用四神丸加味。处方：补骨脂 15 克，五味子 10 克，肉蔻仁 15 克，吴茱萸 10 克，炮姜 10 克，山药 15 克，制附子 15 克（先煎半小时），茯苓 10 克，党参 15 克，白术 15 克，诃子肉 15 克，巴戟天 10 克，淫羊藿 30 克。6 剂，水煎，取汁分服。

三诊：大便成形，日 1~2 次，继服 6 剂。

四诊：诸症好转，嘱患者平素生活宜规律，忌食生冷、辛辣、肥腻食物，增加体育锻炼，注意劳逸结合，唯有阳痿早泄以右归丸、男宝胶囊合用治疗。随访 1 年便血未见复发，爱人已怀孕。

【按语】凡血从肛门排出体外，无论在大便前，大便后下血，或单纯下血，或粪便混杂而下，均称为便血。本案例因长期脾肾阳虚引发泄泻，变生便血乃为脾气损伤，气失统摄，血无所归，下注便血，宜健脾温中，养血止血，方中灶心黄土辛温入脾，温中止血，配伍阿胶、熟地黄滋肾，白术、肉蔻仁、炮姜健脾温胃。白及、海螵蛸止血，黄芪补脾益血，佐以黄芩苦寒制止辛温之品，抑制出血。脾肾阳虚日久，用四神丸温补脾肾使便血得已巩固，再加用右归丸、男宝胶囊温肾壮阳。从而解决了患者阳痿不孕难题。

二十八、便血（肠道湿热）

【医案】王某，男，40 岁，司机，2007 年 11 月 20 日初诊。

自诉：平时喜食辛辣肥腻大热之品，经常鼻出血不在意，近日排便时，先血后便，恐怕是直肠恶变，特来诊所求治，症见形体肥壮，便血鲜血，长年便秘，排便时肛门灼热疼痛，口苦烦热，溲赤，喜饮冷，头晕目眩，舌质红，苔黄腻，脉濡数，此证属肠道湿热，治宜清化湿热，凉血止血，以赤小豆当归散合地榆散加减主之。

处方：赤小豆 30 克，当归 15 克，地榆炭 15 克，黄连 10 克，黄柏 10 克，栀子 10 克，茯苓 10 克，槐花 15 克，大黄 10 克，海螵蛸 15 克，贯众炭 15 克，小蓟 15 克。6 剂，水煎，取汁分服。

二诊：便血止，大便通畅，口苦烦热诸症明显好转。

嘱患者忌辛燥、肥腻、大热之品，多吃青菜瓜果，以草决明、菊花为茶巩固。

【按语】本案例便血属阴络损伤，病在大肠的便血多属湿热，又由饮食而生，故 6 剂湿热清而病痊愈。

二十九、牙痛（风火）

【医案】李某，男，38 岁，工人，2008 年 11 月 12 日初诊。

自诉：头痛牙痛，时痛时止，近日来病情加重，影响工作休息，特来寻药根治，症见牙齿疼痛，牙龈红肿，得热则痛，得冷则痛减，发热恶寒，口渴口臭，便秘，苔黄，脉浮数，证属热结阳明，治宜散风清热，消肿止痛，以银翘祛风汤加减主之。

处方：金银花 15 克，连翘 15 克，竹叶 10 克，薄荷 10 克，栀子 10 克，石膏 30 克，天花粉 15 克，甘草 10 克，大黄 10 克。3 剂，水煎，分服。

针灸疗法：（1）针刺取下关、合谷，风池，留针 20 分钟，每天一次。（2）刺血承浆穴，消毒后用三棱针点刺 2 ~ 3 下，挤压出血，10 滴即可，一天一次。

复诊：3 剂后牙痛大减，大便已通，减去大黄，继服 3 剂而愈。

【按语】本案例为风热邪毒外犯，引动胃火，循经上熏牙床，伤及牙龈，内损及脉络而致风火牙痛，属实证，用金银花、连翘清热解毒，配伍栀子、石膏清热降火，治热毒红肿，止痛，与竹叶、薄荷发散风热，辛凉透表，天花粉清热生津，消肿排脓，大黄泻火凉血，甘草调和诸药。全方合用，具有散风清热，消肿止痛的功效，并施针刺之法，针药并用，有速效止痛之巧妙。

三十、脱发（肝肾不足）

【医案】李某，男，35岁，职工，2008年11月10日初诊。

自诉：脱发已4个月，每天晨起时枕上有许多脱落的头发，洗头时也有许多头发漂浮于盆里，用手整理头发都能脱落8到10根，曾用养血生发胶囊，斑秃丸，精乌冲剂，何首乌片，胱氨酸，维生素等，效果欠佳，经人举荐来我诊所就诊。症见：头发稀疏，头顶脱落严重，失眠多梦，心悸健忘，腰膝酸软，梦遗频多，头晕目眩，咽干口燥，耳鸣盗汗，五心烦热，大便干结，舌红苔少，脉细数。证属阴血不足，心火上扰，阴血不能上荣于发，治宜滋阴安神，养精生发，方用天王补心丸七宝美髯丹合方。

处方：党参15克，茯苓15克，五味子10克，麦冬10克，天冬10克，生地20克，元参20克，远志10克，枣仁30克，柏子仁15克，丹参15克，当归10克，石菖蒲10克，桔梗10克，甘草10克，朱砂1.5克（冲服）。水煎服，分两次，送服七宝美髯丸。

二诊：服用10天后脱发逐渐减少，头晕目眩，失眠多梦，心烦等症明显改善，效不更方，继服10天后改成天王补心丸和七宝美髯丸，巩固 1 个月，不再脱发，新发渐长。

【按语】脱发一证，中医理论认为多由脾胃虚弱，肝肾不足，阴血亏虚，情志所伤而致。本案例是阴血不足，不能上行巅顶，以荣生发，故以天王补心丸，滋阴养血，清心安神，七宝美髯丸补肝肾，养精生发。方药的妙用，意在阴血得养，神得安，发得荣，病情转愈。

注：凡脱发属肝肾阴虚者，基本上都可选用七宝美髯丸（同仁堂制药），亦可以改为汤剂服用，处方：制首乌 30 克，茯苓 15 克，牛膝 15 克，当归 15 克，枸杞子 20 克，菟丝子 15 克，补骨脂 10 克。水煎服，每日 1 剂，14 日为 1 疗程。七宝美髯丸可用淡盐水或温开水或黄酒送服，一日 2 次，无毒副作用。现如今七宝美髯丸已经作为乌发、养血、美容的主要方剂之一，不过一定要咨询医生后，对证服用。

三十一、耳鸣耳聋（肾精不足）

【医案】1. 张某，男，45 岁，大学老师，2008 年 7 月 10 日初诊。

自诉：耳鸣时轻时重，五年余，近日因工作加班，用脑过度，突然耳鸣加重，白天夜里叫声不停。医院检查：双外耳道及鼓膜均正常，电测听示，双耳轻度感音神经性聋。患者认为病情对工作影响太大，求诊于我，用汤剂治疗。症见：耳内常闻蝉鸣之声，昼夜不息，夜静叫甚，伴有头晕目眩，腰膝酸软，失眠多梦，健忘盗汗，口燥心烦，小便黄，大便不爽。此属于肾精不足，肝肾阴虚，治宜补肾益精，滋阴潜阳，以知柏地黄丸加减主之。

处方：熟地 25 克，山萸肉 10 克，枸杞子 10 克，知母 15 克，黄柏 10 克，丹皮 10 克，何首乌 20 克，桔梗 10 克，菖蒲 10 克，白蒺藜 15 克，磁石 30 克，葛根 30 克，路路通 20 克，五味子 10 克。6 剂，水煎分服。

二诊：服药后病情明显缓解，耳鸣白天已听不到，唯有胃脘不舒，原方减去黄柏、五味子、熟地，余药不变，继服 6 剂。

三诊：耳鸣耳聋大有好转，因工作需要出差，由汤剂做丸剂，继服两个月而愈。

【医案】2. 王某，女，57 岁，退休干部，2007 年 11 月 1 日初诊。

自诉：耳鸣逐年加重，近日听力明显减退，儿子陪同就诊。症见：耳鸣耳聋，形体消瘦，面色㿠白，心悸气短，动则尤甚，腰膝酸软，神疲乏力，畏寒肢冷，尿清尿频，大便溏薄，舌淡苔白，脉沉细。证属肾精不足，肾阳虚，治宜温肾填精，以补骨脂丸主之。

处方：熟地 15 克，当归 10 克，川芎 10 克，川椒 10 克，肉桂 10 克，菟丝子 15 克，补骨脂 15 克，磁石 20 克，白蒺藜 15 克，芦巴子 15 克，杜仲 15 克，白芷 10 克，石菖蒲 10 克。6 剂，水煎，取汁分服。

复诊：服 6 剂后，耳鸣耳聋同前，唯有其他诸症有所好转，原方加路路通 30 克，继服 6 剂。

三诊：前药得效，加减继服 1 月余，耳鸣显著好转，只在晨起时有短暂轻微耳鸣，听力有明显改善。

【按语】耳鸣耳聋一症，多由于先天不足，或房劳过度，纵欲无节，或病后精血衰少导致。肾开窍于耳，肾气通于耳，肾主精生髓，精气调和，肾气充足，则耳聪，肾气不足不能濡润耳窍，就会发生耳鸣耳聋。老年人精血皆虚，不能上荣，故多有耳鸣耳聋现象。

上述两例均为肾精不足之证，张某偏于肾阴虚，治以知柏地黄丸，补肾降火基础上佐以白蒺藜、柴胡、磁石舒肝镇肝，何首乌，枸杞子滋养肝肾，更以葛根、石菖蒲、路路通升清通窍，五味子益气生津，桔梗宣通气血，载药上升。诸药合用，能使肾精足，耳窍通，取得较好的疗效。而王某偏于肾阳虚，用补骨脂丸温肾填精，方中以补骨脂、芦巴子、杜仲、菟丝子填精益肾，肉桂、川椒温阳散寒，熟地、当归、川芎补血，石菖蒲、白芷、白蒺藜通窍行气，磁石镇纳浮阳。

综上所述，同是肾精不足而致耳鸣耳聋，细致辨证，药证相符，坚持治疗，病情才得以改善。

三十二、斑秃（肝肾不足）

【医案】王某，女，40 岁，职员，2007 年 3 月 10 日初诊。

自诉：一个月前，突然头顶、后脑部头发脱落，无明显原因，身体无不适，近日又有大片脱落，心里特别恐慌，特来求医诊治。症见：头顶、后脑、前额等部位，大的如钱币，小的如黄豆，秃发区皮肤正常，没有炎症疤痕，平滑光亮，不痛不痒，身体未见其他异常不适，详询有无遗传因素，工作节奏，生活环境精神状态等情况，患者 3 个月前因升职而用脑过度，情绪紧张，工作压力及疲劳过度确实存在，这恰恰是斑秃最常见的主要原因，肝肾亏损，阴血不足，风盛血燥，发失濡养，所以斑秃，治则为滋补肝肾，养阴益气，养血祛风，方选民间验方。

处方：黄芪 25 克，党参 15 克，枣仁 20 克，龙眼肉 15 克，茯苓 30 克，羌活 10 克，桑寄生 15 克，山茱萸 15 克，五味子 10 克，熟地 24 克，白芍 15 克，当归 15 克，生地 25 克，木瓜 10 克，天麻 10 克，侧柏叶 15 克，何首乌 30 克。水煎，分服，14 天为一疗程。

二诊：服用第一疗程药物后，脱发现象逐渐停止，秃发区的边缘头发不容易拉下，范围不扩大，新的秃斑也不再发生，可看到光滑的头皮上有细软的新发长出，细发像汗毛那么细，很软，为白色，效不更方，继服第二疗程。

三诊：头发逐渐变浓，变粗变黑，基本恢复正常，为巩固疗效，继续服用一个疗程的汤药。

【按语】斑秃从古到今都有，可我们现在社会充满激烈竞争，工作节奏，生活环境的改变，也造成斑秃的发病率增加，本案治疗用药是笔者从民间收集而来，在行医生涯的 35 年来，每当遇到斑秃的患者就拿此方给患者治疗，确实效果不错，特别对于那些经过辨证施治后效果不理想的患者，直接拿此方给患者治疗，能起到意想不到的效果。方药简单，并且没有副作用，最重要的是经得起重复验证，是个很不错的验方，所以我就用医案的方式来奉献给大家，供大家参考使用。

三十三、腰痛（劳倦所伤）

【医案】李某，男，50 岁，长途车司机，2008 年 10 月 1 日初诊。

自诉：腰痛十年余，常年开车，逐渐加重，喜按揉或重捶，查腰椎片，尿常规，血常规均无异常，经妻子推荐，特来诊所求治。症见：腰部酸疼，腰不能伸直，不能俯仰，劳则加重，休息或揉按减轻。肢倦乏力，短气懒言，面色萎黄无华，舌红，苔薄白，脉沉缓，证属劳倦所伤，治宜补气养血，强筋骨，以八珍汤加味主之。

处方：党参 15 克，白术 10 克，云苓 15 克，甘草 10 克，熟地 24 克，当归 10 克，白芍 10 克，川芎 10 克，枸杞子 15 克，杜仲 15 克，续断 15 克，骨碎补 15 克，桑寄生 15 克，姜枣为引。6 剂，水煎分服。

复诊：服 6 剂后腰痛好转，能直立行走，唯大便干结，上方加肉苁蓉 30 克，继服 6 剂。

三诊：继服 6 剂后疼痛大有改善，原方继服月余而愈。

【按语】本案例是常年开长途，劳倦过度所伤，脾气亏耗不能化生气血，经脉失养故而腰痛，以八珍汤补气血，狗脊、续断、骨碎补、杜仲补肝肾，强筋骨，通经脉，合用为补血气，益肝肾，强筋骨，通筋脉，腰部得滋养，病自然痊愈。

三十四、腰痛（寒湿停滞）

【医案】付某，女，40 岁，菜农，2008 年 8 月 10 日初诊。

自诉：腰部疼痛 3 年余，近日病情加重不能参加劳动，经医院血沉、尿检、X 线检查均未见异常，曾用壮腰健肾丸、六味地黄丸、强腰片等药物治疗无效，而请求中医用汤剂治疗。症见：腰以下冷痛，腰部重坠，静卧不减，得温则舒，遇阴雨天加重，头重身痛，口不渴，小便通利，大便溏薄，舌苔白腻，脉迟缓。此属于寒湿停滞，治宜散寒祛湿，温通经络，以甘姜苓术汤加味主之。

处方：干姜 10 克，炙甘草 10 克，白术 15 克，茯苓 20 克，杜仲 15 克，独活 10 克，枸杞子 20 克，牛膝 15 克，桑寄生 15 克，黑故子 15 克。6 剂，水煎，取汁分服。

二诊：诸症大减，效不更方，继服 6 剂。

三诊：共计 12 剂后症状消失，嘱患者用独活寄生丸巩固 1 个月，随访一年，未复发。

【按语】引发腰痛的原因较多，绝非肾虚一种，本案例是寒湿之邪内侵留滞于腰部，其因多见于坐卧湿地或涉水过河，多次冒雨或身劳汗出，或空调电扇直吹腰部。临床上必须审查病因，抓住疾病本质进行对证治疗，以散寒祛湿，温经通络为原则。本案使用甘姜苓术汤加味治疗，竟使 3 年余的顽疾 12 剂治愈，可为速效。

三十五、阳痿（湿热下注）

【医案】白某某，男，40 岁，老板，2007 年 10 月 10 日初诊。

自诉：平素阴茎能举，能进行性生活，但时好时差，近日工作应酬较多，饮酒嗜烟，吃香腻食物较多，生活不规律，夫妻行房时，阴茎痿弱不举，曾经服用右归丸、龟苓集、男宝胶囊，鹿茸口服液等壮阳药无效果，特转请我用汤剂治疗。症见：形体肥胖，阳痿不举，阴囊潮湿，胸闷气短，头晕目眩，烦躁口苦，下肢酸软，大便黏不利，小便黄赤，舌苔黄腻，脉濡数。证属湿热下注，宗筋弛缓，治宜清热利湿，宣畅气机，方用三仁汤加减主之。

处方：半夏 15 克，陈皮 10 克，茯苓 10 克，薏苡仁 30 克，白蔻仁 15 克，杏仁 10 克，厚朴 15 克，苍术 10 克，黄芩 10 克，连翘 10 克，藿香 15 克，泽泻 15 克，萆薢 15 克，石菖蒲 10 克，木通 10 克。6 剂，水煎，分两次服用。

复诊：上方服用 6 剂，阳物晨举，诸症渐消，继服 6 剂。

三诊：诸症基本消失，夫妻性事尚可，继服 6 剂，已然痊愈。共计 18 付后，体重减少 8 千克。

▲特别提示：此方剂利湿热，减肥也有良效。

【按语】阳痿的病因较多，表现不一，但是其中以纵欲过度，严重手淫，以致精气虚损，命门火衰，或思虑愤怒，损伤心脾而引起居多。素体肥胖多湿，喜食肥腻厚味，或嗜烟酒，积滞不化，伐伤脾胃，运化失常，聚湿生热，湿热下注，而宗筋弛缓，阳物不举者为少数。本案例起病较缓，起来较重，又为病而苦恼，各处求医，急于治愈，越治越痿，使为阳痿辨证不明，乃成恶性循环，因此不能一概以阳虚而论。阳痿之湿热下注证少见，必须加以辨证论治，病才得解，效才得速。

三十六、阳痿（肝郁不达）

【医案】王某，男，24 岁，司机，2008 年 7 月 10 日初诊。

自诉：已患阳痿 4 个月，女方欲离婚，认为男方另有所爱，心情苦闷，求治数医，服用百剂汤药，中成药（三鞭汤、鹿茸精、龟苓集、还少丹），甲基睾丸素，以及食疗仍无效。询问病情，无肾阴虚，心肾不交，也非肾阳不足，精气虚损，望其舌，舌两旁有条状黄苔，面色烟煤色，面带愁容，郁郁不乐，频频叹息，形体尚壮，动作尚可，详询起病缘由，夫妻双方因琐事争吵后同床，在房事过程中又发生争吵后，阴茎软痿，与舌、脉会诊，证属肝郁不达，因肝经走行阴器，肝失疏泄，阴茎亦可随之痿软。治宜疏肝解郁，养血通络，以逍遥丸加减主之。

处方：柴胡 10 克，白芍 15 克，白茯苓 15 克，白术 10

克，香附 15 克，当归 30 克，白蒺藜 15 克，路路通 30 克，川芎 10 克，枳壳 15 克，蜈蚣 2 条。6 剂，水煎分服。

复诊：6 剂后晨勃明显，并劝慰夫妻和好，树立信心，不可悲观，女方应谅解安慰，体贴和鼓励丈夫，并配合丈夫共同战胜疾病，继服 6 剂而愈。

【按语】青壮年阳痿实证者，病程短，切勿用大辛大热补阳药、滋腻的补阴药；少年阳痿，多由志意不遂所致，这也是临床经验之谈。

三十七、肥胖（脾虚湿阻）

【医案】1. 付某，男，24 岁，待业青年，2007 年 10 月 20 日初诊。

母亲代诉：因肥胖羞于见人，对象搞不成，家长总是看着孩子身体不正常，在医院诊断为二度脂肪肝，经亲戚介绍，特求助中医诊治。症见：形体肥胖，身体腰部、臀部、大腿内侧出现脂肪条纹（肥胖纹）多食易饥，喜食肥腻香食、辛辣热物，饮酒吸烟。胃脘隐痛绵绵。饥饿样不适，泛酸、烧心，打嗝带有酸馊气味，活动自汗气短，头昏嗜睡，倦怠肢软，大便溏薄，日 3~4 次。舌淡胖有齿印，苔腻白，脉沉迟，证属脾虚湿阻，寒湿积滞，治从温脾散寒，和中祛湿。方以八大香料汤加减主之。

处方：丁香 10 克，小茴香 12 克，白芷 12 克，荜茇 10 克，良姜 10 克，山奈 10 克，肉桂 10 克，茯苓 20 克，薏苡仁 30 克，白蔻仁 15 克，泽泻 10 克，半夏 15 克，荷叶 10 克，瓦楞子 15 克，海螵蛸 15 克。6 剂，水煎分服。

复诊：服药后身体轻快，胃部舒畅，食量减少，泛酸烧心消失，唯大便同前，汤药不变，继服 6 剂。用十香暖脐膏

1 贴，贴肚脐，吴茱萸 2 克研末，放入脐中贴紧，6 天为一疗程。

三诊：12 剂服后体重减轻 4 千克，无任何不适症状，上方隔日 1 剂，共服 2 个月，并坚持体育锻炼，控制饮食，以巩固疗效。随访一年，体重减轻 12 千克，无任何不适应症。

【医案】2. 何某，男，28 岁，司机，2008 年 10 月 20 日初诊。

自诉：有家庭糖尿病史，自己肥胖，到医院检查，血脂血糖无异常，从主观思想上想减肥又怕有反弹，特意求中医。症见：多食嗜睡，形体肥胖，特喜肥腻香食，辛辣之物，胃饥饿，身重困倦，头胀神疲，大便干结难解，小便黄，口苦饮冷，嘈杂吞酸，口腻口香，舌有溃疡，苔微黄，脉濡数。证属脾虚湿阻，湿热积滞，治宜清胃泻热，祛湿减肥，以左金丸合二陈汤加减。

处方：黄连 10 克，吴茱萸 5 克，海螵蛸 15 克，瓦楞子 15 克，陈皮 10 克，半夏 15 克，茯苓 15 克，甘草 10 克，荷叶 20 克，决明子 20 克，白术 10 克，泽泻 15 克，菖蒲 10 克，黄芩 10 克，薏苡仁 30 克，白蔻仁 15 克，大黄 10 克，何首乌 30 克，虎杖 15 克。6 剂，水煎分服。

复诊：诸症减缓，大便通畅，精神大振，效不更方，继服 6 剂。

三诊：饮食减少，无饥饿感，体重减少 3 千克，医嘱饮食调理，增加体育锻炼，为巩固疗效，继续服用汤药，隔日 1 剂，连用 1 个月，体重减轻 10 千克。

【按语】胖人多湿，痰湿内盛则形体胖，肌肉松软，痰湿多由肌饱失常，或恣食肥甘腻，或思虑劳倦，或肝脾不调，皆使中焦受损，脾失健运，精微不得输布，水湿停聚凝结而成。案例1付某为脾虚湿阻，湿化寒化，故方以丁香、小茴香、白芷、荜茇、良姜、山柰、肉桂温脾散寒。配以云苓、薏苡仁、白蔻仁、泽泻、半夏、荷叶利湿减肥，佐以海螵蛸、瓦楞子、制酸、止痛减食欲。而案例2何某为脾虚湿阻，温从热化，故方以黄连、吴茱萸、海螵蛸、瓦楞子制酸减食欲，用二陈汤配伍化湿祛痰，用大黄、虎杖、何首乌、决明子清胃泻热，荷叶、薏苡仁、白蔻仁、石菖蒲利湿减肥，黄芩清肝胃火。

以上两个案例同属湿邪困脾，阻滞气机，脾虚湿阻，治法绝不是通治之法，必须辨别湿从寒化，湿从热化，才能对证施法，达到健康减肥的目的。

三十八、五十肩（风邪乘袭）

【医案】1. 李某，女，50岁，超市职工，2008年5月3日初诊。

自诉：左肩胛项背疼痛6个月，前日因感冒后病情加重，曾经去县医院检查血沉均正常，颈椎x线片未见异常，西医诊断为肩关节周围炎，特意请我诊治，症见左肩部疼痛渐加重，肩部活动受限，左手臂屈伸不力，抬举、穿衣、捶背，洗脸困难，头项难以转侧，项背疼痛，劳动、受凉加重，头痛目眩，气短懒言，倦怠无力，畏寒怕风，舌苔薄白，脉弦缓，证属风邪乘虚，气虚受寒，治宜疏风散寒，益气生阳，以通气防风汤加减主之。

处方：防风10克，羌活10克，藁本10克，柴胡10克，升麻10克，黄芩20克，党参15克，陈皮10克，桂枝10克，白芍10克，甘草10克，生姜3片，红枣3个。6剂，水煎，取汁分次服用。

针刺治疗：取患侧穴，肩髃、肩井、曲池、巨骨、天宗、外关、手三里。留针 20 分钟，另取患侧小拇指手掌横纹线，透劳宫穴，用捻转提插手法，隔 3 日 1 次。

复诊：针药并施后，疼痛转好，继服 6 剂。

三诊：针灸 4 次，药用 12 剂，基本功能活动恢复正常，唯怕复发。为巩固疗效，继续针刺，并服 6 剂汤药而痊愈。

【医案】2. 王某，男，54 岁，体育教员，2008 年 3 月 10 日初诊。

自诉：上周朋友宴请饮酒后出汗，无意脱掉外衣，晚上睡眠时觉右肩胛疼痛，早上起床活动受限，经学生家长推荐特请我针灸用药治疗。症见肩背臂膀无红肿，汗出恶风，头痛发热，胸闷咳嗽，舌苔薄黄，脉浮而数。证属风邪乘袭，内热外风，治宜疏风清热，通络止痛，以蔓荆祛风汤加减主之。

处方：菊花 15 克，连翘 10 克，竹叶 10 克，薄荷 10 克，羌活 10 克，防风 10 克，蔓荆子 10 克，旋复花 10 克，甘草 10 克，黄芩 10 克，石膏 10 克，川芎 10 克。3 剂，水煎，取汁分两次服用。

针刺同上例。

三诊：感冒，肩背疼痛明显好转，继服 3 剂而愈。

【医案】3. 高某，女，52 岁，菜农，2008 年 5 月 8 日初诊。

自诉：右肩背疼痛两年，曾经医院诊断为肩关节周围炎，经多方医治，效果只有缓解不能根治，近日劳累而加重疼痛，特意寻求中医根治。症见：右肩背沉重疼痛，并向颈、肩胛、前臂以及手部放射，夜间尤甚，肩部功能受限，肩关节主动被动上举、后伸、外展、外旋均受限。伴有手足烦热，胸膈堵闷，头重如帛缠绕，喜饮冷，舌苔黄腻，脉濡数。证属风邪乘袭，湿热内侵，治宜疏风清热，通络利湿。方以当归拈痛汤主之。

处方：羌活 10 克，葛根 20 克，苍术 10 克，白术 10 克，防风 10 克，知母 15 克，升麻 10 克，泽泻 15 克，当归 10 克，茵陈 20 克，萆薢 15 克，黄柏 10 克，赤芍 15 克，丹皮 10 克，甘草 10 克。6 剂，水煎，取汁分两次服用。

针灸同前例。

复诊：服药 6 剂后疼痛明显减轻，功能好转，效不更方，继服 6 剂。服至 24 剂，针灸 8 次后，疼痛完全消失，肩关节各项功能恢复正常，随访半年，未见复发。

【按语】中医认为，人到中年，肾气渐衰，脏腑气血不足，营卫虚弱，血不荣筋，关节失于濡养，筋骨衰退，经络空虚，或因风邪乘虚，或劳损，或因外伤闪挫，经脉闭阻，气血不畅，引起肩关节疼痛和活动受限的疾患，故本病又称肩凝风、冻结肩、五十肩。

以上三例而言，由于引起肩背疼痛的原因不同，受病经络也有区别，因而同是肩背疼，其主要症状和治疗方法也就有所差异。

另有因过度劳损或外伤闪挫，以中华跌打丸和独一味胶囊配合针灸治疗，手小拇指外侧手掌横纹透劳宫穴，用捻转提插手法，收效良好。

为了提高疗效，使患者早日康复，可配合练功，如爬墙、太极拳、体后拉手、双手拉滑轮、弯腰划圈等。

三十九、岔气（经络受损）

【医案】王某，男，40 岁，室内装饰工人，2007 年 8 月

10 日初诊。

自诉：胸胁部经常出现岔气，轻者按摩理疗可愈，重者需要治疗休息数日。今日搬运重物用力过度并进气受伤，复发胸胁疼痛难忍，咳嗽大笑以及转侧活动受限，妻子扶来特请我治疗。症见：胸部闷胀作痛，痛无定处，胸背部受牵引作痛，胸胁无红肿压痛，身体健壮，无全身不适症状，饱食睡眠均正常，舌淡红，苔薄白，脉弦紧。证属经脉损伤，治宜舒筋活络，行气止痛。方以岔气活络汤主之。

处方：乌药 15 克，木香 15 克，青皮 10 克，槟榔片 10 克，川楝子 10 克，元胡 10 克，白芍 20 克，赤芍 15 克，土鳖虫 10 克，红花 10 克。水煎服。

二诊：服用 6 副而痊愈，继服 6 副以巩固，随访一年未见复发。

【按语】全方以达到舒筋活络、行气止痛的效果，故服用 6 副，痛止，在继服 6 副巩固，随访一年未复发，以后有岔气的患者也屡屡见效，可作为一个专病专方，加以推广。

四十、瘀证（血瘀）

【医案】1. 脑血栓形成

王某，男，55 岁，农民，2008 年 3 月 10 日初诊。

妻子诉：前年突发脑血栓意外，遗留半身不遂，活动受限。经中西医治疗从来未间断，效果不明显，特意寻找中医服汤剂治疗。症见：右侧肢体偏瘫，活动受限，头痛头晕，易出汗，舌质紫暗，苔薄白，脉细涩，证属气虚血瘀，治宜益气通络，活血化瘀，以六味化瘀散加味主之。

处方：黄芪 30 克，钩藤 15 克，牛膝 15 克。5 剂，水煎，取汁分服，送服六味化瘀散。

二诊：患侧上下肢已能抬离床面，情绪稳定，上方继服18 剂，能下床扶杖行走，继服 40 余剂，已弃杖自由活动，嘱增加锻炼。

【医案】2. 冠心病（心绞痛）

李某，男，50 岁，司机，2008 年 1 月 10 日初诊。

自诉：心前区压榨性疼痛，反复发作，窜后背。心电图提示冠心病（心绞痛），口服速效救心丸、丹参片、冠心Ⅱ号、消心痛等治疗无效，儿子陪同请中医诊治。症见：形体肥胖，胸闷掣背，气短喘息不得卧，汗出肢冷，心悸，舌质暗有斑点，苔白，脉细弦。证属心气不足，血脉瘀阻，治宜活血化瘀，益气养心，以六味化瘀散加味主之。

处方：赤芍 15 克，川芎 10 克，太子参 10 克，降香 10克。5 剂，水煎取汁，送服六味化瘀散。

二诊：心前区疼痛减轻，发作次数亦由每日 4 ~ 5 次减为 1 ~ 2 次，原方继服 5 付。

三诊：心前区疼痛消失，继服 10 剂，复查心电图，基本正常。

【医案】3. 血栓性静脉炎

梁某，女，30 岁，护士，2007 年 10 月 10 日初诊。

自诉：两下肢肌肉痛 1 月余，近日因疲劳过多，疼痛加重，医院诊为血栓性静脉炎，特意寻求中医治疗。症见：小腿各部肌肉有轻微压痛，外皮无红肿，喜热包裹，遇寒疼痛加重，摸之不温，舌淡红，苔薄白，脉沉细。此证属寒凝脉络，治宜温通经络，活血化瘀，以六味化瘀散加味主之。

处方：附子 10 克（先煎半小时），桂枝 10 克，牛膝 15克，鸡血藤 15 克。5 剂，水煎，取汁送服六味化瘀散。

二诊：下肢温热不再包裹，压痛减轻，继服上方 1 个月而愈。

【医案】4. 颈椎增生

王某，男，38 岁，打字员，2008 年 3 月 10 日初诊。

自诉：颈背部疼痛引及右臂疼 2 年余，反复发作，医院诊断为颈椎增生，经理疗、打封闭等治疗无效，特请中医开汤剂去根治疗。症见：颈椎背部、右肩胛部疼痛，手麻木酸硬，活动受限，头晕，无全身不适，饮食二便均正常，舌质黯，两旁有瘀点，苔薄，脉弦涩，此证属气滞血瘀，脉经不脱，治宜活血化瘀，通脉止痛，以六味化瘀散加味主之。

处方：葛根 30 克，木瓜 15 克，天麻 10 克，川芎 10 克。5 剂，水煎取汁，送服六味化瘀散。

二诊：病症同前，继服 5 剂，诸症明显好转，连用 1 月余而愈。

【医案】5. 继发性闭经

吴某，女，22 岁，大学生，2007 年 7 月 30 日初诊。

母亲诉：放暑假在家用空调、饮冷自觉少腹疼痛，月经半年未来潮，白带清稀量多，请中医治疗，症见：面色无华，畏寒肢冷，少腹胀痛欲苦，心慌气短，头昏纳呆，乏力，白带清稀量多，闭经，大便溏，舌边有齿印，舌质有瘀斑，脉沉细涩。证属寒凝冲脉，气血不通，治宜温经散寒，化瘀通络，以六味化瘀散加味主之。

处方：桂枝 15 克，吴茱萸 10 克，小茴香 15 克，香附 15 克。6 剂，水煎取汁，送服六味化瘀散。

二诊：月经来潮，少腹疼痛止，嘱服姜红糖巩固疗效，下月按期服用少腹逐瘀丸，已建立正规月经周期，年假随访，月经周期、色、量均正常。

【医案】6. 子宫内膜异位症

马某，女，35岁，教员，2008年11月10日初诊。

自诉：婚后生育1胎，2年前人流一次后月经不规则，每遇经期少腹剧痛，腰骶酸痛，经医院诊断为子宫内膜异位症，口服氟灭酸、芬必得、曲马多等镇痛药物略有缓解，特请中医用汤剂治疗。症见：少腹剧痛，腰骶酸痛，下肢酸软，头昏倦怠，四肢不温，出冷汗，呕吐。经血色黯有肉样血块，5~6天干净，大便溏薄，舌质红，胖大，苔薄白，脉沉细涩。此证属寒凝血瘀，治宜活血化瘀，温经止痛，以六味化瘀散加味主之。

处方：吴茱萸10克，桂枝15克，小茴香10克，人参10克，元胡10克，艾叶10克。6剂，水煎，取汁送服六味化瘀散。

二诊：服药后少腹疼痛，腰骶酸痛大减，血量中等，色暗红，肉样血块减少，继服6剂，连服3个月而愈，随访1年，未见复发。

【医案】7. 外伤发热

王某，男，50岁，司机，2007年5月10日初诊。

妻子诉：患者7日前不慎从汽车坠落，当即昏迷，苏醒后头、胸部疼痛，经医院CT检查未见颅内、内脏异常。午后、夜间发热又检查血象、尿常规未见异常，诊断为发热待查，用抗生素、消炎药、退热药治疗无效，故请中医治疗，症见：形体健壮，头痛胸痛，全身肌肉压痛，午后、夜间发热37.8℃，口干咽燥，渴不欲饮水，饮食睡眠尚可，大便干结，小便黄，面色黯黑，口唇青紫，苔白，脉弦涩。此证属外伤发热，治宜活血化瘀，清泄退热，以六味化瘀散加味主之。

处方：生地黄25克，赤芍10克，丹皮10克，大黄15

克（后下）。3 剂，水煎，取汁送服六味化瘀散。

二诊：大便泄下，黑色量多不稀，发热退，各部位疼痛减，继服 5 剂而愈。

【医案】8. 心脑血管病损

曹某，男，48 岁，干部，2008 年 11 月 10 日初诊。

自诉：患者有高血压遗传史，近日头痛头晕，血压忽高忽低，胸闷隐痛，曾在医院检查血脂、血糖、尿常规均正常，肾脏 B 超未见异常，心电图提示心脏供血不足，医生诊断为心脑血管病损，建议用非药物治疗（减轻体重，限盐，控制酒精摄入，增加体育锻炼，清除心理紧张因素等）效果不满意，但又担心某一天像爷爷和父亲一样患上中风，特意请中医防护治疗。症见：体质肥胖，素性急躁，情绪多波动，动作迅速，语言快利，目光敏锐，眼周有褐色，口唇紫暗，舌质暗，苔薄白，脉弦涩。证属肝郁化火，气滞血瘀，治宜活血化瘀，方用六味化瘀散，14 天为一疗程。

二诊：瘀血诸症消失，血压平稳正常，嘱患者定期体检，送服三七粉每日 3 克，巩固疗效。

【医案】9. 腰椎间盘突出症

侯某，男，48 岁，村厂工人，2008 年 11 月 20 日初诊。

自诉：腰痛 5 年加重 3 个月，经医院 x 线拍片确诊为腰椎间盘突出症，服用中西药无效，理疗有所缓解，经人介绍由妻子搀扶而来治疗。症见：有跌扑闪挫史，腰腿痛如刺，右肢体肌肤麻木，日轻夜重，腰部板硬，俯卧旋转受限，痛有定处，喜按。舌质紫暗，苔薄白，脉弦涩。此证属气滞血瘀，经络不通，治宜活血化瘀，通脉止痛，以六味化瘀散加味主之。

处方：桂枝 15 克，白芍 15 克，威灵仙 30 克，牛膝 15

克，杜仲 15 克，独活 10 克。6 剂，水煎，取汁送服六味化瘀散。

二诊：症状好转，疼痛缓解，继服 1 月余，已能参加轻体力活动。

【按语】瘀证在临床上是较为复杂而又常见的病症，以上九例医案采用辨证与辨病相结合的办法，确立了活血化瘀为主，并且选用多种治疗方法相结合，做到辨证确切，方药对证，才能获得神奇的治疗效果。

注：六味化瘀散（自拟验方）

【方药组成】当归 15 克，丹参 15 克，地龙 10 克，土鳖虫 10 克，水蛭 5 克，三七 5 克。

【功能主治】活血化瘀，用于血流运行不畅，瘀积凝滞或瘀塞不散，气滞血瘀。症见：疼痛固定，拒按，疼痛如刺，面色暗黑或有成片瘀斑，肌肤甲错，毛发枯黄脱落，口唇青紫，舌暗或舌质紫或瘀斑，苔薄白，脉弦紧或涩。

【剂型规格】以上诸药共碾细末为散。

【用法用量】每日分两次，一次 6 克或配伍汤剂送服。

【方剂分解】本方以当归、丹参行血活血，地龙、土鳖虫通经络，破瘀积，水蛭味咸能走血分，苦能降泄，咸苦并行，有破血逐瘀消癥的作用。三七散瘀止血，消肿止痛，诸药合用，共奏活血化瘀之效。

【注意事项】瘀症辨证要点，以痛如针刺，痛有定处，肿块出血紫暗，唇色干暗，舌质青紫有瘀斑点，脉涩为特征，一般须在外伤病史或有明显瘀血征象时应用。此外对于久病不愈，而因其他各种治法无效，或临床某些疾病病理改变属中医病症范畴者应用，必须注意有出血史或正在出血期禁止使用，或老人、妇女、儿童慎用，对虫类过敏的禁用。

四十一、乳癖（肝气郁结）

【医案】1. 赵某，女，40 岁，菜农，2008 年 11 月 1 日初诊。

自诉：右乳结块伴乳房胀痛，西医诊断为乳小叶增生，服用乳癖消、乳安片、小金丸以及西药（名不详细）等药物治疗无效，请求中医汤剂治疗。症见：右乳外侧有蚕豆大小三个包块，质较结硬，皮包不变，边界清楚，活动度大，肿块与皮肤不黏连，肿块可随喜怒而消长，双侧腋窝未见肿大淋巴结，平常月经错后 5 天，月经量正常，有血块带经 5 ~ 6 天，伴有烦躁易怒，失眠多梦，胃满食少，舌红，苔薄白，脉弦滑，此证属肝气郁结，血瘀痰凝，治宜疏肝理气，化痰散结，方选逍遥丸加减主之。

处方：柴胡 10 克，黄芩 10 克，白术 10 克，当归 15 克，郁金 15 克，山萸肉 10 克，川贝母 10 克，半夏 15 克，茯苓 10 克，香附 15 克，赤芍 15 克，牡蛎 30 克，昆布 15 克，海藻 10 克。6 剂，水煎，取汁分服。

二诊：服用 6 剂后，乳房疼痛明显减轻，唯失眠多梦，大便不利，上方加炒枣仁 30 克，柏子仁 15 克，继服 6 剂。

三诊：乳癖疼痛明显减轻，乳房结块消失，随访 1 年，未复发。

【医案】2. 李某，女，35 岁，教师，2007 年 7 月 8 日初诊。

自诉：双乳结块伴乳房胀痛一年余，医院 B 超提示双侧乳腺小叶增生。用丙酸睾丸酮等药治疗，效不显著，转请中医治疗，症见：右乳外上象限，可见结块约 3.0cm×3.5cm，

3cm×5cm，4cm×3cm 大小，增厚腺体及颗粒，多个结节。双侧腋窝处未见肿大淋巴结。情绪郁闷或过劳时乳房发胀，肿块刺痛，并自觉肿块增生，胸胁胀痛，头晕头昏，月经错后偏少，血色暗红有血块，腹痛拒按。舌紫黑，有斑点，脉弦涩。证属肝气郁结，气滞血瘀，治宜疏肝理气，活血化瘀，以血府逐瘀汤加减主之。

处方：柴胡 10 克，当归 10 克，熟地 20 克，桃仁 10 克，川芎 10 克，红花 10 克，元胡 10 克，三棱 10 克，阿胶 10 克，川楝子 10 克，牛膝 15 克，赤芍 15 克，瓜蒌 15 克，丹参 20 克，益母草 30 克。6 剂，水煎，取汁分服。

二诊：双乳胀痛明显好转，继服 6 剂。

三诊：乳房肿块缩小，乳痛症状消失，继服 12 剂后以小金丸、逍遥丸巩固而获痊愈。

【医案】3. 于某，女，35 岁，街道办干部，2008 年 10 月 11 日初诊。

自诉：双侧乳房结块，月经前肿块增大并有疼痛，压痛明显，经后自觉结块缩小，疼痛减轻消失，经钼靶乳房摄片，诊为双侧乳腺小叶增生，因其母死于乳癌，心里十分恐惧他变，多方医治无效，由其丈夫陪同前来诊所治疗，症见：双侧乳房发现多个大小不等的颗粒状物，经前增大，疼痛加剧，经后缩小，疼痛消失，乳头无分泌物，双乳房皮色无红肿，月经先后不定，经量偏少，不足三天，经行不畅。色紫稠黏，少腹胀痛，心烦易怒，腰痛神疲，失眠多梦，二便尚可，舌淡红，苔白，脉细弦。证属肝气郁结，冲任不调，治宜疏肝理气，调摄冲任，以四逆散加减主之。

处方：柴胡 10 克，白芍 10 克，枳壳 15 克，甘草 10 克，当归 15 克，丹参 15 克，元胡 10 克，川楝子 10 克，三棱 10

克，阿胶 10 克，香附 15 克，茜草 30 克，土鳖虫 10 克，皂角刺 15 克，橘核 15 克，荔枝核 15 克。10 天为一疗程，水煎，取汁分服。

二诊：经前、经期连服 10 剂后，乳房疼痛减轻，经量中等，血块减少，色暗，少腹痛减，嘱患者下月经前、经期连用 10 剂，后症候消失，继巩固 1 个疗程而痊愈。

【按语】以上选定三案例均为肝气郁结之证，赵某为情志不舒，肝郁痰宁则气滞，痰凝于乳房，积聚成块，治疗当宜疏肝解郁，化痰散结，以逍遥丸主之。李某情志不畅，忧思恼怒，日久则影响肝的疏泄功能，气机失调，气滞则血瘀，痰血结于乳络而致，治疗当宜疏肝解郁，活血化瘀，以血府逐瘀汤加味主之，于某情志不舒，肝郁气滞，冲任不固，当宜疏肝解郁，调摄冲任，方以四逆散加味主之。

如此可见，乳癖是多发于青少年妇女乳房的常见慢性肿物，要治好各种不同症候的乳癖证，就要必须遵循祖国医学同病异治的原则，选用多种治疗方法相互配合，不要按西医"病"，不能寻求通治一方，应时刻遵循中医之精髓，辨证论治之法宝，才能获得较好的治疗效果。

四十二、膏淋（湿热下注）

【医案】吴某，男，30 岁，厨师，2008 年 10 月 11 日初诊。

自诉：小便浑浊，尿道热涩疼痛，排尿不畅，经西医输液无效，转请中医治疗，症见：体型肥胖，素喜烟酒，肥腻原味，小便如脂如膏，尿道热涩疼痛，排尿不畅，大便黏腻不爽，舌红，苔黄腻，脉滑数。此证属湿热蕴结，下焦清浊不分，治宜清热利湿，分清化浊，方以萆薢分清饮主之。

处方：萆薢 30 克，石菖蒲 10 克，茯苓 15 克，车前子 15 克，黄柏 10 克，栀子 10 克，土茯苓 30 克，炒白术 10 克，灯心草 15 克，滑石 20 克。6 剂，水煎，取汁分服。

二诊：排尿涩疼痛，尿不畅消失，尿浊同前，按原方减去灯心草、滑石，加丹参 15 克，6 剂，水煎，取汁分服。

三诊：尿浑浊消失，诸证亦随之缓解，嘱其戒烟酒肥腻辛辣大热食物。

【按语】尿浑浊一证由于引发原因不同，脉症表现不一，治疗用药也有差异，本案例系喜烟酒肥腻，损伤脾脏，脾运失司，酿湿生热，蕴结下焦，清浊不分而致尿浑浊，初期属实属热，治疗以清热利湿，分清泌浊，方选萆薢分清饮加减主之，该方恰中病机，用药得法，其病得治。

四十三、膏淋（脾虚下陷）

【医案】王某，女，50 岁，农民，2008 年 6 月 17 日初诊。

自诉：小便浑浊如米泔水，放置，沉淀如絮状物，上有浮油如脂，周身无力，头晕目眩，其妹在省医院工作，小便化验"乳糜尿"，多方面检查，病灶不明，原因不清，以保守治疗 7 天未见疗效，转请中医治疗。症见：小便淋出如脂，少腹坠胀，四肢倦怠，少气懒言，头昏目眩，失眠多梦，大便泄泻，舌淡苔白，脉虚软无力，证属脾气虚弱，治宜益气升阳，调补脾肾，方以补中益气汤加减主之。

处方：黄芪 30 克，升麻 10 克，柴胡 10 克，党参 10 克，菟丝子 15 克，益智仁 15 克，萆薢 20 克，芡实 30 克，金樱子 15 克，煅龙骨 30 克，煅牡蛎 30 克，山药 15 克，甘草 10 克。6 剂，水煎，取汁分服。

二诊：服 6 剂药后，诸症减轻，效不更方，继服 6 剂。

三诊：化验乳糜尿消失，再继服 6 剂，以补中益气丸巩固疗效，随访一年，未见复发。

【按语】尿浊是指小便混浊，白如泔浆的症状。本案例由劳倦过度，病久伤脾，中气下降，精微下注，当属脾气虚，中气下降，故以补气升提固涩为原则，选方补中益气汤加减主之。病因治理明确，方药加减合理，病自然获愈。

四十四、皮肤癣（风湿热郁）

【医案】邵某，男，45 岁，养鱼塘老板，2008 年 8 月 5 日初诊。

自诉：面部、颈项，四肢、躯干出许多癣块，省二院皮肤科诊断为浅表性皮肤真菌感染，曾用抗真菌药治疗，用上就好点，但很难根治。近夏季又蔓延到会阴部，瘙痒明显，经朋友介绍特求治中医去根治疗。症见：全身多个部位出现钱币形红斑，边界清楚，边缘四周有针尖大小的丘疹，自觉瘙痒，抓后有薄鳞屑，胸背腋下有边缘清楚的圆形皮疹，附有少量的糠状细鳞屑，微痒，会阴部皮疹色红，高出皮肤，边缘略高，并有针尖大小的水泡，平时吃辛辣荤腥、酒类加重病情，晚上奇痒难耐，大便秘结，小便尿赤，舌红，苔黄腻，脉濡数，此证属风湿热郁，治宜疏风燥湿，清热解毒，方以治癣方加味主之。外治：刺血。

处方：苦参 15 克，黄芩 10 克，苍术 15 克，浮萍 30 克，藿香 10 克，苦楝皮 15 克，白鲜皮 15 克，大黄 10 克，紫草 15 克，土茯苓 30 克。6 剂，水煎，取汁分服。

外治：外用土槿皮酒擦患部，再撒上滑石粉，1 天 1 次。

刺血疗法：参考杂症篇。

二诊：6 剂后大便通，搔痒未减，审其病因，查其舌脉，继服 12 剂。

三诊：18 剂后，瘙痒明显减轻，未见新增，有效方加白矾 10 克，川椒 10 克，连服 1 月余，病愈多半，改用汤剂制作丸剂，以巩固疗效。

【按语】本案例病理特点：居住潮湿，饮食油腻辛辣，鱼腥海味，多饮茶酒，助湿内生，外湿侵入人体，湿邪运化不掉，留着皮肤，蕴久生热生虫而为主因。故选用苦参、苦楝皮、白鲜皮、紫草、土茯苓除湿止痒，苍术健脾，浮萍消风止痒，藿香辛散化湿，黄芩、大黄清热泻火，诸药合用，并配以外擦、刺血，调治效果明显而巩固。

医嘱：禁用辛辣荤腥、饮料、茶叶、咖啡、酒等饮品食物，病变部位保持卫生，心情要好，避免郁闷生气、上火、熬夜等。

四十五、杂症（刺血疗法）

1. 高热

【处方】少商穴，耳尖。

【取穴】少商在手拇指桡侧指甲旁约 0.1 寸处，耳尖在耳区、外耳轮的最高点。

【操作】先将患者双耳廓皮肤搓红搓热，常规消毒后，用中度三棱针点刺耳尖 2~3 下，然后用手挤压穴位出血 6~7 滴，再用消毒干棉按压针孔止血，再取少商常规消毒后，用三棱针点刺 2~3 下并挤捏穴位出血 7~8 滴，四穴同刺，1 天 1 次。

2. 牙痛

【处方】承浆穴。

【取穴】在面部，当颏唇沟的正中凹陷处。

【操作】患者取仰卧位，常规消毒后，用三棱针点刺2~3下并挤捏穴位出血10滴左右，再用消毒干棉按压针孔止血，1天1次。

3. 眉棱角

【处方】印堂、攒竹、鱼腰、丝竹空。

【取穴】印堂穴位于头部两眉毛内侧端中间的凹陷处。攒竹穴位于眉头内侧端，即眶上切迹处。鱼腰穴位于眉毛中间。丝竹空穴位于面部眉梢外侧凹陷处。

【操作】患者仰卧，医者一手拇食指紧捏眉部皮肤，常规消毒，选用中度三棱针分别点刺印堂、攒竹（双侧）、鱼腰（双侧）、丝竹空（双侧）出血5~10滴，取消毒干棉止血，隔2日1次。

4. 腰痛

【处方】委中穴。

【取穴】委中穴位于腘窝纹中点，当股二头肌腱与半腱肌肌腱的中间。

【操作】委中穴常规消毒后，取患者手扶桌案，足跟着地，用力挺直膝关节，使血络显露，对准委中部瘀血明显的静脉，迅速刺入，退针出血，血转为鲜红时，用消毒干棉球按压止血，双侧穴隔日替换刺血。

5. 鼻渊

【处方】迎香穴、印堂穴。

【取穴】迎香穴在鼻翼外缘中点旁，当鼻唇沟中。印堂穴在人体前额部，当两眉头间连线与前正中线之交点处。

【操作】患者仰卧，常规消毒，分别点刺迎香（双侧）、印堂出血，挤捏出血3~4滴，用消毒干棉球按压止血，隔日 1 次。

6. 呕吐

【处方】阿是穴

【取穴】阿是穴位于舌系带两侧静脉上，舌根部位。

【操作】先将患者舌用医生左手拇指和食指捏住舌尖，拉出上提，医生右手持中度三棱针点刺入舌根，静脉左右两穴各一次，退针出血，喝冷水漱口止血，隔 2 日 1 次。

7. 产后乳少

【处方】少泽穴

【取穴】少泽穴位于人体的小指末节尺侧，距指甲角 0.1 寸。

【操作】于双侧少泽穴，在其上下用左手拇食指向针刺处推按，使血液集聚于针刺的部位，常规消毒后，左手夹紧少泽穴处，右手持消毒中度三棱针快速点刺，迅速退出，轻挤针孔周围，使出血 3～5 滴，再用消毒干棉球按压针孔止血。

8. 红丝疗

【处方】红丝走形路径。

【取穴】在伤口近侧出现一条或多条红线，硬而有压痛，暴露红丝疗，没红线，常规消毒，在红线头部用三棱针点刺出血，然后从每条红线头部向下，每隔 1 寸点刺 1 针出血，至尾部终止，出血 2～3 滴即可，再用消毒干棉球按压针孔止血，隔 2 天 1 次。

9. 红眼病

【处方】耳背静脉。

【取穴】耳背部耳轮外的明显静脉血管支。

【操作】患侧或双侧耳部常规消毒，选暴露静脉血管一处，沿血管呈 15°左右角斜刺入针，挤捏出血 2~3 滴，再用消毒干棉球按压止血，1 天 1 次。

10. 皮肤癣

【处方】阿是穴。

【取穴】手小指外侧末节横纹下。足小指外侧节肢横纹下。

【操作】常规消毒，持用中度三棱针快速点刺，再用左手拇食指挤捏出血，直至血色变淡为止，用消毒干棉按压止血，一般癣在肚脐以上取手部，在肚脐以下取足部，周身取手足部，隔 3 天 1 次。

【按语】刺血疗法实属于"泻法"，操作简便，安全可靠，副作用少，经济价廉，凡内科、儿科、妇科、外科、皮肤科、眼科和耳鼻喉科等临床各科多种常见病和疑难杂病都可治疗，都可迅速收到满意的疗效。

中西医病名对照表

伤风感冒（上呼吸道感染，流行性感冒）

咳嗽（上呼吸道感染，支气管炎，支气管扩张，肺炎）

咳血（支气管扩张，肺结核，肺脓疡）

哮证（支气管哮喘）

喘证（支气管炎，肺炎，肺气肿，肺心病）

呕吐（消化系统病变）

胃脘痛（消化性溃疡及慢性胃炎，胃下垂，胃神经官能症）

腹痛（急性胰腺炎，胃肠痉挛，神经官能性腹痛，消化不良腹痛）

浮肿（急慢性肾小球肾炎，肾病综合征，充血性心力衰竭）

呃逆（胃肠神经官能症）

泄泻（急慢性腹泻）

便血（各种原因引起的消化道出血）

便秘（习惯性便秘，功能性便秘）

淋证（泌尿系统感染，结石，前列腺炎，肾盂肾炎）

腰痛（肾脏疾病，风湿病，腰肌劳损）

心悸（各种心脏病引起的心律失常、贫血、甲亢、神经官能症）

不寐（神经衰弱）

胁痛（肝胆疾患，肋间神经痛）

眩晕（内耳性眩晕，脑动脉硬化，高血压，贫血，神经衰弱，某些脑部疾患）

中风（脑血管意外，面神经麻痹）

水肿（心脏性，肾脏性，营养不良性以及功能性水肿）

汗证（自主神经紊乱，甲亢）

消渴（糖尿病，尿崩）

郁证（神经衰弱，癔症，精神抑郁症及更年期综合征）

瘀证（冠心病，肺心病，肝脾肿大，类风湿性关节炎，肿瘤，肝硬化）

痹证（风湿病，风湿性关节炎，类风湿性关节炎，坐骨神经痛，骨质增生）

失眠（神经官能症，更年期综合征）

头痛（感冒，鼻炎，三叉神经痛，高血压，脑动脉硬化，神经官能症，神经性头痛，脑震荡后遗症）

眩晕（内耳性眩晕、脑动脉硬化，高血压，贫血，神经衰弱）

乳癖（乳房纤维腺瘤，急性乳腺炎，乳腺增生瘤）

梅核气（咽部神经官能症，咽癔症）

牙痛（急性牙根尖脓肿，牙周脓肿）

阳痿（性功能低下）

遗精（前列腺炎，精囊炎，男性性功能障碍）

早泄（男性性功能障碍）

耳鸣耳聋（神经性耳聋）

噎膈（食道病变）

腰腿疼（坐骨神经痛）

风寒湿痹（风湿病）

尿频数（泌尿生殖系统疾病）

皮肤痒（湿疹）

瘾疹、饭疙瘩（荨麻疹）

痛经（子宫内膜异位症，盆腔炎）

赤白带下症（急性盆腔炎，子宫颈炎，子宫内膜炎及子宫瘤）

崩漏（功能不良性子宫出血，子宫瘤，子宫肌瘤，女性生殖器炎症）

产后恶露不绝（产后复旧不良）

烂眼边（鳞屑性、溃疡性、眦角性睑缘炎）

虚火喉痹（慢性咽炎）

风热喉痹（急性咽炎）

痄腮（流行性腮腺炎）

慢性脓耳（化脓性中耳炎）

红眼病（流行性出血性角结膜炎，流行急性卡他性结膜炎）

咽喉痛（急或慢性咽炎）

粉刺（毛囊炎，痤疮）

腹痛（内科腹痛，胃肠痉挛，神经官能性腹痛）

浮肿（急慢性肾小球肾炎，肾病综合征，充血性心力衰竭，内分泌失调，营养障碍等）

鼻塞（慢性鼻炎）

伤风鼻塞（急性鼻炎）

鼻干燥（萎缩性鼻炎）

鼻鼽（过敏性鼻炎）

吐酸（消化性溃疡，慢性胃炎和消化不良）

胁痛（急性胆囊炎，肋间神经痛）

呕吐（消化系统病变）

头痛，偏头痛（感冒，鼻炎，三叉神经痛，高血压，神经官能症，血管性头痛以及脑震荡后遗症）

鼻渊（急慢性鼻窦炎）

遗尿（神经性膀胱功能障碍，先天性大脑发育不全，泌尿系炎症）

常见疾病病症索引

中医内科

中医妇科

中医男科

验方索引

A

B

M

参考文献

1. 杨医亚主编《中医学问答》上下册,人民卫生出版社,1985 年。

2. 李任先主编《中医诊断治疗大全》,广东科技出版社 2007 年出版。

3. 郭桃梅主编《古方新用精选》上册,广东科技出版社 1997 年出版。

4. 梅全喜、曾聪彦主编《内科中成药实用手册》,人民卫生出版社 2019 年出版。

5. 董建华著《内科心法》,中医古籍出版社 1992 年出版。

6. 李亚平编著《常用中药配伍与禁忌》,人民军医出版社 2009 年出版。

编后语

我虽不是名医大家，但在 35 年行医过程中也积累了一些手头经验，斗胆将它们整理成册，如实地介绍给同道、爱好中医者以及患者，然有必要提醒大家注意以下几方面：秘方、先父验方、民间验方的方剂名称是后来增添的，如果与先贤、名医的方剂名称雷同纯属巧合；

为了确保方剂的治疗效果，本方所拟定的药味、剂量、克数不得随意替换和增减；

如在使用本书方剂时出现了不良反应，应去医院检查就诊；

如正在使用其他药品，同时再使用本书方剂，请咨询医师或药师；

孕妇、哺乳期妇女、老人、儿童等特殊人群，应在医师指导下使用；

针对药源性疾病，应在医师指导下使用。

申风河

2018 年 8 月